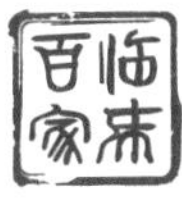

中国医学临床百家 • 病例精解

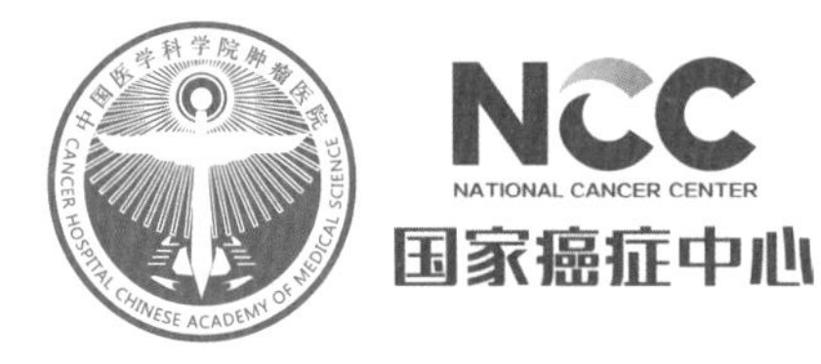

中国医学科学院肿瘤医院

胃癌
病例精解

蔡建强 ◎ 荣誉主编

郭春光　赵东兵 ◎ 主编

科学技术文献出版社
SCIENTIFIC AND TECHNICAL DOCUMENTATION PRESS

·北京·

图书在版编目（CIP）数据

中国医学科学院肿瘤医院胃癌病例精解/郭春光，赵东兵主编. —北京：科学技术文献出版社，2022.3

ISBN 978-7-5189-8639-2

Ⅰ.①中…　Ⅱ.①郭…②赵…　Ⅲ.①胃癌—病案　Ⅳ.①R735.2

中国版本图书馆 CIP 数据核字（2021）第 244521 号

中国医学科学院肿瘤医院胃癌病例精解

策划编辑：帅莎莎　责任编辑：帅莎莎　李云帆　责任校对：张永霞　责任出版：张志平

出 版 者　科学技术文献出版社
地　　址　北京市复兴路 15 号　邮编　100038
编 务 部　（010）58882938，58882087（传真）
发 行 部　（010）58882868，58882870（传真）
邮 购 部　（010）58882873
官方网址　www.stdp.com.cn
发 行 者　科学技术文献出版社发行　全国各地新华书店经销
印 刷 者　北京地大彩印有限公司
版　　次　2022 年 3 月第 1 版　2022 年 3 月第 1 次印刷
开　　本　787×1092　1/16
字　　数　217 千
印　　张　18.75
书　　号　ISBN 978-7-5189-8639-2
定　　价　128.00 元

《中国医学科学院肿瘤医院胃癌病例精解》

编委会

荣誉主编　蔡建强

主　　编　郭春光　赵东兵

副 主 编　白晓枫　孙跃民　陈应泰　任　虎

编　　委　（按姓氏拼音排序）

胡春芳　李泽锋　牛鹏辉　宋　艳　孙崇源

王童博　张晓杰　赵璐璐　周　红

荣誉主编简介

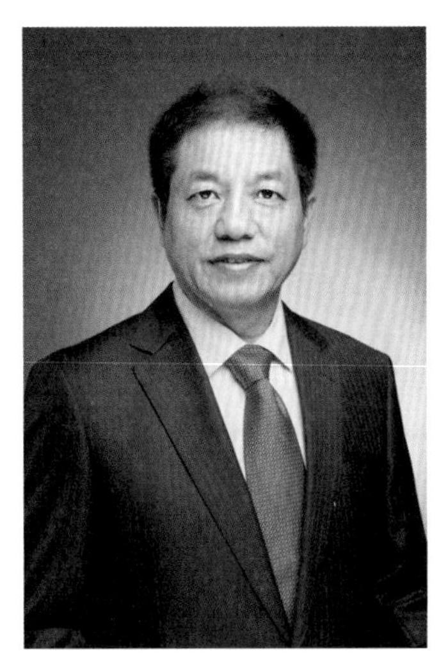

蔡建强，主任医师，教授，博士研究生导师。现任国家癌症中心副主任，中国医学科学院肿瘤医院副院长，享受国务院特殊津贴，国家卫生计生委突出贡献中青年专家。

兼任中华医学会外科学分会委员、中华医学会肿瘤学分会常务委员、中国医师协会肝癌专业委员会副主任委员、中华预防医学会肝胆胰疾病预防与控制专业委员会副主任委员、中国医疗保健国际交流促进会结直肠癌肝转移治疗专业委员会主任委员、中国抗癌协会肉瘤专业委员会主任委员、中国医疗保健国际交流促进会肝脏肿瘤分会候任主任委员、北京医学会外科学分会副主任委员、北京肿瘤学会常务理事、中国抗癌协会肝癌专业委员会常务委员、人民卫生出版社系列期刊《肝癌电子杂志》主编。

长期致力于腹部肿瘤的综合治疗及相关转化医学研究。作为课题负责人或主要成员，承担国家科学技术重大专项等国家级课题5项、省部级课题3项，在*Nature genetics*等国内外重要学术期刊发表论文90余篇。荣获国家科学技术进步奖二等奖1项，上海科学技术进步奖一等奖等省部级奖励5项。

主编简介

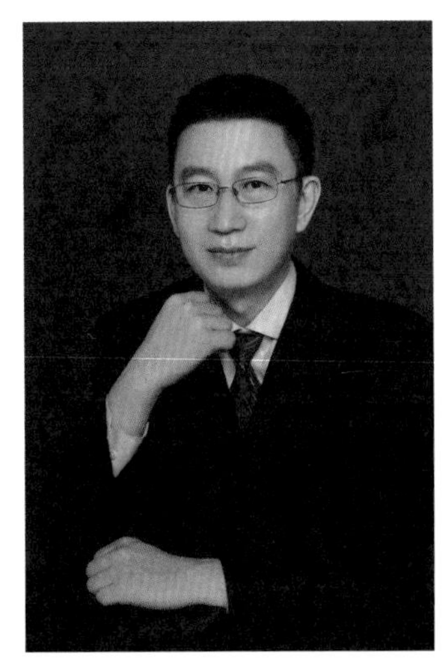

郭春光，中国医学科学院肿瘤医院胰胃外科副主任医师，博士，美国哈佛医学院 Dana-Farber 癌症中心访问学者。担任中国抗癌协会胃癌专业委员会青年委员，北京癌症防治学会胃癌专业委员会，中国抗癌协会康复会，中国医药教育协会腹部肿瘤专业委员会，中国医促会健康科普分会、结直肠病学分会及胰腺疾病分会等学术团体委员职务。

从事消化道肿瘤外科工作十余年，擅长胃肠道肿瘤、胰腺肿瘤的外科手术，特别是腹腔镜微创治疗。目前主要进行早期胃癌淋巴结转移风险预测和胃癌的转化治疗研究。承担并参与多项国家级课题，发表中英文论著十余篇。担任国家癌症中心“全国城市癌症早诊早治项目”上消化道癌技术组组长。多次获得国内胃癌手术比赛奖项，如 2018 年、2019 年分别获得中国中青年医师胃癌手术视频大赛 Heinrich Braun 奖和 Cesar Roux 奖。2021 年第一届大中华胃癌腹腔镜手术菁英赛全国前 10 名。2021 年 CLASS 杯胃来可期胃外科菁英赛决赛季军。

主编简介

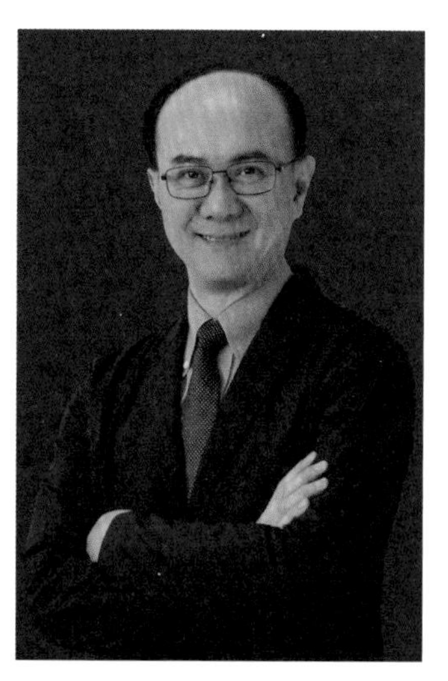

赵东兵，主任医师，教授，博士研究生导师，中国协和医科大学肿瘤学博士学位。国家癌症中心/中国医学科学院肿瘤医院胰胃外科副主任、书记，中国医疗保健国际交流促进会神经内分泌肿瘤分会主任委员，北京肿瘤学会胃癌专业委员会主任委员，北京医学会外科专业委员会胃肠学组副组长，国家远程医疗与互联网中心胃肠肿瘤专业委员会副主任委员，中国抗癌协会内镜专业委员会常务委员，北京医学会肿瘤分会常务委员，中国抗癌协会胃癌专业委员会委员，中国医师协会外科医师分会肿瘤外科医师委员会委员，国际肝胆胰协会委员，北京市肿瘤治疗质量控制和改进中心专业委员，北京市医疗事故鉴定委员会委员，英国皇家癌症研究所和香港基督教医院访问学者。

擅长胃癌、胃间质瘤、胰腺癌、结直肠癌及神经内分泌肿瘤的诊治，尤其擅长消化道肿瘤的微创治疗，在胃癌微创治疗、结直肠癌保肛手术、胰腺癌根治手术及神经内分泌肿瘤综合治疗方面经验丰富。发表学术研究论文100余篇，获得包括国家自然科学基金在内的多项课题资助。

前 言

胃癌是我国常见消化道恶性肿瘤，发病率和死亡率皆位居恶性肿瘤第三。在世界范围内，我国也是胃癌大国，全球近半数胃癌病例发生于中国。伴随沉重肿瘤负担的同时，胃癌总体疗效也不甚理想，这与胃癌发现晚，综合治疗效果差相关。多数胃癌患者首诊时即为中晚期，为提高胃癌疗效带来很大的难度。因此，我国胃癌治疗的重点，一方面致力于推动高危人群肿瘤筛查、早诊早治；另一方面则重视中晚期病例的综合治疗。

历经数十年肿瘤基础临床研究的探索，胃癌综合疗效明显改观。特别是近年，伴随大量新药的问世和外科技术的进步，如腹腔镜手术、围术期化疗、多学科诊疗模式、靶向和免疫治疗等，极大地改善了胃癌患者的生活质量和预后。在循证医学年代，如何规范化应用新技术、新理念，促进医学新老知识的更替，推动临床医生总体诊疗水平的进步，是当前医疗教育面临的迫切问题。特别面对我国地域辽阔，地区医疗发展水平不均衡的现状，带动基层医疗单位技术水平的提高尤为重要。国家癌症中心/中国医学科学院肿瘤医院是拥有60年历史积淀的肿瘤专科医学中心，这里每年承接大量的临床新药研发及临床研究任务，对胃癌的手术和综合治疗拥有丰富的诊疗经验。因此，本书精心挑选多个代表性病例，内容涵盖了胃癌微创手术、转化研究、个体化治疗等诸多方面。希望通过对具体病例的剖析，由浅入深，全面介绍最新的胃癌诊疗技术，普及胃癌治疗方法和理念。

为了方便阅读，本书根据胃癌热点问题，将内容分成以下方面，如早期胃癌的治疗选择、腹腔镜胃癌手术进展及应用、胃癌手术并发症管理、晚期胃癌的转化治疗探索、特殊类型胃癌治疗等。每个病例着重一点，充分阐释。我们希望本书不止作为一本参考用书，帮助读者按图索骥，解决具体临床场景的困惑，更希望抛砖引玉，引发思考。为方便阅读，文中也提供了大量图片及手术视频，以期全方位复盘病例原貌。

本书编纂过程中，承蒙兄弟科室的鼎力帮助和编委们的努力工作，才能在繁忙的临床工作中如期完成，对此表示衷心感谢！针对全书内容，我们反复核对，几易其稿，力求精确。囿于学识有限和临床知识的飞速发展，纰漏在所难免，恳请广大同道批评指正。

2021 年 12 月

目 录

病例 01 早期胃癌内镜 ESD 术后补救手术 1 例

病历摘要

患者女性，49 岁。主因“上腹不适 4 个月，加重 1 个月”入院。患者 4 个月前无明显诱因出现间断上腹不适，进食后加重，伴反酸、胃灼热。胃镜示胃窦浅表凹陷型病变，考虑为早期胃癌或癌前病变（图 1－1）。活检病理：重度不典型增生，不除外局部浸润可能性。超声内镜：病变处胃壁增厚，主要以胃壁黏膜层增厚为主，最厚处约 4.6 mm（图 1－2），部分层次病变与胃壁的黏膜下层关系密切、分界欠清楚，病变处胃壁的固有肌层及浆膜层尚清晰、连续、完整。病变主要位于胃壁的黏膜层，警惕累及黏膜下层。CT 未见异常。既往史未见特殊，查体阴性。

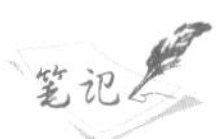

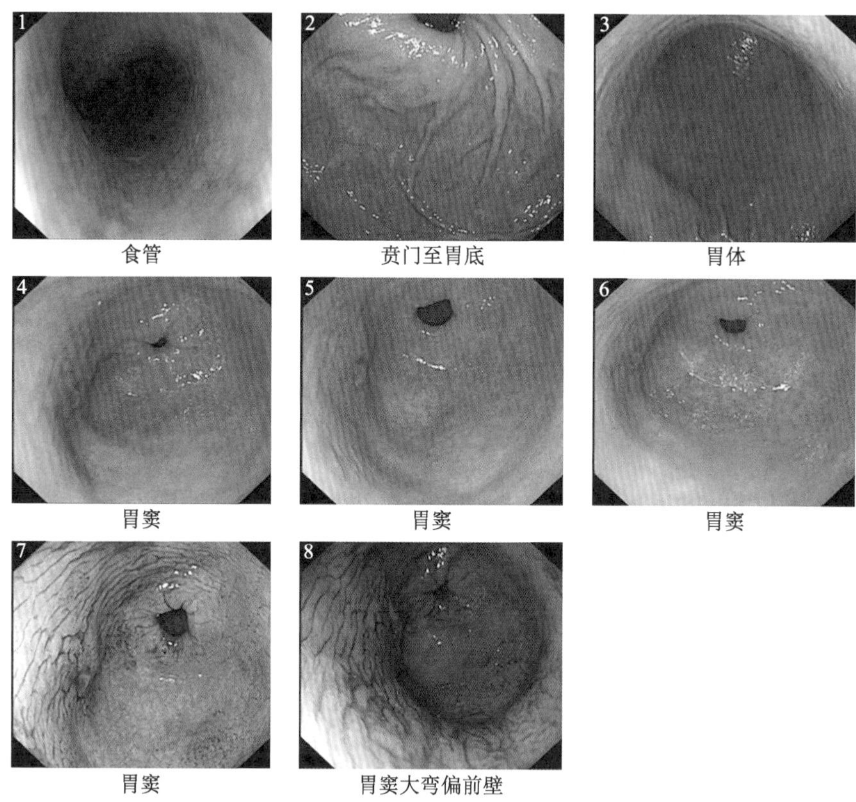

图 1-1　胃镜示胃窦浅表凹陷型病变，考虑为早期胃癌或癌前病变

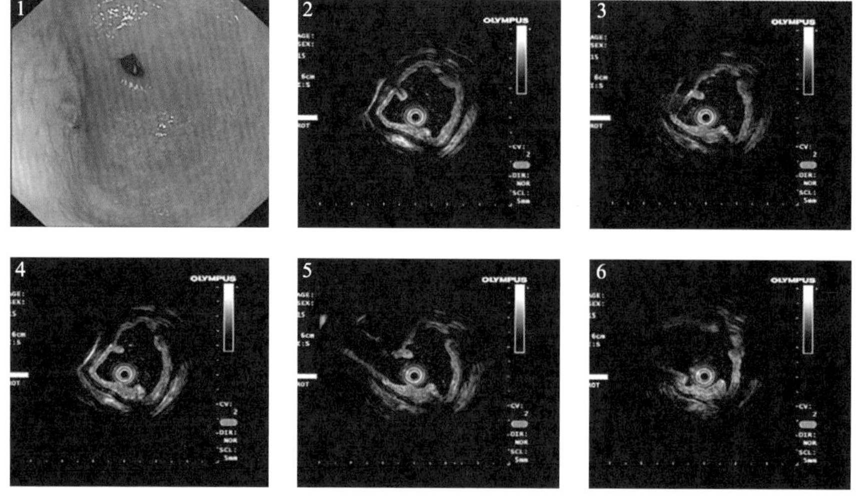

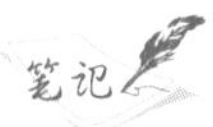

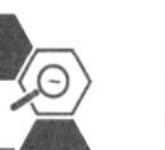

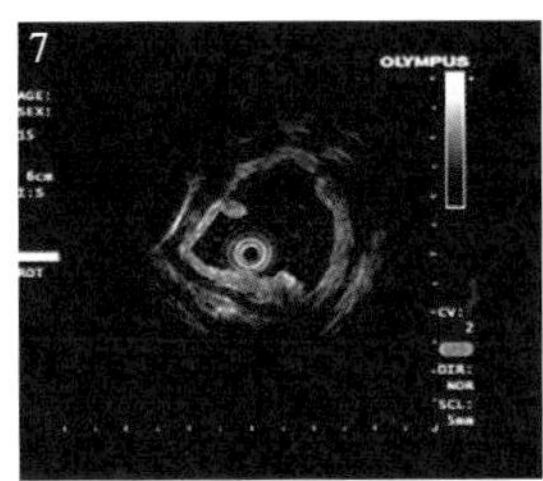

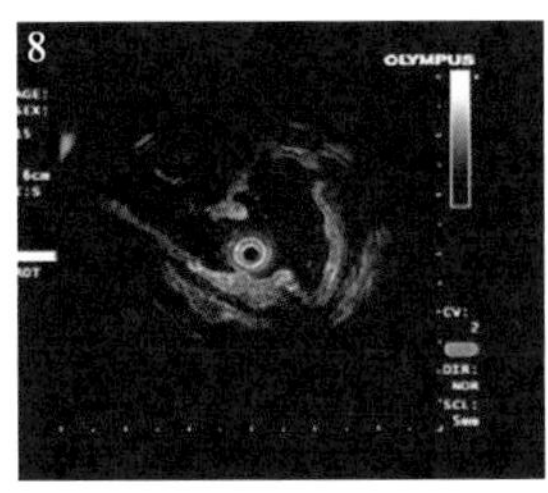

图 1－2　超声内镜示主要以胃壁黏膜层增厚为主，
最厚处约 4.6 mm

诊断：胃窦癌（cT1N0M0）。

治疗经过

完善检查，于内镜科行内镜黏膜下剥离术（endoscopic submucosal dissection，ESD），治疗顺利（图 1－3）。术后病理：（肉眼所见）黏膜组织一块，大小 4.5 cm×4.0 cm×0.2 cm，距最近侧切缘（肛侧切缘）1.1 cm 处见黏膜灰黄稍凹陷区，直径 0.7 cm。（镜下诊断）胃早期浅表凹陷型中分化腺癌（Lauren 分型：肠型），肿瘤侵犯黏膜下层，侵犯黏膜下层深度 1200 μm（镜下所见黏膜下层厚度 1325 μm），黏膜下层大部分癌巢周边可见增生的平滑肌围绕，结合免疫组化，可疑为侵犯小静脉壁，周围胃黏膜呈灶状慢性萎缩性胃炎，伴灶状肠上皮化生，伴局灶腺体轻度不典型增生。黏膜侧切缘和基底切缘未见癌及不典型增生。

因肿瘤侵犯黏膜下层深度 >500 μm，可疑静脉侵犯，决定追加外科手术，限期行腹腔镜辅助远端胃癌根治术（Billroth Ⅰ式吻合）。术后第 3 天夹闭胃管，术后第 6 天拔除腹腔引流管，术后第 12 天出院。

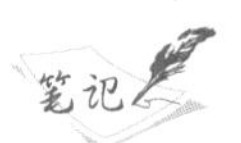

病理：（肉眼所见）胃大部面积 10 cm×7 cm，附少许十二指肠，

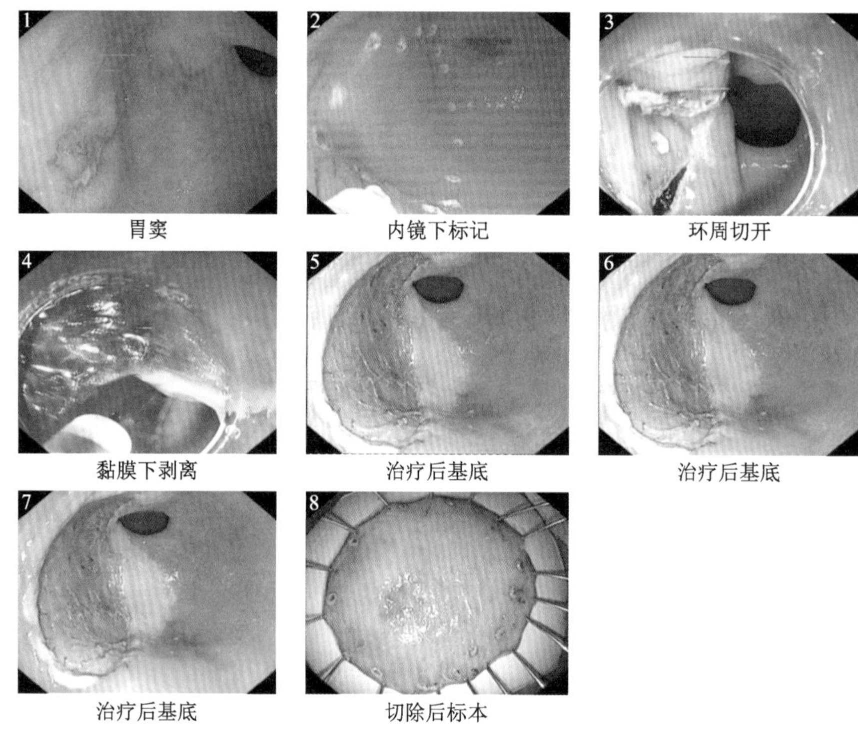

图 1－3　ESD 治疗经过

断端周径 5 cm，长 1 cm，近十二指肠处胃壁增厚，面积 5.5 cm × 3.0 cm。距上切缘 1 cm 处可见黏膜平坦粗颗粒区，面积 4.5 cm × 3.0 cm。（镜下诊断）经过充分取材及辅助免疫组化检查观察，胃壁组织内未见明确肿瘤残存，可见炎细胞浸润、纤维组织增生及泡沫细胞聚集，符合治疗后改变。上切缘、下切缘及大网膜均未见肿瘤。淋巴结未见转移性肿瘤（0/18）。最终 TNM 分期：pT1bN0M0。

病例分析

早期胃癌是指肿瘤局限于黏膜或黏膜下层，无论是否伴淋巴结转移。与进展期胃癌相比，早期胃癌淋巴结转移率低、预后好、术后生存期长。传统胃切除手术存在脏器功能丧失、手术创伤大等缺

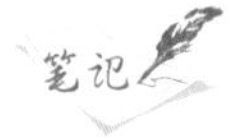

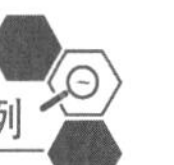

点，导致患者术后常伴有诸多消化道症状，如体重减轻、营养不良、贫血等，严重影响长期生活质量。随着早期胃癌手术治疗的微创化趋势，以保留脏器功能为目的的功能保留性手术越来越成为早期胃癌的研究热点。

ESD 是一种微创治疗息肉等良性病变及早期消化道肿瘤的手术方式，其原理是内镜下在病变周围黏膜下层注射分离剂，继而用电刀逐步剥离病变的黏膜层和黏膜下层，达到完整切除病变的目的。ESD 由内镜下黏膜切除术（endoscopic mucosal resection，EMR）发展而来。因技术所限，EMR 治疗 2 cm 以上病变时只能零碎切除，无法确定肿瘤分期及切缘，存在病变残留及复发的风险。为克服 EMR 的上述缺点，日本学者首先开始使用 ESD。技术上，ESD 较 EMR 更具挑战，手术时间更长，并发症发生率更高，但 ESD 可以做到完整切除，方便对病灶切缘进行充分的组织病理学评估，降低复发率，具有更大的微创治疗潜力，目前已基本取代 EMR 成为治疗早期消化道肿瘤的内镜治疗技术。

《早期胃癌内镜下规范化切除的专家共识意见（2018，北京）》中，内镜治疗适应证包括绝对适应证和相对适应证。绝对适应证：①无合并溃疡的分化型黏膜内癌（cT1a）；②病灶大小≤3 cm、有溃疡的分化型黏膜内癌（cT1a）；③胃黏膜高级别上皮内瘤变。相对适应证：病灶大小≤2 cm、无溃疡的未分化型黏膜内癌（cT1a）。而在日本《胃癌治疗指南》中其适应证包括绝对适应证、扩大适应证和相对适应证。ESD 或 EMR 的绝对适应证：无合并溃疡的已分化腺癌，肿瘤最大径≤2 cm，临床诊断为 T1a。ESD 的相对适应证：①无合并溃疡的已分化型腺癌，临床诊断为 T1a，肿瘤最大径 >2 cm；②合并溃疡的已分化型腺癌，临床诊断为 T1a，肿瘤最大径≤3 cm。扩大适应证：无合并溃疡的未分化型腺癌，临床诊断为 T1a，肿瘤

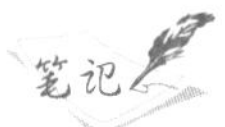

最大径≤2 cm。由于缺乏足够的证据，目前该类病变排除在绝对适应证之外。不符合绝对或扩大适应证的患者进行内镜下切除则为相对适应证。对某些存在严重合并症或手术高危风险的患者，经过充分的医患沟通，不满足绝对适应证的病例也可以考虑行内镜切除术。

随着早期胃癌检出率和内镜技术的提高，早期胃癌内镜治疗病例也越来越多。由于术前对于肿瘤浸润深度、大小、脉管侵犯等淋巴结转移高危因素的精确评估存在困难，以及在内镜操作技术上不同医师间存在差别，尽管 ESD 较 EMR 更能完整切除病灶，但仍有部分病例无法达到根治性切除标准。因此，日本《胃癌治疗指南》制定了内镜治愈度标准。研究显示，10.3%～29.3% 经 ESD 治疗的早期胃癌病例不满足治愈性切除标准。

影响早期胃癌内镜治愈性切除的因素主要包括两个方面：①肿瘤是否完整切除；②是否存在淋巴结转移的可能性。日本内镜治疗指南中，淋巴结转移风险 <1% 者为绝对治疗指征，符合治愈性切除标准。肿瘤切除完整性评价则包括肿瘤是否整块切除及切缘是否阴性，不满足其中任何一条则判定为非治愈性切除。日本《胃癌治疗指南》同时制定了内镜治愈度判断标准（图 1－4），内镜治愈度 A 级（eCura A）：肿瘤整块切除，局限于黏膜层，分化型癌为主，没有脉管浸润，切缘阴性且无溃疡形成，或虽有溃疡形成但肿瘤直径≤3 cm。内镜治愈度 B 级（eCura B）：肿瘤整块切除，切缘阴性，无脉管浸润且满足以下 2 种情况之一：①未分化型癌为主，无溃疡形成，pT1a，肿瘤直径≤2 cm；②pT1b，分化型癌为主，SM1（黏膜下层浸润 <500 μm），肿瘤≤3 cm。不满足以上判定标准者定义为 eCura C 级。其中，如果肿瘤分化好，仅因为非整块切除或垂直切缘阳性不满足 eCura A 和 eCura B 的病例定义为 eCura C-1，其他不满足 eCura A 和 eCura B 的病例定义为 eCura C-2。对于 eCura A 和

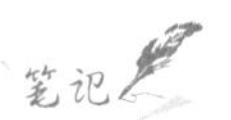

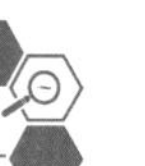

eCura B 的患者推荐术后定期密切随访，对于 eCura C-1 的患者中仅存在垂直切缘阳性或切缘性质不明时可以选择二次行 ESD 或烧灼或追加手术或密切随访，对于其他 eCura C-1 和所有 eCura C-2 的患者推荐追加外科手术。

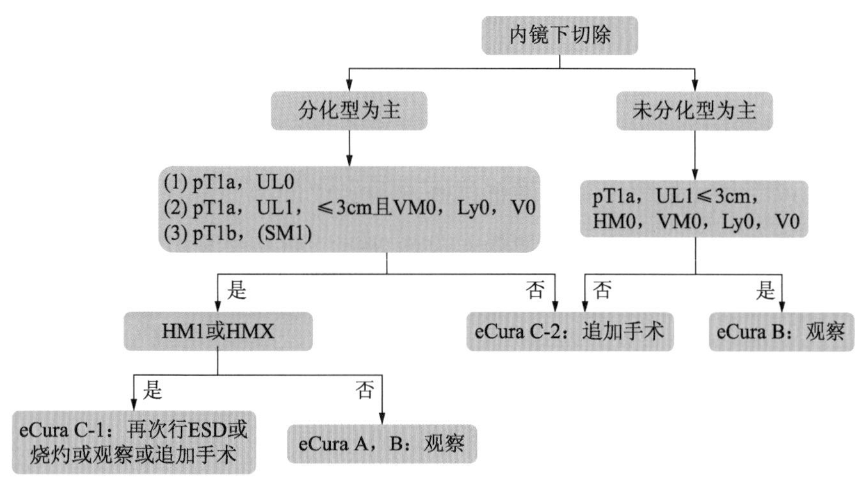

图 1－4 日本《胃癌治疗指南》中内镜切除治愈度标准及处理

本病例中，肿瘤侵犯黏膜下层深度为 1200 μm，大于 500 μm，可判定为 eCura C-2，而通过淋巴结转移危险度评分系统判定为中风险（2 分，血管侵犯及黏膜下层浸润≥500 μm），因此建议追加外科手术。然而，术后病理未发现肿瘤残留和淋巴结转移，由此可见，常规标准难以有效预测淋巴结转移，而基于个体因素评估淋巴结转移风险可能为精准预测提供一种新思路。日本《胃癌治疗指南》中的治愈标准是以其国内回顾性数据为基础总结而成，由于中日两国医疗水平不同，是否完全适合国内早期胃癌患者还有待验证。值得注意的是，随着数据积累，日本内镜非治愈性判定标准也在定期更新。因此，对于内镜非治愈性切除的早期胃癌患者，医生在充分告知肿瘤复发和转移风险的同时，也需结合患者年龄、身体状况、手术意愿等共同制定治疗方案。

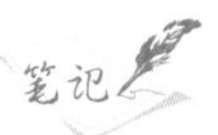

专家点评

随着早期胃癌内镜治疗病例的增多，非治愈性切除病例的后续治疗决策也成为难点。首先，早期胃癌的术前标准化胃镜及超声内镜评估必不可少，准确分期是一切治疗的基础。其次，临床医生应关注内镜治疗指南的更新，为患者推荐合适的治疗方式，避免治疗过度或不足。最后，要正确解读病理报告中的非治愈性因素，充分告知肿瘤复发风险和手术损伤，权衡利弊，使患者真正获益。

病例提供者：周红　陈应泰

点评专家：赵东兵

参考文献

1. 北京市科委重大项目《早期胃癌治疗规范研究》专家组. 早期胃癌内镜下规范化切除的专家共识意见(2018，北京). 中华胃肠内镜电子杂志，2018，5(2)：49－60.
2. Japanese Gastric Cancer Association. Japanese gastric cancer treatment guidelines 2018 (5th edition). Gastric Cancer，2021，24(1)：1－21.
3. SUNAGAWA H，KINOSHITA T，KAITO A，et al. Additional surgery for non-curative resection after endoscopic submucosal dissection for gastric cancer：a retrospective analysis of 200 cases. Surg Today，2017，47(2)：202－209.
4. SUZUKI H，ODA I，ABE S，et al. Clinical outcomes of early gastric cancer patients after noncurative endoscopic submucosal dissection in a large consecutive patient series. Gastric Cancer，2017，20(4)：679－689.
5. KIM E R，LEE H，MIN B H，et al. Effect of rescue surgery after non-curative endoscopic resection of early gastric cancer. Br J Surg，2015，102(11)：1394－1401.
6. GUO C G，ZHAO D B，LIU Q，et al. A nomogram to predict lymph node metastasis in patients with early gastric cancer. Oncotarget，2017，8(7)：12203－12210.

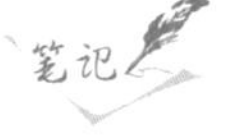

病例 02
早期胃癌腹腔镜前哨淋巴结活检 1 例

病历摘要

患者女性，44 岁。主因“中上腹不适 1 年余，发现胃内病变半年”入院。患者 2 个月前胃镜检查（图 2－1）：胃体窦交界大弯侧可见一大小约为 1.5 cm × 1.0 cm 浅表平坦型病变（0～Ⅱb 型），病变表面黏膜发白，NBI + 放大：DL（+），IMVP（+），IMSP（+）。

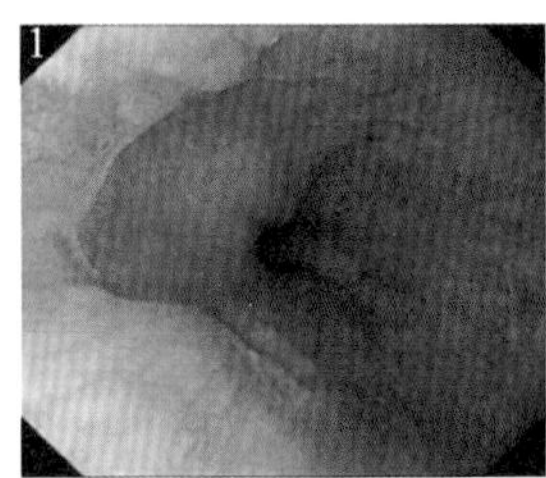
交界线

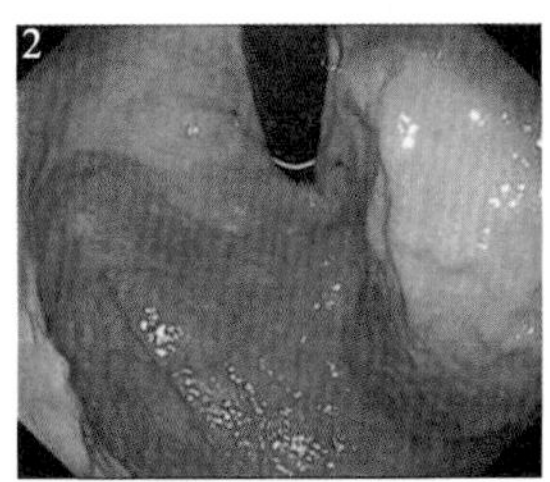
贲门至胃底

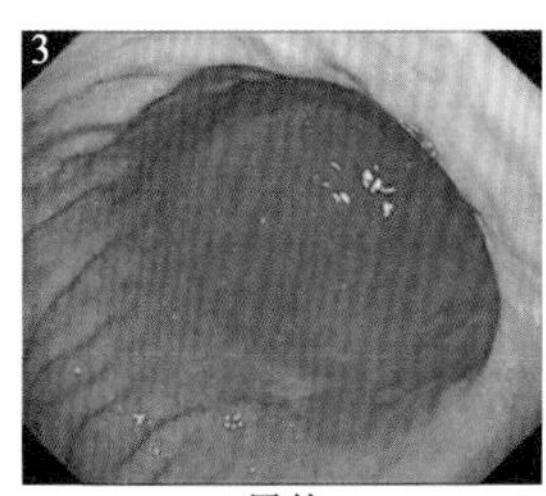
胃体

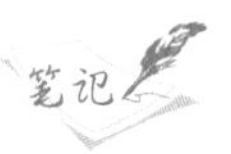

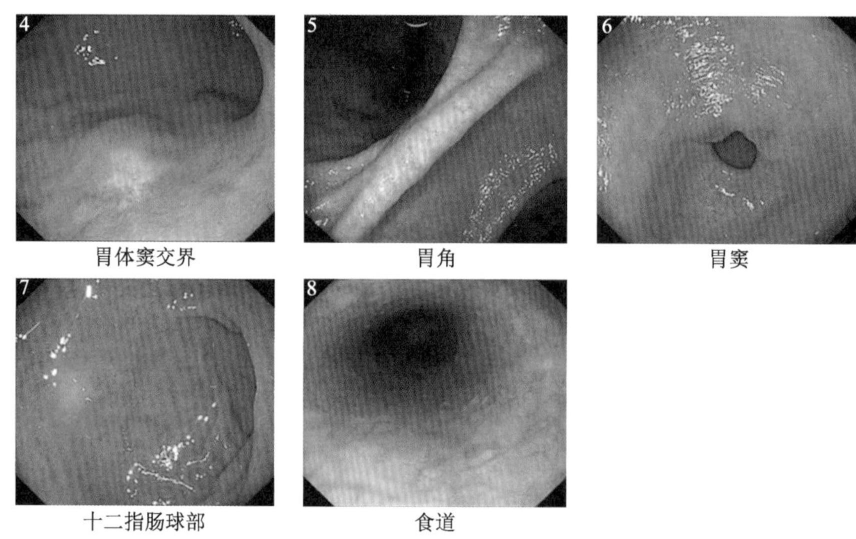

图 2-1　胃镜检查：胃体窦交界大弯侧可见一大小约为 1.5 cm×1.0 cm 浅表平坦型病变（0～Ⅱb 型）

幽门充血、水肿。所见十二指肠球部及降部未见明显异常。考虑早期胃癌。既往因外伤致右侧踝关节骨折行手术。

诊断：早期胃癌（cT1N0M0），右踝关节骨折术后。

治疗经过

完善术前检查，行早期胃癌内镜 ESD 切除联合腹腔镜前哨淋巴结活检。先由内镜组行病变标记。在瘤周 4 点位置分别注射 0.5 mL、浓度 2.5 mg/mL 吲哚菁绿于黏膜下层，共计 2 mL。由外科组行腹腔镜前哨淋巴结活检术。五孔法建立气腹，在荧光腹腔镜指引下，搜寻荧光染色淋巴结，完整清除染色淋巴结所在淋巴结群（图 2-2），移除标本后重新检查术区，胃周无染色淋巴结。

台下仔细分拣淋巴脂肪组织，根据染色情况，区分染色淋巴结

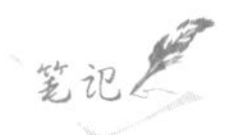

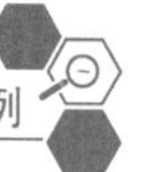

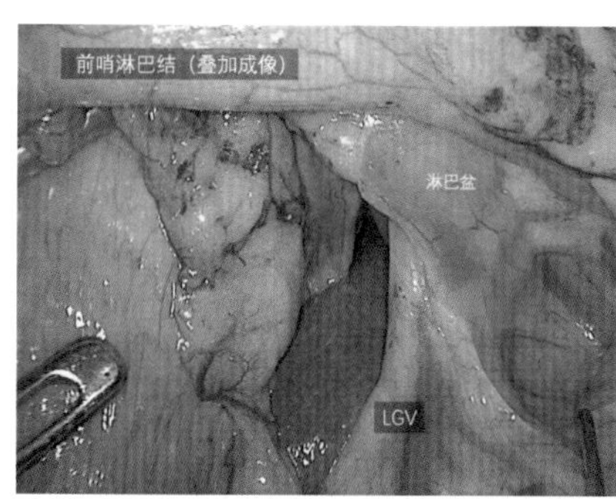

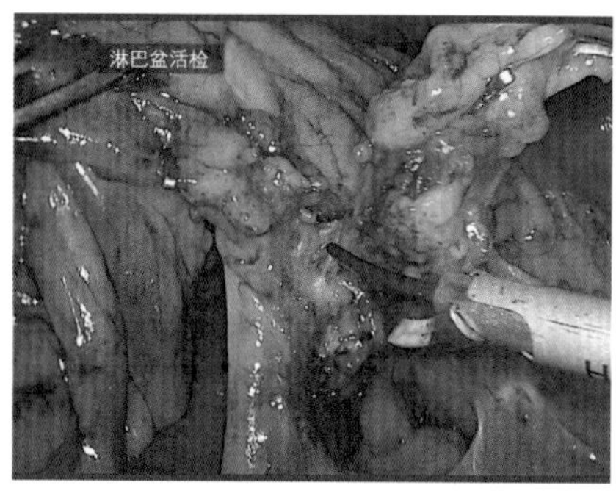

图2-2 腹腔镜下所见淋巴染色区域及拣取染色淋巴结

（前哨淋巴结见图2-3）及非染色淋巴结（淋巴群淋巴结），分别送术中冰冻病理检查。术中冰冻病理提示淋巴结未见转移癌。检查术区无出血，留置腹腔引流管1根，从右侧腹壁戳孔引出体外并固定。

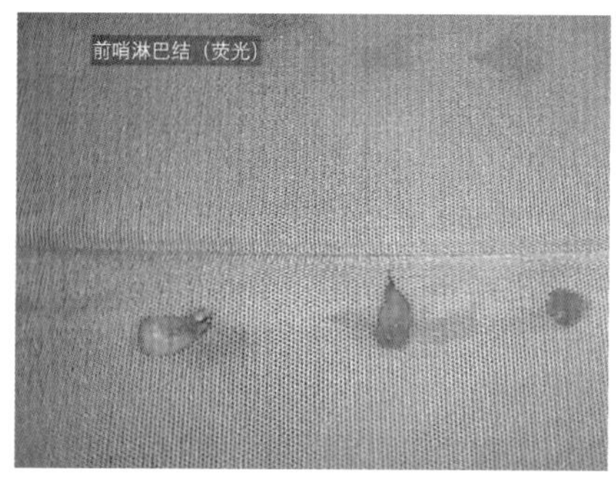

图2-3 分拣后的染色淋巴结（前哨淋巴结）

翻转患者体位为左侧卧位，行电子内镜胃黏膜下剥离术（图2-4）。治疗结束后患者安返病房。术后禁食水，术后第5天拔除胃管及腹腔引流管，进食流食，术后第6天出院，出院后继续进食流食2周，继而过渡至半流食、软食。

病理：（大体所见）黏膜组织，大小4.5 cm×4.0 cm×0.2 cm，其上可见一浅表平坦型病变，范围1.5 cm×1.2 cm，距前侧切缘最近1 cm。（镜下所见）胃0～Ⅱb型低分化腺癌（Lauren分型：弥

笔记

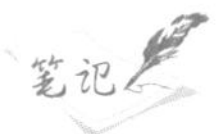

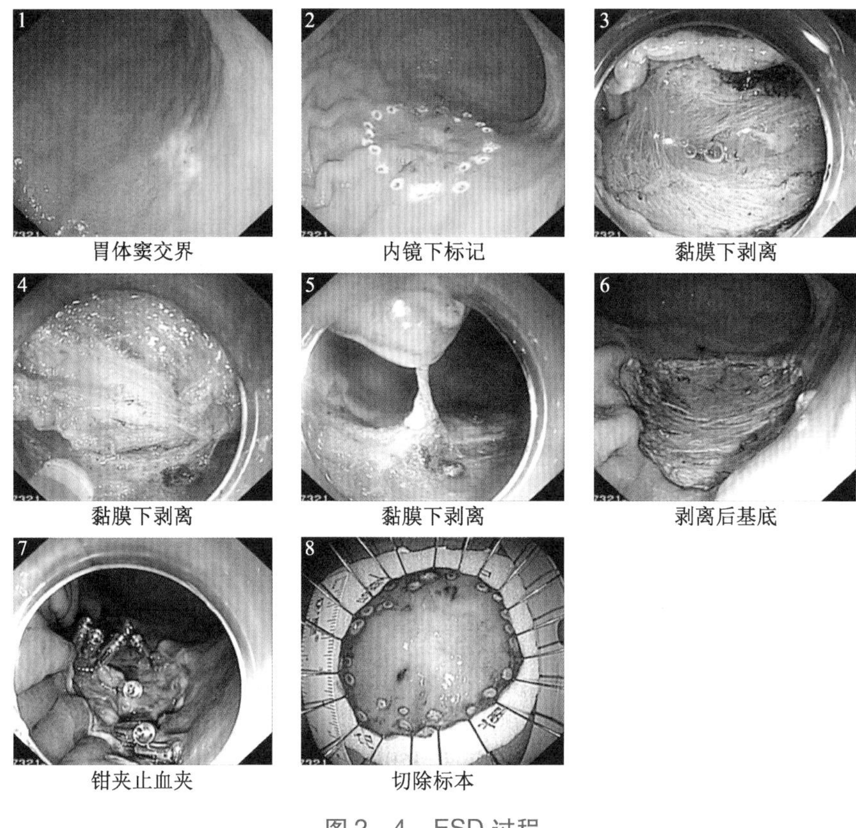

图 2－4　ESD 过程

漫型），部分为印戒细胞癌，癌面积 2.2 cm×1.4 cm，可见脉管瘤栓，未见明确神经及静脉侵犯，癌组织侵犯黏膜下层，侵犯黏膜下层深度 800 μm（该处黏膜下层厚度约 840 μm）。癌距基底切缘最近 40 μm，侧切缘未见癌。周围胃黏膜呈轻度慢性非萎缩性炎。淋巴结未见转移癌（0/3）。pTNM 分期：pT1bN0。

术后 2 个月，患者因极度担心肿瘤残留风险，强烈要求行远端胃大部切除术。完善相关检查后，内镜下钛夹定位（图 2－5），行腹腔镜远端胃癌根治术＋D2 淋巴结清扫术。术后病理未见明确癌残存。大网膜、上切缘及下切缘均未见癌。淋巴结未见转移癌（0/16）。

笔记

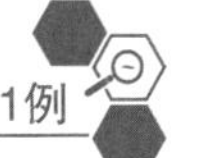

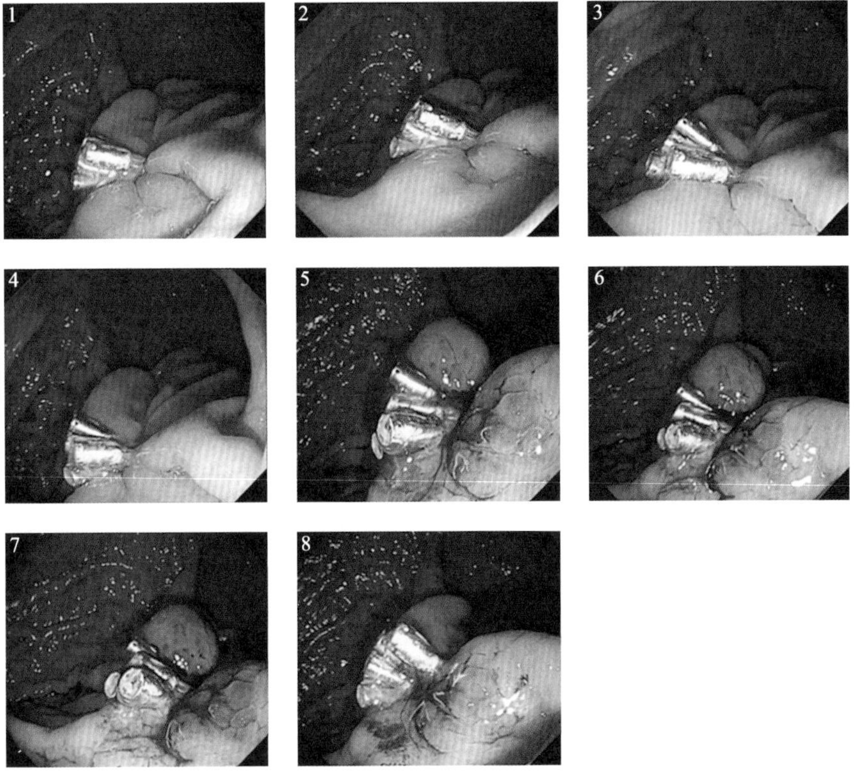

图2-5　内镜下钛夹定位

病例分析

随着内镜诊断技术的进展和普及，早期胃癌检出率日益提高。特别是日本，早期胃癌比例已超 50%。2014—2016 年，我国早期胃癌检出率 19.5%，较前显著提高。根据日本胃癌规约，cT1a 病变可以选择内镜黏膜下剥离术（ESD），对于未分化腺癌或 cT1b 肿瘤，则建议进行 D1 根治术或 D1 根治术 + 淋巴结清扫术。然而，文献显示早期胃癌淋巴结转移率为 5%～15%，许多没有淋巴结转移的早期胃癌病例进行了不必要的胃切除和淋巴结清扫，严重影响患者的长期生活质量。因此，术前准确评估淋巴结状态对于早期胃癌

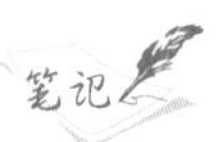

的治疗选择至关重要。

术前淋巴结评估包括超声内镜、CT、PET-CT 等方法，由于检查敏感性等原因，结果准确性有限。为保留器官功能，降低影像预测淋巴结转移的假阴性，前哨淋巴结（sentinel lymph node，SLN）活检技术应运而生。根据定义，SLN 是最先发生原发肿瘤淋巴转移的淋巴结。如果 SLN 为阴性，表明肿瘤向其他部位淋巴结转移的概率小，可以避免淋巴结清扫。该技术最早应用于黑色素瘤和乳腺癌的治疗，而后推广至胃癌等其他肿瘤。

一项前瞻性多中心临床研究中，采用内镜双示踪法（色素法 + 核素法）对 cT1/T2 期胃癌进行前哨淋巴结示踪并活检。结果显示，SLN 检出率为 97.5%（387/397），准确性为 99%（383/387）。2001 年，Hiratsuka 等报道单示踪剂吲哚菁绿荧光成像法检测前哨淋巴结，检出率为 100%（44/44）。荟萃分析显示，多项因素影响吲哚菁绿的荧光显像效果：低浓度（0.5 mg/mL 或 0.05 mg/mL）显像更佳，吲哚菁绿注射 20 分钟后显像敏感性优于即刻显像和术前注射者，内镜黏膜下注射敏感性高于浆膜下注射，同时，SLN 活检数目≥5 个敏感性更好。

随着前哨淋巴结示踪技术的成熟，早期胃癌前哨淋巴结导航手术（sentinel node navigation surgery，SNNS）获得了快速发展。韩国一项单中心Ⅱ期临床试验中，纳入 cT1N0M0，直径 <4 cm 且不符合内镜切除绝对适应证的患者，采用双示踪剂探测前哨淋巴结。如果术中快速冰冻病理结果阴性，则采用局部切除法治疗。结果阳性则行标准 D2 根治术。在 100 例患者中，99 例成功探测到前哨淋巴结，平均每例获取（6.1 ± 3.9）枚前哨淋巴结，其中 11 例前哨淋巴结见转移。随访中 3 例复发，复发灶均位于残胃，且前哨淋巴结阴性。前哨淋巴结阴性组 3 年无复发，生存率和总生存率分别为

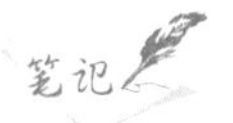

96.0%和98.0%。结果表明，早期胃癌行腹腔镜SNNS是安全的。同时，腹腔镜SNNS术后生活质量也优于传统腹腔镜远端胃切除。

韩国SENORITA试验是一项多中心、随机、Ⅲ期临床试验，比较了腹腔镜SNNS和传统腹腔镜胃癌根治术在早期胃癌中的疗效差异。初步结果显示，腹腔镜SNNS与腹腔镜胃癌根治术后并发症率和严重性相当。日本也在开展类似临床研究。如果上述研究获得成功，可以预见联合SNNS的胃功能保留手术或可能成为治疗早期胃癌的理想术式。

专家点评

伴随肿瘤筛查的广泛开展和全民健康素养的提高，可以预期，早期胃癌检出率会有进一步提升。由于早期胃癌治疗后的生存预后较为理想，如何减少损伤、提高患者长期生活质量逐渐成为关注的热点。当前数据显示，早期胃癌前哨淋巴结活检手术可以较为准确地判断胃周淋巴结转移状态，为开展器官保留性手术奠定了基础。随着经验的积累，相信前哨淋巴结导航手术将会造福更多的早期胃癌患者。

病例提供者：周红　郭春光

点评专家：赵东兵

参考文献

1. TAKEUCHI H, OYAMA T, KAMIYA S, et al. Laparoscopy-assisted proximal gastrectomy with sentinel node mapping for early gastric cancer. World J Surg, 2011, 35(11): 2463 - 2471.

2. 中国胃肠肿瘤外科联盟. 中国胃肠肿瘤外科联盟数据报告(2014—2016). 中国实用外科杂志, 2018, 38(1): 90 - 93.

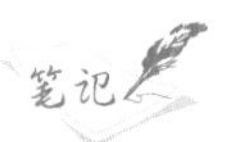

3. LEE H H, YOO H M, SONG K Y, et al. Risk of limited lymph node dissection in patients with clinically early gastric cancer: indications of extended lymph node dissection for early gastric cancer. Ann Surg Oncol, 2013, 20(11): 3534 – 3540.

4. GOTODA T, YANAGISAWA A, SASAKO M, et al. Incidence of lymph node metastasis from early gastric cancer: estimation with a large number of cases at two large centers. Gastric Cancer, 2000, 3(4): 219 – 225.

5. GUO C G, ZHAO D B, LIU Q, et al. Risk factors for lymph node metastasis in early gastric cancer with signet ring cell carcinoma. J Gastrointest Sur, 2015, 19(11): 1958 – 1965.

6. HIRATSUKA M, MIYASHIRO I, ISHIKAWA O, et al. Application of sentinel node biopsy to gastric cancer surgery. Surgery, 2001, 129(3): 335 – 340.

7. GIULIANO A E, KIRGAN D M, GUENTHER J M, et al. Lymphatic mapping and sentinel lymphadenectomy for breast cancer. Ann Surg, 1994, 220(3): 391 – 401.

8. MORTON D L, WEN D R, WONG J H, et al. Technical details of intraoperative lymphatic mapping for early stage melanoma. Arch Surg, 1992, 127(4): 392 – 399.

9. KITAGAWA Y, TAKEUCHI H, TAKAGI Y, et al. Sentinel node mapping for gastric cancer: a prospective multicenter trial in Japan. J Clin Oncol, 2013, 31(29): 3704 – 3710.

10. HE M, JIANG Z, WANG C, et al. Diagnostic value of near-infrared or fluorescent indocyanine green guided sentinel lymph node mapping in gastric cancer: a systematic review and meta-analysis. J Surg Oncol, 2018, 118(8): 1243 – 1256.

11. PARK D J, PARK Y S, SON S Y, et al. Long-term oncologic outcomes of laparoscopic sentinel node navigation surgery in early gastric cancer: a single-center, single-arm, phase Ⅱ trial. Ann Surg Oncol, 2018, 25(8): 2357 – 2365.

12. YOUN S I, SON S Y, LEE K, et al. Quality of life after laparoscopic sentinel node navigation surgery in early gastric cancer: a single-center cohort study. Gastric Cancer, 2021, 24(3): 744 – 751.

13. AN J Y, MIN J S, HUR H, et al. Laparoscopic sentinel node navigation surgery

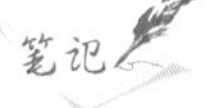
笔记

versus laparoscopic gastrectomy with lymph node dissection for early gastric cancer: short-term outcomes of a multicentre randomized controlled trial (SENORITA). Br J Surg, 2020, 107(11): 1429-1439.

14. KAMIYA S, TAKEUCHI H, FUKUDA K, et al. A multicenter non-randomized phase Ⅲ study of sentinel node navigation surgery for early gastric cancer. Jpn J Clin Oncol, 2021, 51(2): 305-309.

笔记

病例 03 早期胃癌 ESD 术后行胃部分切除术 1 例

病历摘要

患者女性，55 岁。主因“胃癌 ESD 术后 6 个月”入院。患者 6 个月前因胃癌在外院行 ESD 手术，术后病理显示高分化腺癌。1 个月前复查胃镜：胃底可见病变残留，周边黏膜皱襞集中、隆起、粗糙，触之易出血，NBI 观察病变 DL(+)、可见断崖式改变，MS 不规则，MV 不规则，胃壁蠕动欠佳。超声内镜：隆起处胃壁不均匀增厚，最厚处约 5.7 mm，内部回声均匀，与周围黏膜边界不清，主要起源于胃壁的黏膜层和黏膜下层，隆起处胃壁的固有肌层及浆膜清晰、连续、完整。胃底处胃壁周围未见明显肿大的淋巴结（图 3 – 1）。腹部增强 CT：胃扩张欠佳，胃底可见致密影，考虑术后改变，腹盆腔、腹膜后及腹股沟区未见明确肿大淋巴结（图 3 – 2）。

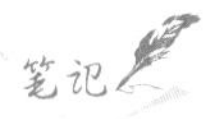

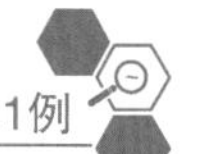

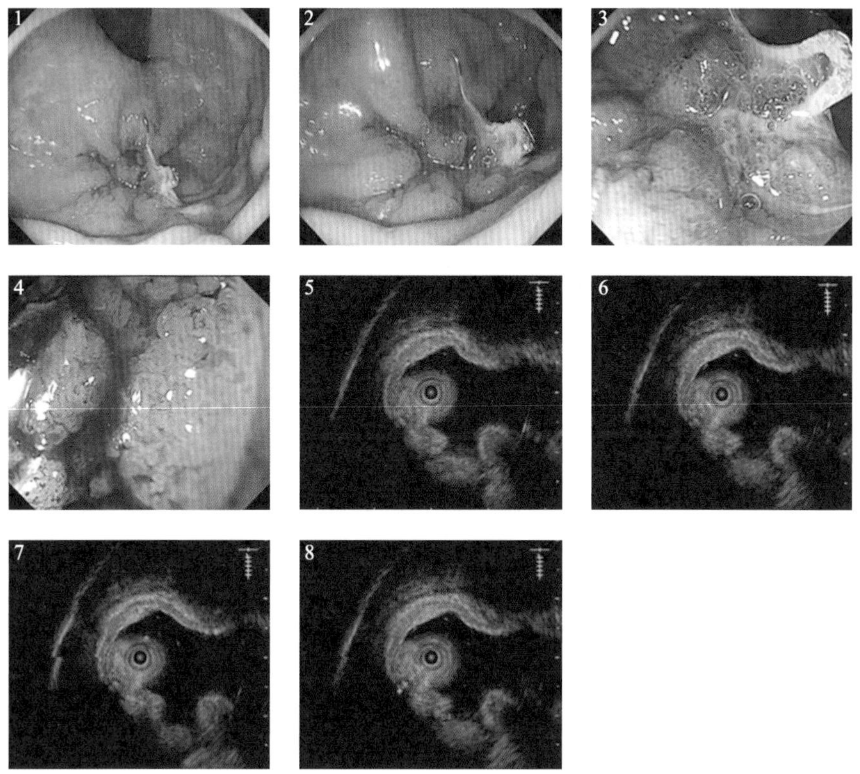

图3－1 胃镜（1～4）及超声内镜（5～8）见胃底病变周围黏膜皱襞集中、隆起，考虑为病变残留

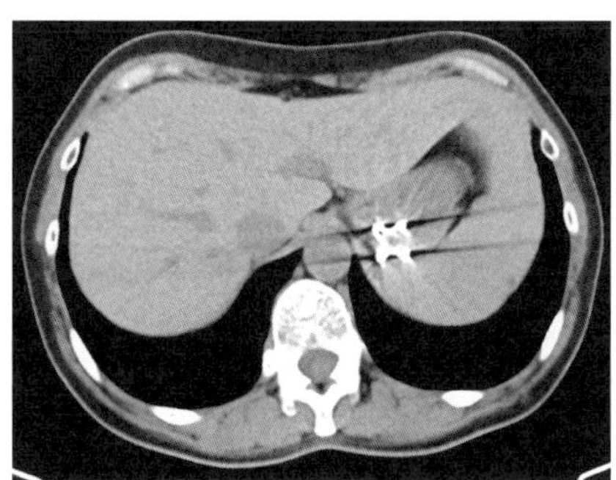

图3－2 腹部增强CT示胃扩张欠佳，胃底可见致密影，考虑术后改变

诊断：胃癌ESD术后复发。

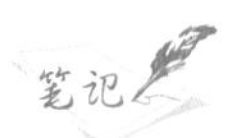

治疗经过

完善相关检查，未见手术禁忌证。行腹腔镜下胃病损部分切除术 + 腹腔镜淋巴结清扫术。

患者行气管插管，全身麻醉，取平卧分腿位。常规消毒铺巾，分别取两侧上腹部及中腹部切口置入戳卡，建立气腹。术者立于患者左侧，助手位于右侧，扶镜者位于两腿之间。常规进行腹腔探查，上腹部轻度粘连，肝脏、腹盆腔未见转移结节。依次离断胃网膜左血管、胃短血管，保留胃网膜右血管及胃右血管，清扫胃周淋巴结组织后，取上腹部正中 10 cm 辅助切口，逐层入腹。距肿瘤 2 cm 处应用切割闭合器纵向闭合切除肿物及胃底，全层缝合加固并止血。术中检查贲门流入道通畅。清理创面，于创面置引流管自右侧腹壁戳孔引流。

术后第 3 天拔除胃管。第 4 天进流食，拔除腹腔引流管，第 7 天出院。

病理：（大体标本）胃部分切除标本，大弯长 8 cm，小弯长 10 cm，距离上切缘 1 cm 见一黏膜皱缩区，范围 2 cm × 1 cm，周围胃黏膜灰黄略粗糙。（镜下诊断）胃浅表隆起型中—高分化腺癌（Type Ⅱ a），肿瘤位于黏膜固有层内，未累及黏膜肌层。未见明确脉管瘤栓及神经侵犯。周围部分黏膜组织伴高级别及低级别上皮内瘤变。部分区域胃壁黏膜下层可见纤维瘢痕形成，伴灶状多核巨细胞反应及慢性炎细胞浸润，考虑为术后改变。上切缘、下切缘及大网膜未见肿瘤。淋巴结未见转移癌（0/13）。TNM 分期：pT1N0M0，Ⅰ期。

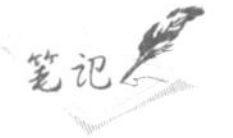

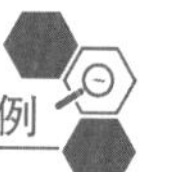

病例分析

随着内镜诊断技术的发展和高危人群对体检的重视，早期胃癌的检出率逐步提高。与进展期胃癌相比，早期胃癌淋巴结转移率低，术后生存期长。目前，因为限于无法在术前精确评估淋巴结是否有转移的技术难点，80% 以上的早期胃癌者尽管没有淋巴结转移，仍采取传统的胃大部切除甚至全胃切除联合淋巴结清扫，手术的过度创伤及脏器功能的丧失严重影响患者的术后生存质量。

在早期胃癌手术治疗微创化及精准化的趋势下，以改善患者术后生活质量为目的，将微创治疗技术与胃功能保留理念相结合的功能保留性胃切除术（function-preserving gastrectomy，FPG）越来越成为早期胃癌的研究热点。日本学者将 FPG 定义为在确保肿瘤完整切除的前提下，减少胃的切除范围及淋巴结清扫范围，保留幽门功能并保留迷走神经功能的手术方式。包括保留幽门胃切除术（pylorus-preserving gastrectomy，PPG）、胃节段切除术（segmental gastrectomy，SG）及局部胃切除术（local gastrectomy，LG）等，而内镜下切除则是功能保留手术的极致。

1. 保留幽门的胃切除术

PPG 源于 Maki 等 1967 年开发的用于治疗胃溃疡的保留幽门的胃切除术，而后逐渐用于胃中部 1/3 处早期胃癌保留幽门的胃切除术。PPG 保留胃上 1/3、幽门及部分胃窦，能够较好地维持食物在胃内的贮存及正常的胃排空过程，减少术后倾倒综合征、胆囊结石及胆汁反流性疾病的发生，改善生活质量。2001 年第 1 版日本《胃癌治疗指南》中提出，保留幽门和保留迷走神经的 PPG 可以作为

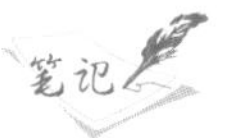

改良胃切除术的手术方式在早期胃癌中实施。通过10年的探索和实践，2010年第3版日本《胃癌治疗指南》对于PPG的适应证、手术切除范围、淋巴结清扫范围等进行了详细规定。该版本对于PPG手术的适应证建议为cT1N0M0、肿瘤位于胃中段1/3、病灶下极距幽门>4 cm的胃癌患者。自此，PPG被正式列入治疗早期胃癌的可选术式。

2. 保留贲门的胃节段性切除术

对于不符合内镜切除适应证的胃上部早期癌，通常采用近端胃切除术，尽管有各种不同的重建方式，包括管状胃吻合、双通道吻合等，但是在近端胃切除术后进行任何类型的重建术后，通常都会遇到严重的胃食管反流。为了减轻这种反流症状，日本有研究者对早期近端胃癌进行了高位节段胃切除术。该手术需要在保留贲门、迷走神经肝支、幽门支及腹腔支的同时去切除上部胃及清扫局部淋巴结，这也是该手术方式的难点及限制性所在。他们建议该方法适用于胃上1/3处的早期胃癌，肿瘤边缘距胃食管交接处至少有2 cm的距离。保留贲门的节段性胃切除术可以减少术后胃食管反流的症状并改善生活质量，这在保留功能的胃切除术中可能是有利的。但是，由于切除术的局限性，该方法在日本《胃癌治疗指南》中被列为研究性治疗方法，在临床实践中并未得到广泛认可。

3. 胃局部切除术

胃局部切除是指非环周的胃部分切除，包括胃楔形切除、双镜联合胃全层切除等术式。早在1999年，日本学者已开始进行腹腔镜胃局部切除来治疗早期胃癌，初步验证了该方法的安全性，但是因为随访时间较短，纳入病例较少，且为回顾性研究，其结论有待进一步验证。虽然胃局部切除手术可以最大限度地保留胃功能，提高患者的生存质量，但由于术式本身限制了淋巴结清扫的范围，所

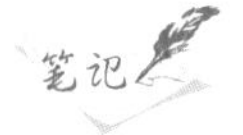

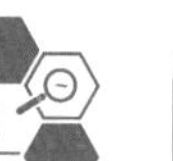

以对手术的适应证及患者的选择需要慎之又慎。为了确保这些手术的彻底性，使用前哨淋巴结导航技术进行这些手术的研究不断增加。术中对前哨淋巴结进行术中组织学检查，如果未发现淋巴结转移，则避免进一步的淋巴结清扫术，否则需进行标准的D2根治术。然而，由于胃周淋巴管网络丰富、回流复杂，且胃癌淋巴结存在跳跃转移等特点，导致SNNS并不能完全消除术者对肿瘤根治安全性的顾虑。

4. 双镜联合的胃局部切除术

近年来，更为微创的腹腔镜内镜联合手术（laparoscopic endoscopic cooperative surgery，LECS）开始逐渐被关注。其优点是用最小的切缘完整切除肿瘤，最大限度地保留胃壁血管和神经，从而保留胃功能并改善患者的术后生活质量。Li等报道LECS对于未分化早期胃癌也是安全可行的。对于黏膜下层肿瘤，包括早期胃癌及胃间质瘤的微创手术，LECS在日本目前已进入国家健康保险计划的覆盖范围内。非暴露性胃壁翻转手术（non-exposed endoscopic wall-inversion surgery，NEWS）是改良的LECS，对于不同位置的肿瘤，包括食管胃交界处的肿瘤均适用，近些年在日本开始逐渐用于黏膜下肿瘤的手术治疗并取得良好的短期及长期结果。随着早期胃癌微创化的发展，双镜联合结合前哨淋巴结示踪基础上的淋巴结区域性清扫逐渐成为研究热点。

本病例为早期胃癌ESD术后肿瘤残留追加外科手术，肿瘤位于胃底，如行近端胃切除，患者术后可能出现严重的反流，对其生活质量造成较大影响，因此同患者充分沟通后，采用胃局部切除来完整切除肿瘤，保留贲门功能，减轻术后胃食管反流，改善了患者生活质量，同时进行了区域淋巴结清扫。

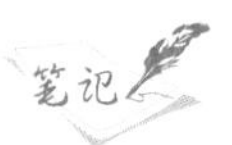

专家点评

有关早期胃癌功能保留性手术的研究日益增多，在早期胃癌微创治疗与保留脏器功能相结合的大趋势下，功能保留性手术必将成为早期胃癌手术的发展方向。但在实践中，临床医生应严格把握手术指征，选择合适病例，在保证肿瘤患者安全性的原则下稳步开展此类功能保留性手术。

病例提供者：周红　郭春光

点评专家：赵东兵

参考文献

1. NOMURA E, OKAJIMA K. Function-preserving gastrectomy for gastric cancer in Japan. World J Gastroenterol, 2016, 22(26): 5888－5895.

2. MAKI T, SHIRATORI T, HATAFUKU T, et al. Pylorus-preserving gastrectomy as an improved operation for gastric ulcer. Surgery, 1967, 61(6): 838－845.

3. Japanese Gastric Cancer Association. Japanese gastric cancer treatment guidelines 2010 (ver. 3). Gastric Cancer, 2011, 14(2): 113－123.

4. SHINOHARA T, OHYAMA S, MUTO T, et al. Clinical outcome of high segmental gastrectomy for early gastric cancer in the upper third of the stomach. Br J Surg, 2006, 93(8): 975－980.

5. SETO Y, NAGAWA H, MUTO Y, et al. Preliminary report on local resection with lymphadenectomy for early gastric cancer. Br J Surg, 1999, 86(4): 526－528.

6. MITSUMORI N, NIMURA H, TAKAHASHI N, et al. Sentinel lymph node navigation surgery for early stage gastric cancer. World J Gastroenterol, 2014, 20(19): 5685－5693.

7. MATSUDA T, NUNOBE S, OHASHI M, et al. Laparoscopic endoscopic cooperative surgery (LECS) for the upper gastrointestinal tract. Transl Gastroenterol Hepatol,

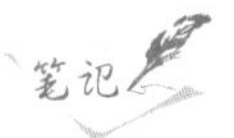

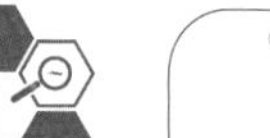

2017, 2: 40.

8. LI H, CHEN L, HUO Z, et al. Defining a subgroup treatable for laparoscopic and endoscopic cooperative surgery in undifferentiated early gastric cancer: the role of lymph node metastasis. J Gastrointest Surg, 2015, 19(10): 1763 – 1768.

9. HIKI N, NUNOBE S. Laparoscopic endoscopic cooperative surgery (LECS) for the gastrointestinal tract: updated indications. Ann Gastroenterol Surg, 2019, 3(3): 239 – 246.

10. MITSUI T, YAMASHITA H, AIKOU S, et al. Non-exposed endoscopic wall-inversion surgery for gastrointestinal stromal tumor. Transl Gastroenterol Hepatol, 2018, 3: 17.

11. TSUKUDA N, KOMATSU S, KUMANO T, et al. Modified NEWS as a safe and inventive approach for gastrointestinal stromal tumor near the esophagogastric junction. Gan To Kagaku Ryoho, 2018, 45(13): 2153 – 2155.

笔记

病例 04
腹腔镜胃癌根治术 1 例

病历摘要

患者女性，57 岁。主因“上腹部胀痛 10 个月，加重 1 个月”入院。患者于 10 个月前进食后出现上腹胀满不适，间断性发作，伴腹痛，向背部放射，就诊于社区医院，给予口服“艾司奥美拉唑”治疗，症状缓解。1 个月前再次出现腹痛、腹胀症状，较前加重，服药后症状稍缓解。20 天前于当地医院行胃镜检查示胃角溃疡。病理：（胃角）癌巢浸润。腹部查体无阳性体征。肿瘤标志物：CEA、AFP、CA724、CA199、CA242 皆在正常范围。胃镜：胃癌，食管胃交界线距门齿约 37 cm，病变位于胃体下部至胃角及胃窦，大小约 5 cm×4 cm，为溃疡型（图 4－1）。CT：胃体小弯侧局限性胃壁增厚，最大厚度约 1.3 cm，增强呈不均匀明显强化，浆膜面毛

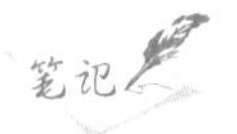

糙，周围脂肪内条索及微结节影增多，胃左血管周围可见多发小淋巴结，大者短径约0.8 cm（图4－2）。

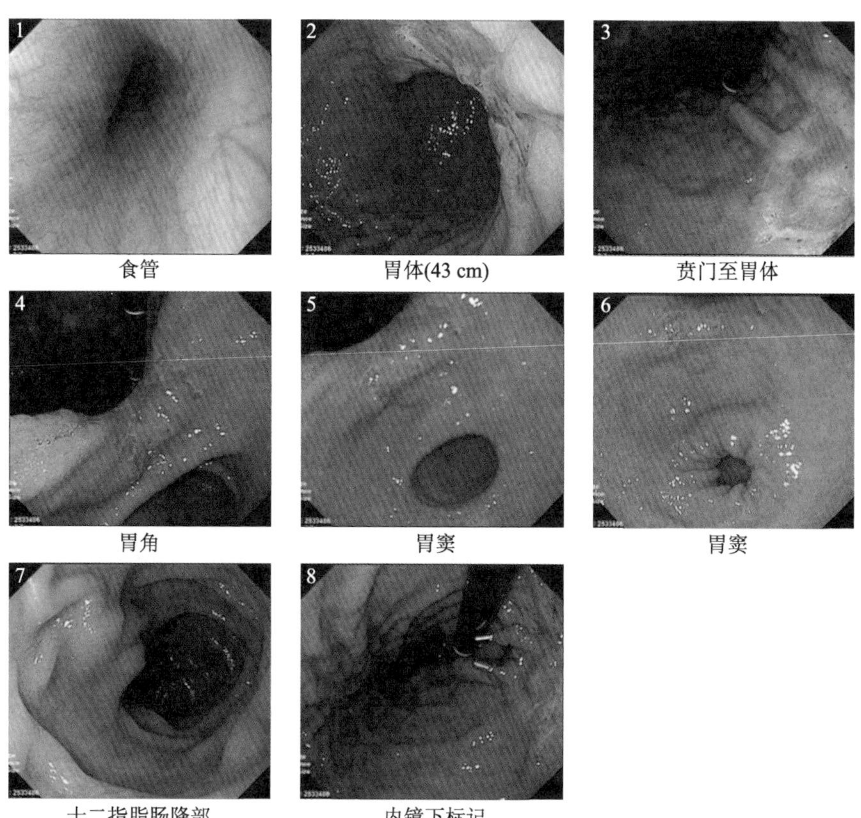

图4－1　胃镜：食管胃交界线距门齿约37 cm，胃体下部至胃角及胃窦可见一大小约5 cm×4 cm的溃疡型病变

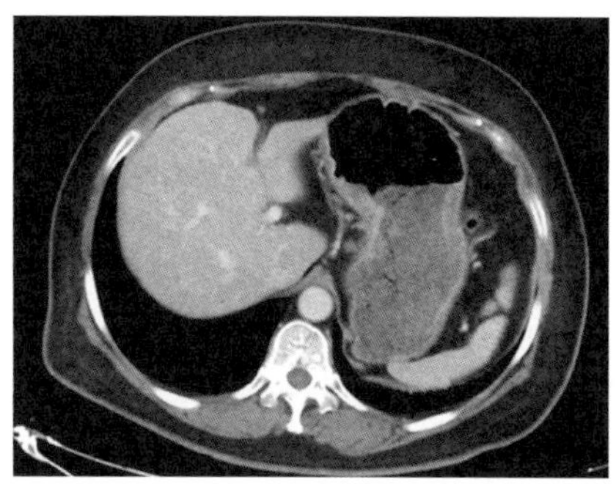

图4－2　CT：胃体下段至胃窦区胃壁略增厚，浆膜面毛糙；胃左区及肠系膜散在淋巴结，大者短径约0.8 cm

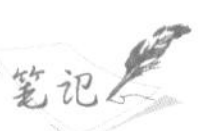

入院诊断：胃癌（cT2N0M0，Ⅰ期）。

治疗经过

入院后完善相关检查，未见手术禁忌证。围手术期采用快速康复外科法，术前1日不禁食水，不备皮，不做肠道准备。术前不放置胃管。

本例肿瘤分期相对较早，未侵犯浆膜，病变主要位于胃体下部至胃角及胃窦，难以在腹腔镜下定位病变，手术当日先行胃镜下钛夹标记，后行手术治疗。术中探查见肿瘤位于胃体下部小弯侧，未累及浆膜。行完全腹腔镜远端胃癌根治术（Billroth Ⅱ式 + Braun 吻合，D2）（视频4－1）。术后第1天拔除胃管，饮水。第3天清流，第5天进流食。第6天拔除腹腔引流管，第7天出院。

视频4－1　完全腹腔镜远端胃癌根治术（毕Ⅱ式）

病理：（大体标本）远端胃大部切除标本，胃大弯长26 cm，小弯长12 cm。下附少许十二指肠，长0.8 cm，切缘宽3 cm。距幽门环6 cm，距上切缘4 cm，可见一浅表凹陷区，可见钛夹标记，范围4.0 cm×2.2 cm。周围胃黏膜尚光滑。（镜下诊断）胃浅表凹陷型低分化腺癌，主要呈印戒细胞癌形态（约占80%），Lauren分型：弥漫型。肿瘤侵达黏膜肌层，未累及黏膜下层及固有肌层。未见明确脉管瘤栓及神经侵犯证据。肿物未累及幽门环及十二指肠。上切缘、下切缘及大网膜均未见癌。周围胃黏膜组织呈慢性萎缩性胃炎。淋巴结未见转移癌（0/47）。TNM分期：pT1aN0M0，Ⅰ期。

笔记

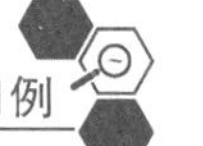

病例分析

1994 年，Kitano 等首次报道了腹腔镜早期胃癌根治术，开创了腹腔镜在胃癌治疗领域的先河。随后，1995 年，Watson 等完成了世界首例全腹腔镜早期胃癌根治术，凸显了腹腔镜的微创优势。2001 年，Goh 等将腹腔镜应用于进展期胃癌，并取得良好疗效，进一步证实了腹腔镜技术在治疗胃癌方面的可行性。2002 年，日本 Hashizume 等首次使用达芬奇机器人进行胃癌根治手术，标志着腹腔镜胃癌手术进入一个更加智能化的时代。相比开腹手术，腹腔镜手术具有创伤小、胃肠道功能恢复快、住院时间短等优势。随着腹腔镜技术的普及，胃癌手术微创化的理念已被越来越多的胃肠外科医生所接受。时至今日，腹腔镜辅助胃大部切除已经成为治疗胃癌，特别是早期胃癌的经典手术方式之一。

根据手术方式的不同，腹腔镜胃癌根治术分为小切口辅助、完全腹腔镜及手助腹腔镜胃癌根治术 3 种。①小切口辅助就是通常所说的腔镜辅助胃癌根治术。先用腹腔镜完成胃的游离、胃周围血管离断及淋巴结清扫，随后于上腹正中取小切口进入腹腔，完成标本的切除及消化道重建。这种方式操作相对简单，学习曲线较短，外科医师上手较快，是目前腹腔镜胃癌手术中应用最广的一种术式。②完全腹腔镜胃癌根治术。近年，腹腔镜设备及腹腔镜技术都取得了巨大进步，完全腹腔镜胃癌根治术应运而生。该法在腹腔镜下完成胃切除、淋巴结清扫及消化道重建的全部操作，手术切口长度大大缩短，极大减轻了手术创伤及术后疼痛。③手助腹腔镜手术是在常规腹腔镜手术的基础上，通过手助器（蓝碟）将手术医生的手由腹壁小切口置入患者腹腔内，在超声刀等器械的协助下完成手术。

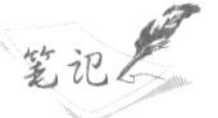

它是由开腹手术向腹腔镜辅助手术过渡的手术方式，目前国内较少使用这种手术方式。

根据肿瘤部位的不同，腹腔镜胃癌根治术包括腹腔镜近端胃切除、远端胃切除及全胃切除术。腹腔镜远端胃癌根治术重建方式包括 Billroth Ⅰ式、Billroth Ⅱ式及胃空肠 Roux-en-Y 吻合等。Billroth Ⅰ式吻合即近端胃与十二指肠直接进行吻合，该吻合方式最符合人体生理状态，操作简单，是远端胃癌术后经典的吻合方式。随着全腔镜技术的发展，学者们开发了一种改良的 Billroth Ⅰ式吻合即三角吻合。这种吻合方式主要通过直线切割闭合器进行残胃十二指肠吻合，三角吻合可以完全在腔镜下进行操作，进一步减小腹部切口。多项临床研究证实，三角吻合方式是安全可靠的。Billroth Ⅱ式吻合是将残胃与近端空肠进行吻合，优势在于术中可切除更多的远端胃组织，吻合口张力较小，操作相对简单，但术后反流性胃炎发生率较高，临床上常增加 Braun 吻合进行预防。它是腹腔镜远端胃癌根治术最常用的消化道重建方式。Roux-en-Y 吻合是在屈氏韧带远端离断空肠，远端空肠与残胃进行吻合，近端空肠再与胃肠吻合口远端小肠行端侧吻合。Roux-en-Y 通过离断空肠，使消化液流动方向更加符合人体生理，意图克服 Billroth Ⅱ式吻合带来的反流弊端，但在实践过程中 Roux-en-Y 潴留综合征发生率较高。为克服这一问题，非离断式 Roux-en-Y 吻合技术应运而生。该法在 Billroth Ⅱ式 + Braun 吻合基础上，结扎输入袢小肠。这种术式既保留了消化道的正常流动，又避免了离断空肠。

腹腔镜近端胃切除后的消化道重建方式包括食管残胃吻合、空肠间置术及残胃空肠双通道吻合三种。食管残胃吻合术是近端胃癌术后常见的消化道重建方式。这种方式将残胃与食管直接进行吻合，符合人体生理，操作简单，但术后反流性食管炎发生概率较

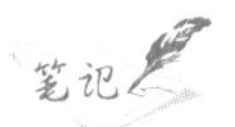

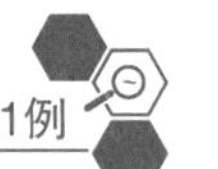

高，部分患者生活质量下降明显。为了解决这一难题，学者们开发了空肠间置及残胃空肠双通道吻合方式。空肠间置术是在屈氏韧带远端切取一段带血管蒂的空肠段，近端与食管吻合，远端与残胃大弯侧吻合，最后行空肠与空肠的端端吻合。残胃空肠双通道吻合是在屈氏韧带远端离断空肠，远端空肠与食管吻合，食管空肠吻合口远端依次行残胃空肠吻合和近端空肠—空肠吻合术。这两种吻合方式，可以有效预防反流性食管炎，提高患者生活质量。

腹腔镜全胃切除手术常用的消化道重建方式包括食管空肠 Roux-en-Y 吻合、空肠间置术及袢式肠代胃术三种。与远端胃切除术后 Roux-en-Y 吻合方式相似，食管空肠 Roux-en-Y 吻合操作简单，并发症相对较低，在临床工作中最为常用。但对于肿瘤位置较高、较肥胖或经腹腔进行食管空肠吻合困难者，可考虑行 OrVil 吻合法。2009 年首次报道的 OrVil 法经患者口腔置入抵钉座，与空肠进行吻合，克服了经腹腔置入食管抵钉座的困难，可进行更高位置的吻合，保证足够的切缘安全。全腹腔镜食管空肠 Roux-en-Y 吻合包括常用的食管空肠功能性端端吻合和食管空肠顺蠕动侧侧吻合。完全腹腔镜下的食管空肠吻合对手术团队要求较高，相对简便、安全，是较为理想的手术方式。

研究表明，腹腔镜胃癌根治术是安全可靠的。韩国开展的多中心前瞻性Ⅲ期临床试验（KLASS-01）对比开腹与腹腔镜手术治疗早期胃癌的优劣。研究共入组 1416 例早期胃癌患者，腹腔镜组 705 例，开腹组 711 例，结果显示腹腔镜手术治疗早期胃癌是安全可靠的，近期和远期疗效均与开腹手术相当。因此，新版日本《胃癌治疗指南》推荐使用腹腔镜胃癌手术治疗 I 期胃癌患者。

随着腹腔镜技术的进步，腹腔镜胃癌手术也逐渐被运用在进展期胃癌的治疗中。日本 JLSSG0901 研究共纳入 180 例局部进展期

胃癌患者。结果显示，腹腔镜下 D2 淋巴结清扫技术是安全的。韩国 KLASS-02 研究中，开腹组和腹腔镜组 3 年无复发生存率分别为 81.3% 和 80.3% 。在各项比较进展期胃癌的腹腔镜临床研究中，我国 CLASS-01 研究最早完成入组。该研究共纳入 1056 例局部进展期胃癌，结果显示开腹组的 3 年总生存率和无复发生存率分别为 85.2% 和 77.8% ，腹腔镜组为 83.1% 和 76.5% 。上述研究表明，由经验丰富的外科医生实施腹腔镜远端胃癌 D2 根治术治疗局部进展期胃癌是安全可行的，患者恢复更快，长期生存情况与传统开腹手术效果相当。

专家点评

1994 年，日本学者 Kitano 首次应用腹腔镜治疗胃癌，开创了腹腔镜胃癌手术治疗的先河。随后在短短 30 年间，腹腔镜胃癌手术获得了迅猛发展，逐步实现了腹腔镜下淋巴结的规范化清扫，以及从早期胃癌到进展期胃癌、从腹腔镜远端胃癌手术到腹腔镜全胃手术、从腹腔镜辅助消化道重建到完全腹腔镜消化道重建的学习和跨域。技术上点滴进步的积累，势必造就治疗效果的质变。微创技术创伤小、胃肠道功能恢复快、住院时间短的优势已获得了广泛认可。循证医学证据显示，由经验丰富的外科医生实施腹腔镜胃癌根治术是安全有效的。未来，随着腹腔镜手术的推广，微创手术势必造福更多的胃癌患者。

病例提供者：任虎　白晓枫

点评专家：郭春光

参考文献

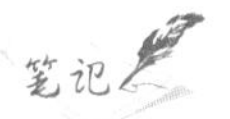

1. KITANO S, ISO Y, MORIYAMA M, et al. Laparoscopy-assisted Billroth Ⅰ

gastrectomy. Surg Laparosc Endosc, 1994, 4(2): 146 - 148.

2. WATSON D I, DEVITT P G, GAME P A. Laparoscopic Billroth Ⅱ gastrectomy for early gastric cancer. Br J Surg, 1995, 82(5): 661 - 662.

3. GOH P M, KHAN A Z, SO J B, et al. Early experience with laparoscopic radical gastrectomy for advanced gastric cancer. Surg Laparosc Endosc Percutan Tech, 2001, 11(2): 83 - 87.

4. HASHIZUME M, SHIMADA M, TOMIKAWA M, et al. Early experiences of endoscopic procedures in general surgery assisted by a computer-enhanced surgical system. Surg Endosc, 2002, 16(8): 1187 - 1191.

5. Adachi Y, Shiraishi N, Shiromizu A, et al. Laparoscopy-assisted Billroth Ⅰ gastrectomy compared with conventional open gastrectomy. Arch Surg, 2000, 135(7): 806 - 810.

6. KIM D G, CHOI Y Y, AN J Y, et al. Comparing the short-term outcomes of totally intracorporeal gastroduodenostomy with extracorporeal gastroduodenostomy after laparoscopic distal gastrectomy for gastric cancer: a single surgeon's experience and a rapid systematic review with meta-analysis. Surg Endosc, 2013, 27(9): 3153 - 3161.

7. VAN STIEGMANN G, GOFF J S. An alternative to Roux-en-Y for treatment of bile reflux gastritis. Surg Gynecol Obstet, 1988, 166(1): 69 - 70.

8. KIM H H, HAN S U, KIM M C, et al. Effect of laparoscopic distal gastrectomy vs open distal gastrectomy on long-term survival among patients with stage Ⅰ gastric cancer: the KLASS- 01 randomized clinical trial. JAMA Oncol, 2019, 5(4): 506 - 513.

9. KIM W, KIM H H, HAN S U, et al. Decreased morbidity of laparoscopic distal gastrectomy compared with open distal gastrectomy for stage Ⅰ gastric cancer: short-term outcomes from a multicenter randomized controlled trial (KLASS- 01). Ann Surg, 2016, 263(1): 28 - 35.

10. INAKI N, ETOH T, OHYAMA T, et al. A multi-institutional, prospective, phase Ⅱ feasibility study of laparoscopy-assisted distal gastrectomy with D2 lymph node

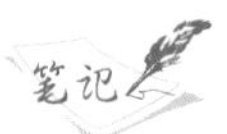

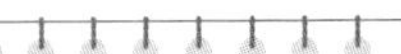
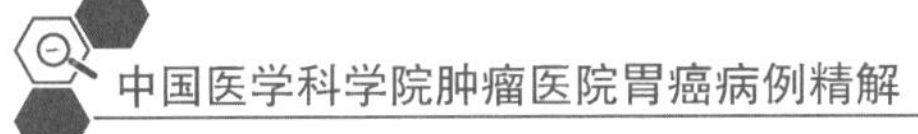

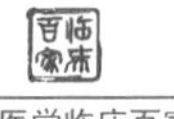

dissection for locally advanced gastric cancer(JLSSG0901). World J Surg, 2015, 39(11): 2734 – 2741.

11. HYUNG W J, YANG H K, PARK Y K, et al. Long-term outcomes of laparoscopic distal gastrectomy for locally advanced gastric cancer: the KLASS- 02-RCT randomized clinical trial. J Clin Oncol, 2020, 38(28): 3304 – 3313.

12. YU J, HUANG C, SUN Y, et al. Effect of laparoscopic vs open distal gastrectomy on 3-year disease-free survival in patients with locally advanced gastric cancer: the CLASS-01 randomized clinical trial. JAMA, 2019, 321(20): 1983 – 1992.

13. HU Y, HUANG C, SUN Y, et al. Morbidity and mortality of laparoscopic versus open D2 distal gastrectomy for advanced gastric cancer: a randomized controlled trial. J Clin Oncol, 2016, 34(12): 1350 – 1357.

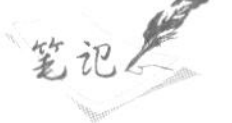

病例 05 完全腹腔镜远端胃癌根治术改良三角吻合 1 例

病历摘要

患者女性，58 岁。主因“上腹不适 3 年，加重 1 个月”入院。患者 3 年前无明显诱因出现间断性上腹不适，隐痛，与进食无明显关系。病程中无恶心、呕吐、腹胀、腹泻。1 个月前自觉腹部不适加重，至当地医院行胃镜检查，提示胃癌。腹部查体无阳性体征。肿瘤标志物：CEA、AFP、CA724、CA199、CA242 皆在正常范围。复查胃镜：胃癌，位于胃体窦交界大弯侧，大小约 3.5 cm × 2.5 cm，浅表凹陷型（0 ~ Ⅱc）（图 5 – 1）。活检病理：低分化腺癌。腹部增强 CT：胃体下段至胃窦区胃壁略增厚，浆膜面毛糙；胃左区及肠系膜散在淋巴结，大者短径约 0.5 cm（图 5 – 2）。

诊断：胃癌（cT2N0M0，Ⅰ期）。

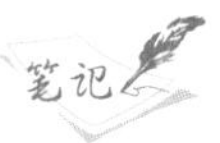

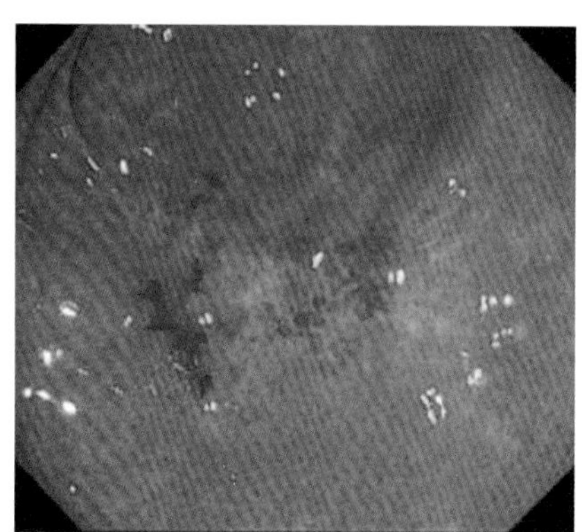
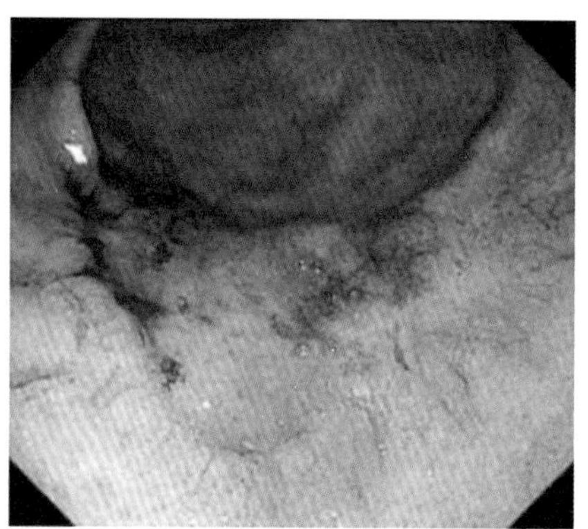

图 5－1 胃镜示食管胃交界线距门齿约 40 cm

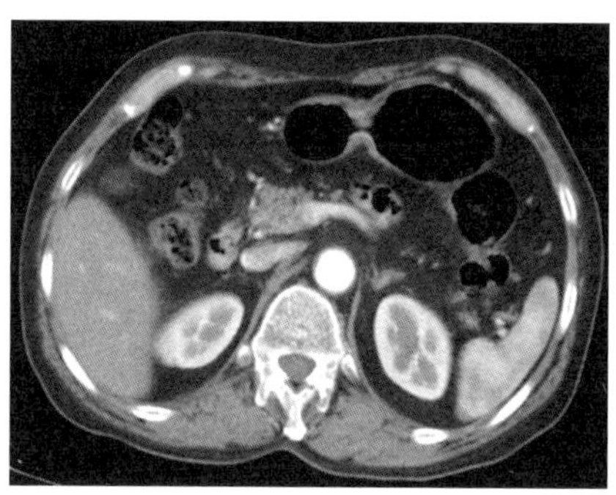

图 5－2 腹部 CT 见胃体下段至胃窦区胃壁略增厚，浆膜面毛糙

治疗经过

入院后完善相关检查，未见手术禁忌证。围手术期采用快速康复外科法，术前 1 日不禁食水，不备皮，不做肠道准备。术前不放置胃管。手术步骤及技术要点如下。

（1）术前准备。本例肿瘤分期较早，难以在腹腔镜下定位病变。患者全麻后由内镜医生在胃镜下定位肿瘤。对于病变小、分期早的病例，常规术前 1 日或手术当日在胃镜下进行染料或钛夹标记定位，如纳米碳、亚甲蓝和吲哚菁绿等。

（2）麻醉、体位及穿刺孔摆位。患者行气管插管，全身麻醉。取平卧分腿位。采用“五孔法”放置 Trocar，脐下穿刺建立气腹

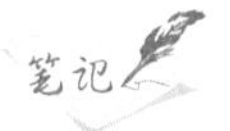

（压力 12～15 mmHg），置入 12 mm Trocar 作为观察孔，在左侧腋前线肋缘下 2 cm 置入 12 mm Trocar 作为主操作孔，右侧腋前线肋缘下 2 cm、左右锁骨中线平脐上 2 cm 分别置入 5 mm Trocar 作为辅助操作孔。术者立于患者左侧，助手位于右侧，扶镜者位于两腿之间。

（3）探查。常规进行腹腔探查，肝、胆、脾及腹盆腔未见转移。胃壁浆膜层完整。术中胃镜标记肿瘤，肿瘤位于胃体窦交界大弯侧，距肿瘤上下界 1 cm，黏膜下分别注射 0.5 mL 吲哚菁绿（图 5－3A）。

（4）按照日本胃癌规约行远端胃癌根治术，完成腹腔镜 D2 淋巴结清扫。从左上腹主操作孔放入直线切割闭合器。顺时针 90°旋转十二指肠，确保切缘充分后由后向前离断十二指肠，一般保留 2～4 cm 残端。距肿瘤上界 5 cm 离断胃体，保留近侧 1/3 残胃。移除标本，装入标本袋，待手术结束后取出。若肿瘤位置不明或怀疑肿瘤切缘距离，可先行腹部小切口取出标本，直视下检查，或者术中快速冰冻病理检查，明确 R0 切除。检查完毕后重建气腹。

（5）重建消化道。于残胃大弯侧、十二指肠后壁分别打开 1 cm 左右小孔，将直线切割闭合器两端分别伸入孔中，行残胃后壁和十二指肠上缘的"V"形吻合。检查吻合线确认无出血、吻合满意后，以直线切割闭合器闭合共同开口。吻合过程中，助手夹持十二指肠残端，与共同开口一并放入切割闭合器钳口内，一同闭合（视频 5－1）。为避免吻合口狭窄，共同开口的闭合方向须与胃切缘垂直，闭合后仔细检查吻合口通畅性。检查术区无误后，留置腹腔引流管 2 根，分别引出体外并固定（图 5－3B～图 5－3F）。

视频 5－1　完全腹腔镜远端胃癌根治术（三角吻合）

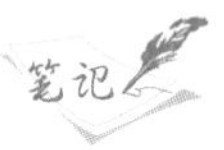

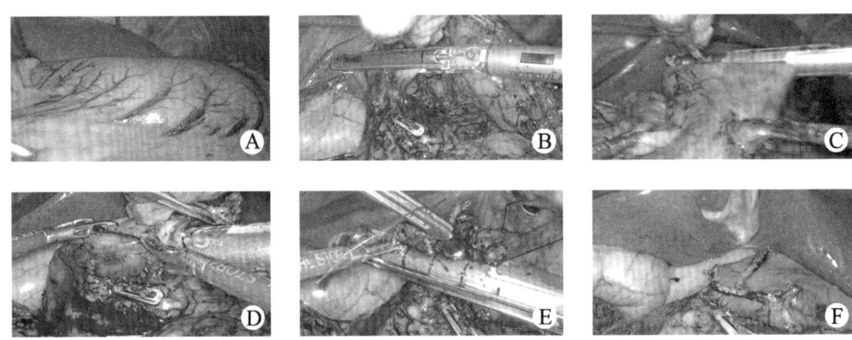

A：吲哚菁绿定位肿瘤；B：顺时针 90°旋转十二指肠，从后向前横断十二指肠；C：离断胃体；D：用直线切割闭合器吻合残胃后壁和十二指肠上壁，“V”形吻合；E：关闭共同开口，切除十二指肠残端；F：改良三角吻合后外观。

图 5－3　完全腹腔镜改良三角吻合

术后第 1 天拔除胃管，饮水，鼓励患者下床活动。第 3 天清流，第 5 天进流食，上消化道造影未见异常（图 5－4）。第 6 天拔除腹腔引流管，第 9 天出院。

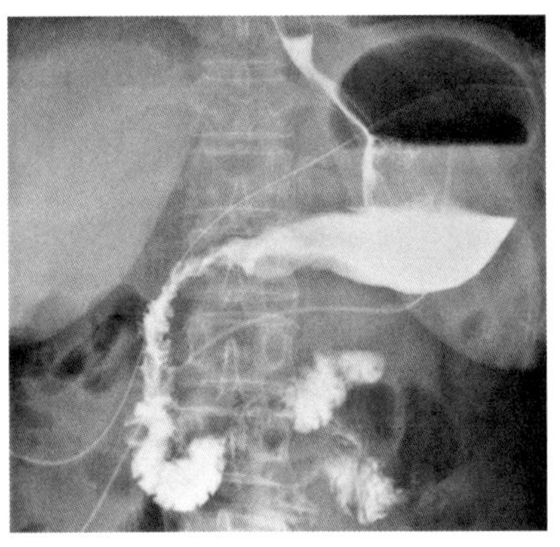

图 5－4　术后第 5 天，碘海醇造影显示吻合口通过性良好，未见造影剂外溢

病理：（大体标本）远端胃大部切除标本，胃小弯长 11 cm，大弯长 13 cm，附十二指肠长 0.7 cm，宽 3.5 cm。胃体肿瘤 2.5 cm × 1.5 cm，距上切缘 4.5 cm，距下切缘 7 cm，未累及幽门及十二指肠。（镜下诊断）胃浅表凹陷型低分化腺癌（Type Ⅱc），Lauren 分

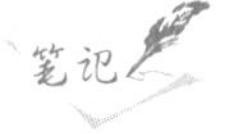

型：弥漫型，部分为印戒细胞癌。肿瘤侵达黏膜下层，伴神经侵犯，未见脉管瘤栓，未累及幽门及十二指肠。大网膜、上下切缘未见癌。淋巴结未见转移癌（0/25）。TNM 分期：pT1bN0M0，Ⅰ期。

病例分析

1. 三角吻合

2002 年，日本学者 Kanaya 首次报道全腹腔镜三角吻合（Detla 吻合），该法采用直线切割吻合器完成腹腔镜下胃十二指肠吻合。不同于管型吻合器操作，该法操作简便，镜下视野好，腹部创口小，美容效果理想，是一种真正意义上的全腹腔镜消化道重建方式。随着在日本和韩国的广泛应用，该术式已成为多数诊疗中心腹腔镜胃癌术后的标准消化道重建方式。操作中有几点注意。由于胃切除范围有限，三角吻合不适于局部晚期胃癌（T3～T4）及肿瘤侵犯胃体、幽门者。为保证吻合安全，平均预留 3～4 cm 十二指肠残端供手术操作。术中适当松解 Kocher 切口，有利于降低吻合口张力。为保护十二指肠血运，确保吻合器从后到前离断十二指肠。操作中，术者左侧站位，经左上腹主操作孔置入直线切割闭合器。因很难将切割吻合器同时放入残胃和十二指肠，一般先将较厚的钉仓放入胃腔，后将较薄的抵钉座置于十二指肠残端。适当旋转残胃及十二指肠，断端与切割吻合器形成45°角后击发，以避免残端缺血（图 5－3B～图 5－3D）。操作中随时注意有无吻合口旋转、狭窄、出血、张力过大等问题。

回顾性研究显示，三角吻合是一种安全可靠，容易掌握的消化道重建方法。三角吻合口径较大，吻合口并发症率低，不增加术后反流性胃炎的发生率。同时，该技术所需学习曲线较陡峭，平均吻

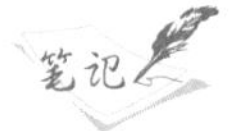

合时间13分钟。Sakaguchi等比较了三角吻合、Billroth Ⅱ式吻合及Roux-en-Y吻合三种消化道重建方式的长期并发症、患者体重及营养状况。结果显示，三角吻合所需时间最短，术后并发症率低，吻合口炎少见（术后第一年6.7%，术后第三年15.6%）。

2. 改良三角吻合

传统三角吻合存在两个“T”形吻合交角和十二指肠残端形成的盲角（即所谓的“狗耳朵”），可能增加吻合口相关并发症风险。国内黄昌明等报道改良三角吻合法，该法在闭合共同开口时，同时切除十二指肠盲角及十二指肠切缘形成的交角，仅留下胃切缘与共同开口吻合线的交角，将传统三角吻合存在的三处薄弱点减为一处，完成后外观呈倒“T”形，理论上减少吻合口漏的发生（图5－3F）。

回顾性研究显示，改良三角吻合法与传统方法在术中失血、淋巴结清扫、术后恢复及并发症率等方面结果近似，但改良三角法用时更短［(13.9 ± 2.8) min *vs*. (23.9 ± 5.6) min，P = 0.000］。Harada等得出类似结论，两者术后1年体重变化无明显差异。但改良三角吻合术后1年胃镜检查显示，其食物残余量及残胃炎发生率显著低于传统方式。

3. 三角吻合适应证

本质上，三角吻合是一种将残胃和十二指肠残端进行功能性端端吻合的消化道重建方式。由于Billroth Ⅰ式吻合和三角吻合的特点，胃切除范围有限。为保证足够的切缘距离，目前三角吻合主要适用于肿瘤体积不大、分期较早的胃下部癌，且肿瘤距幽门大于2 cm。因此，术前要仔细评估病例，避免损害肿瘤学治疗效果。特别要强调，由于缺乏触觉，一定要对准备施行腹腔镜手术的早期胃癌病例进行术前或术中肿瘤定位。本例采取术中胃镜吲哚菁绿染色

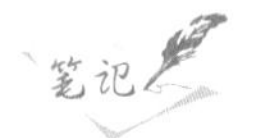

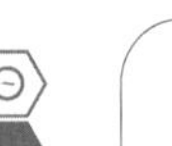

定位，为准确判断切缘提供了重要依据。尽管三角吻合操作简单，但技术环节要点多，一旦吻合不理想，术中及术后补救困难。建议开展此项手术前，先行大动物模拟实验，加深对胃肠吻合口旋转的理解，并在具备丰富腹腔镜手术经验的医学中心开展。

专家点评

随着腹腔镜技术的积累和提高，由于具备视野清晰、操作安全、创伤小、恢复快、美容效果佳等优势，全腹腔镜胃癌术后消化道重建手术愈来愈受到外科医生的青睐。其中，2002 年问世的三角吻合以其操作简便、适合早期胃下部癌的治疗优势，在日韩获得了广泛应用。作为一种功能性端端吻合方式，三角吻合拓宽了外科医生对腹腔镜下消化道重建方式的应用视野，从此之后，直线切割吻合器迅速取代管型吻合器成为腹腔镜消化道重建方式的主要工具。

选择消化道重建方式时，我们要注意不同吻合方法的优劣势。与日韩不同，由于疾病特点，我国适合三角吻合的病例有限，超适应证应用将有害肿瘤学疗效，导致局部复发、切缘阳性、吻合口漏等一系列问题，在应用过程中需加以注意。同时，尽管操作看似简单，开展三角吻合也要以成熟的腹腔镜技术为基础，循序渐进，方能健康有序地应用新技术，造福患者。

随着精准医学理念的推广，早期胃癌的治疗日新月异，从内镜治疗到保留功能的各种腹腔镜胃切除手术，极大提高了患者的生活质量。但在治疗中，我们也应该遵守治疗规范，平衡肿瘤学疗效和患者生活质量。

病例提供者：王童博　郭春光

点评专家：赵东兵

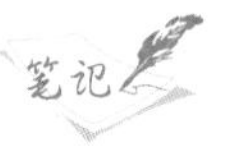

参考文献

1. KANAYA S, GOMI T, MOMOI H, et al. Delta-shaped anastomosis in totally laparoscopic Billroth Ⅰ gastrectomy: new technique of intraabdominal gastroduodenostomy. J Am Coll Surg, 2002, 195(2): 284-287.
2. KANAYA S, KAWAMURA Y, KAWADA H, et al. The delta-shaped anastomosis in laparoscopic distal gastrectomy: analysis of the initial 100 consecutive procedures of intracorporeal gastroduodenostomy. Gastric Cancer, 2011, 14(4): 365-371.
3. SAKAGUCHI M, HOSOGI H, TOKORO Y, et al. Functional outcomes of delta-shaped anastomosis after laparoscopic distal gastrectomy. J Gastrointest Surg, 2021, 25(2): 397-404.
4. HUANG C, LIN M, CHEN Q, et al. A modified delta-shaped gastroduodenostomy in totally laparoscopic distal gastrectomy for gastric cancer: a safe and feasible technique. PLoS One, 2014, 9(7): e102736.
5. FUKUNAGA T, ISHIBASHI Y, OKA S, et al. Augmented rectangle technique for Billroth Ⅰ anastomosis in totally laparoscopic distal gastrectomy for gastric cancer. Surg Endosc, 2018, 32(9): 4011-4016.
6. OMORI T, MASUZAWA T, AKAMATSU H, et al. A simple and safe method for Billroth Ⅰ reconstruction in single-incision laparoscopic gastrectomy using a novel intracorporeal triangular anastomotic technique. J Gastrointest Surg, 2014, 18(3): 613-616.
7. HUANG C M, LIN M, LIN J X, et al. Comparision of modified and conventional delta-shaped gastroduodenostomy in totally laparoscopic surgery. World J Gastroenterol, 2014, 20(30): 10478-10485.
8. HARADA J, KINOSHITA T, SATO R, et al. Delta-shaped gastroduodenostomy after totally laparoscopic distal gastrectomy for gastric cancer: comparative study of original and modified methods. Surg Endosc, 2021, 35(8): 4167-4174.
9. 秦新裕，季加孚，郑民华，等．完全腹腔镜胃癌手术消化道重建专家共识及手术操作指南(2018 版)．中国实用外科杂志，2018，38(8)：833-839.

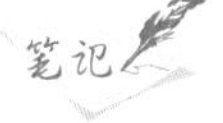

病例 06 完全腹腔镜全胃切除术 1 例

病历摘要

患者女性，57 岁。主因“左上腹隐痛不适半年余”入院。患者于半年前无明显诱因出现左上腹隐痛不适，呈间断性，无恶心、反酸。曾于当地医院就诊，行胃镜检查，提示“胃黏膜病变”，病理提示“重度异型增生”，予口服“奥美拉唑”等药物治疗。3 个月前复查胃镜，仍提示“胃黏膜病变”，病理提示“轻—中度异型增生”。患者半年来腹痛症状无好转，无进食哽咽感，无呕血，无黑便。约 20 天前，于我院就诊。腹部查体无阳性体征。肿瘤标志物：CEA、AFP、CA724、CA199、CA242 皆在正常范围。复查胃镜（图 6－1）：①胃癌，于胃体中部至胃窦交界后壁；②胃底及胃体下部前壁病变，考虑胃癌。活检病理：（胃体后壁）腺癌；（胃底

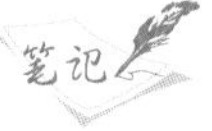

大弯）胃黏膜组织慢性炎伴肠上皮化生，伴有非典型腺上皮细胞。CT（图6－2）：①胃体下部胃壁不规则增厚，考虑为胃癌可能性大，请结合胃镜。②胃小弯、胃左区小淋巴结，请随诊。

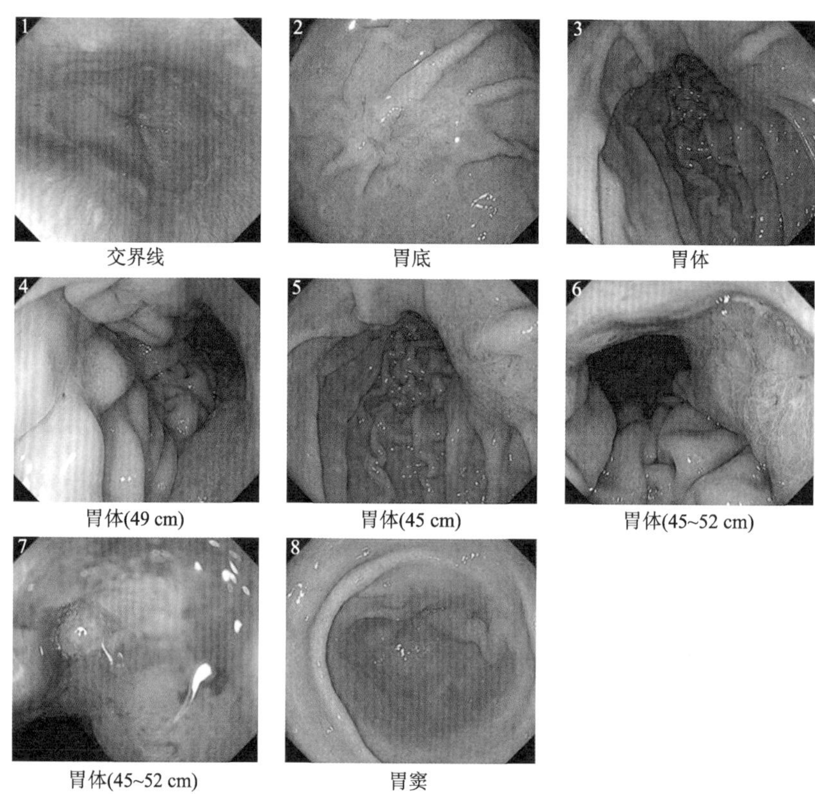

图6－1　胃镜：胃底大弯侧见一大小约2.0 cm×1.5 cm的隆起型病变，胃体中部见一大小约5.0 cm×5.0 cm的溃疡型病变

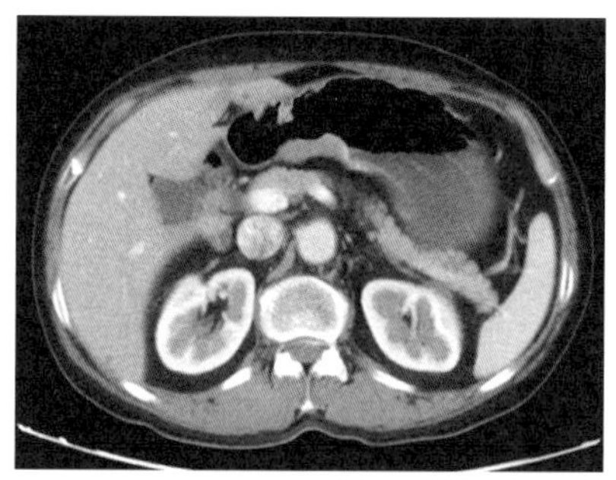

图6－2　CT：胃腔扩张尚可，胃体下段部胃壁不规则增厚，最厚约1.0 cm，病变长径约3.9 cm，增强扫描可见强化，浆膜面光整

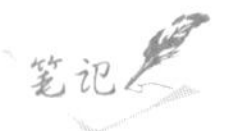

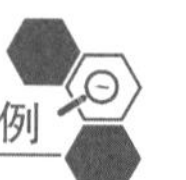

诊断：胃癌（cT3N0M0，Ⅱ期）。

治疗经过

入院后完善相关检查，未见手术禁忌证。本例为胃多发病灶，大者位于胃体，小者位于胃底，拟行腹腔镜全胃切除术。围手术期采用快速康复外科法，术前 1 日不禁食水，不备皮，不做肠道准备。术前不放置胃管。手术步骤及技术要点如下。

麻醉、体位及穿刺孔摆位。患者行气管插管，全身麻醉。取平卧分腿位。采用“五孔法”放置 Trocar，脐下穿刺建立气腹（压力 12～15 mmHg），置入 10 mm Trocar 作为观察孔；在左侧腋前线肋缘下 2 cm 置入 12 mm Trocar 作为主操作孔；右侧腋前线肋缘下 2 cm、左右锁骨中线平脐上 2 cm 分别置入 5 mm Trocar 作为辅助操作孔。术者立于患者左侧，助手位于右侧，扶镜者位于两腿之间。行腹腔探查，肝、胆、脾、腹盆腔未见转移。胃体后壁肿物侵透浆膜层，未侵及周围组织。常规游离全胃、十二指肠，完成腹腔镜下淋巴结清扫。以直线切割闭合器切断十二指肠，3-0 倒刺线连续缝合十二指肠残端，浆肌层包埋。采用 Overlap 法行食管空肠吻合，距屈氏韧带 15 cm 用直线切割闭合器切断空肠，于肿物上方食管右侧壁开一小口，将远端空肠断端下方与食管断端对应处对系膜侧开一小口，利用直线切割闭合器进行 Overlap 吻合，然后再通过直线切割器关闭共同开口。取上腹部正中切口长约 5 cm，逐层入腹，取出标本，检查切缘。距食管空肠吻合口下方 40 cm 行远端空肠与近端空肠侧侧吻合，连续缝合共同开口，浆肌层包埋。术毕（视频 6－1）。

视频 6－1　完全腹腔镜根治性全胃切除术

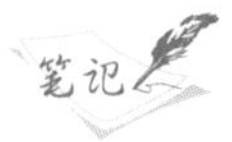

术后第3天排气，鼓励患者下床活动。第5天碘海醇造影未见异常，拔出胃管，进水，第7天进流食。第8天拔除腹腔引流管，第9天出院。病理：（大体标本）全胃切除标本，小弯侧长16 cm，大弯侧长23 cm，上附食管，长0.5 cm，切缘宽3 cm，下附少许十二指肠长0.5～1 cm，切缘宽4.5 cm，距食管胃交界5 cm于胃小弯处见一浸润溃疡型肿物，大小3.0 cm×3.2 cm×1.0 cm，肿物局部缺损，累及浆膜下，切面灰白、实性、质硬、界不清，距肿物6 cm处见一缝线标记，缝线处见一黏膜皱缩区，范围1.2 cm×0.7 cm，表面黏膜粗糙，切面灰红。（镜下诊断）胃浸润溃疡型中分化腺癌（Lauren分型：肠型），肿瘤呈两灶，形态相似，大者侵透肌层达浆膜，可见脉管瘤栓及神经侵犯，可见肌壁外静脉侵犯；小者侵至浅肌层。肿瘤未累及食管胃交界、幽门、十二指肠及大网膜。上切缘及下切缘均未见癌。淋巴结未见转移性癌（0/62）。TNM分期：pT4a（m）N0M0，Ⅱ期。

术后1年复查CT（图6－3）：胃全切除，食管—空肠吻合口扩张欠佳，局部壁略增厚，腹腔多发金属密度杆状影，为术后改变，请结合临床随访。胃镜（图6－4）：吻合口未见明显异常，建议密切随访，定期复查。

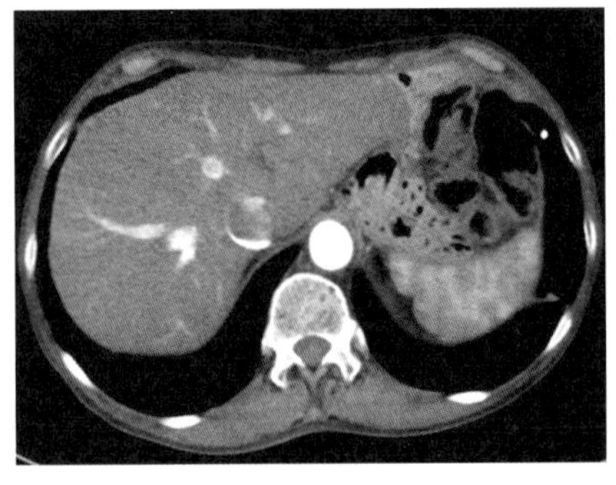

图6－3 术后1年复查CT

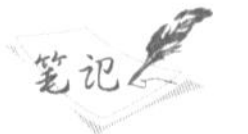

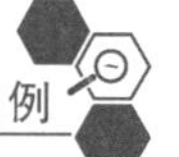

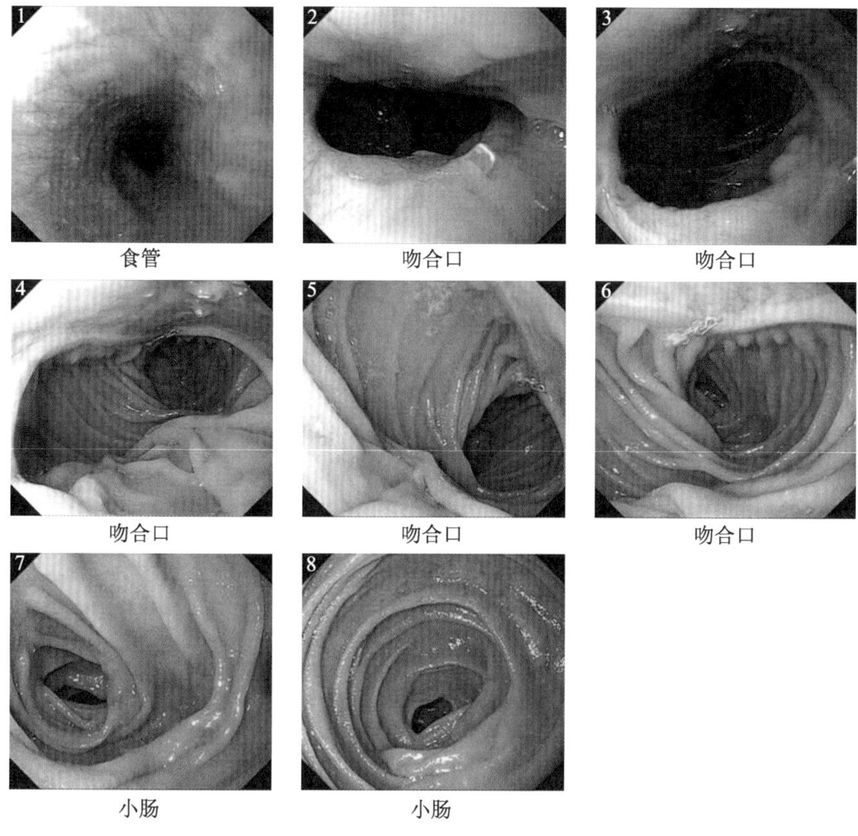

图6－4 全胃切除术后1年，胃镜未见明显异常

病例分析

全胃切除术是治疗食管胃结合部肿瘤、胃体部肿瘤、皮革胃等肿瘤的主要手术方式。随着腹腔镜技术的提高，完全腹腔镜全胃切除术作为一种微创手术方式，逐渐运用于临床中。全腹腔镜全胃切除术创伤更小，恢复更快。其技术难点在于腹腔镜下的消化道重建，也是近年的研究热点。

全腹腔镜全胃切除术后消化道重建的技术关键在于食管空肠吻合。根据吻合方法，分为手工缝合、管型吻合器吻合及直线切割闭合器吻合三大类。

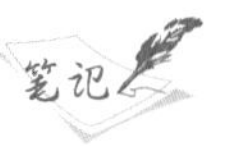

1. 手工缝合法

离断食管后，腹腔镜下手工缝合食管空肠吻合口，行端端或端侧吻合。这种方法最为经济，不需要使用吻合器，但手术耗时长，对手术团队腹腔镜技术要求较高。除需要术者熟练掌握腔镜下缝合技术，还要求手术团队充分显露术野，熟练配合术者操作。

2. 管型吻合器吻合

传统开放手术中，最常采用圆形吻合器行消化道重建。外科医生对于这类设备的技术要点和操作方式也最为熟悉。在早期全腹腔镜下消化道重建方式的探索研究中，也较多聚焦于使用圆形吻合器的各种重建方法。其难点在于腹腔镜直视下食管末端抵钉座的放置，以及荷包缝合固定。

(1) 荷包缝合法：传统开放手术及腔镜辅助中使用的荷包钳与荷包线，由于其存在头部体积大及手杆较短等缺点，在全腹腔镜手术中并不适用。因此，Usui 等报道了可用于全腹腔镜手术的改良荷包缝合器。改良后的荷包缝合器头部更小、手杆更细长，可经 12 mm Trocar 或上腹部正中的 4 cm 辅助小切口放入腹腔。建立气腹后，将其头部夹于食管的预定切除线，再在腹腔镜下将荷包线从其头部的导针孔槽穿入，完成腹腔镜下的食管荷包缝合。后续借助腔内吻合器实现全腔镜下食管空肠吻合。通过此种方法在腹腔内完成食管内抵钉座的置入及消化道重建等步骤。但也有专家认为，如果术中先离断食管，食管断端会回缩至膈肌水平或者膈肌内，以至于断端位置高，导致后续无法顺利完成抵钉座置入，增加腹腔镜下的吻合难度。

(2) 反穿刺法：反穿刺法最早是在 2009 年由 Omori 等提出来的吻合技术。该技术在原有吻合器抵钉座的基础上加以改进，充分

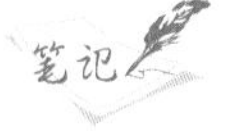

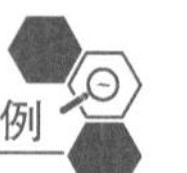

利用抵钉座尾端穿刺用的塑料中心杆。该方法是在腹腔镜下完成胃和食管的游离后，将带针的缝线穿过中心杆尾端小孔，打结固定在尾端，经上腹部小切口置入腹腔。利用阻断钳于食管预切除处阻断食管，在阻断钳上缘切开食管约2 cm，经过此切口将带针的抵钉座“自下而上”整体送入食管下段。于切口上方约3 cm处，反向穿出缝线，并将缝线末端的线结完全拉出食管壁，使用直线切割闭合器紧邻缝线穿出处夹闭食管，然后用力拉缝线直至抵钉座中心杆完全穿出食管壁，激发闭合器，完成食管残端闭合，抵钉座的置入及固定。最后完成腹腔镜下吻合器的对接及食管空肠吻合。该方法去除了应用管型吻合器时，需行荷包缝合固定抵钉座的难题。由于食管未完全离断，抵钉座的置入相对容易，食管损伤发生率也相对较低。但是，此方式对缝针反穿刺出的位置要求较高，如距下方的横切口太近则会影响线形闭合器的闭合效果，如太远则会离断过多的食管，影响后续的食管空肠吻合操作。

（3）OrVil法：2009年，Jeong等首次介绍了一种“自上而下”食管空肠（残胃）吻合技术——OrVil法。该技术是在腔镜下游离完胃、食管后，使用直线切割闭合器在食管预切除处离断食管。取一根导引管，末端固定抵钉座，由麻醉师协助将充分润滑的导引管经口插入到食管的残端。在腹腔镜下于食管残端取一小切口，将导引管经此穿出，牵拉导引管直至抵钉座中心杆完全露出，剪断固定线后取出导引管，完成抵钉座的置入及固定。后续进行腔内消化道重建。该方法消除了使用圆形吻合器时需行腹腔镜下荷包缝合的操作难点，简化了手术步骤，缩短了手术时间。此外这种方法可以获得更高的手术切缘。然而，该方法在置入过程中可能损伤食管及咽部。同时，由于导引管需经腹腔内抽拉出体外，此过程可增加食管内细菌污染腹腔的风险。

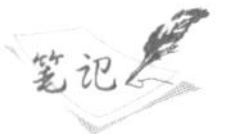

3. 直线切割闭合器吻合

与圆形吻合器法相比，该法无须放置抵钉座，简化了重建操作。直线切割闭合器可以通过 12 mm Trocar 进出腹腔，无须借助辅助小切口即可完成全部的消化道重建。此外，由于吻合口的大小不受食管、空肠及抵钉座管径的限制，可以充分保证吻合口的宽度，因而也大大降低了术后吻合口狭窄的发生率。

（1）食管空肠功能性端端吻合：日本 Uyama 等首次报道利用腹腔镜直线切割闭合器完成全胃切除术后的消化道重建。该方法先分别离断食管及空肠，将空肠远端上提至贲门处，于空肠断端一角及对应邻近食管断端处切开一小口，于两小口内置入直线切割闭合器，完成食管空肠侧侧吻合，然后利用直线切割闭合器或手工缝合关闭食管与空肠的共同开口。2009 年，Okabe 等对 FETE 法进行了改良，为了更加符合无瘤原则，在吻合前首先移除切除的标本。在离断食管时逆时针旋转 45°，以便后续闭合共同开口，共同开口应用“三角吻合技术”等。这种吻合方式降低了全腔镜的吻合难度，确保吻合口有足够的内径，降低吻合口狭窄的发生率。但也存在一定问题，如所需的闭合器械增加、费用较高。吻合口非圆形通道，存在小的无效腔，不符合正常生理结构。

（2）π 型吻合：该吻合方法是在功能性端端吻合的基础上改进而来，在完成腹腔游离后，先不切断食管，于食管胃结合部系一缝合线，向下牵拉食管，于食管的右侧壁及空肠对系膜侧切开小口，逆行插入直线切割闭合器，完成食管空肠侧侧吻合。然后通过直线切割闭合器同时切断食管和空肠，闭合共同开口。因吻合口形状如“π”，称为 π 型吻合。此法简化了操作步骤，缩短了吻合时间，而且可以降低手术成本。但由于这种方法吻合前未切断食管，不利于食管切缘的判断。对于切缘不明确的患者，该方法有切缘不净的风

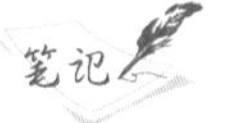

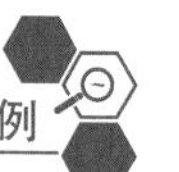

险。此外，对于小肠系膜较短的患者，使用该吻合后，吻合口张力较大，可能出现吻合口瘘。

（3）Overlap 吻合：2010 年，Inaba 等首次提出 Overlap 吻合，该技术主要针对 FETE 吻合后小肠的蠕动方向进行调整。术中将空肠断端朝向近心方向，然后在残端下方与食管断端对应处开一小口，利用直线切割闭合器进行侧侧吻合，最后手工缝合共同开口。该技术改善了侧侧吻合出现拐角的问题，吻合后小肠为顺蠕动方向，更利于吻合口的排空。但腔镜下手工缝合共同开口，对术者及手术团队的腔镜下技术提出了更高要求。

本例是同时性双原发癌，病变分别位于胃底和胃体中下部，符合全胃切除术指征。在手术重建过程中，我们选择 Overlap 吻合法进行吻合。在完成腹腔游离后，先不切断食管，于食管的右侧壁开一小口，将空肠断端朝向近心方向，在残端下方与食管断端对应处对系膜侧开一小口，再利用直线切割闭合器进行侧侧吻合，完成食管空肠侧侧吻合，然后再通过直线切割闭合器关闭共同开口。该技术优势在于先不切断食管，便于牵拉；吻合后小肠为顺蠕动，利于排空；最后通过直线切割闭合器关闭共同开口，避免吻合口狭窄。

专家点评

与开放手术和腹腔镜辅助手术相比，完全腹腔镜全胃切除术创伤更小，恢复更快。总体来说，完全腹腔镜全胃切除术后消化道重建方式较多，目前尚无标准吻合方式。管型吻合和直线型吻合都是常见的消化道重建方式，但两种方法孰优孰劣，尚无定论。对外科医生来说，宜同时掌握多种吻合技术，充分了解各种方法的特点和

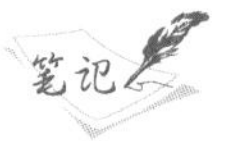

利弊，结合肿瘤部位及大小，选择合适的个体化吻合方式，确保手术疗效和安全。

病例提供者：任虎　郭春光

点评专家：郭春光

参考文献

1. CHEN K, WU D, PAN Y, et al. Totally laparoscopic gastrectomy using intracorporeally stapler or hand-sewn anastomosis for gastric cancer: a single-center experience of 478 consecutive cases and outcomes. World J Surg Oncol, 2016, 14: 115.
2. USUI S, NAGAI K, HIRANUMA S, et al. Laparoscopy-assisted esophagoenteral anastomosis using endoscopic purse-string suture instrument "Endo-PSI (Ⅱ)" and circular stapler. Gastric Cancer, 2008, 11(4): 233－237.
3. OMORI T, OYAMA T, MIZUTANI S, et al. A simple and safe technique for esophagojejunostomy using the hemidouble stapling technique in laparoscopy-assisted total gastrectomy. Am J Surg, 2009, 197(1): e13－e17.
4. JEONG O, PARK Y K. Intracorporeal circular stapling esophagojejunostomy using the transorally inserted anvil (OrVil) after laparoscopic total gastrectomy. Surg Endosc, 2009, 23(11): 2624－2630.
5. OKABE H, OBAMA K, TANAKA E, et al. Intracorporeal esophagojejunal anastomosis after laparoscopic total gastrectomy for patients with gastric cancer. Surg Endosc, 2009, 23(9): 2167－2171.
6. KWON I G, SON Y G, RYU S W. Novel intracorporeal esophagojejunostomy using linear staplers during laparoscopic total gastrectomy: π-shaped esophagojejunostomy, 3-in-1 technique. J Am Coll Surg, 2016, 223(3): e25－e29.
7. INABA K, SATOH S, ISHIDA Y, et al. Overlap method: novel intracorporeal esophagojejunostomy after laparoscopic total gastrectomy. J Am Coll Surg, 2010, 211(6): e25－e29.

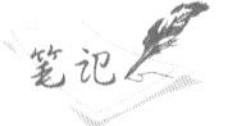

病例 07 完全腔镜近端胃切除双通道吻合 1 例

病历摘要

患者男性，64 岁。主因“上腹不适 1 个月”入院。患者于 1 个月前开始无明显诱因出现上腹不适，外院胃镜提示胃体小弯侧溃疡，活检提示为高级别上皮内瘤变。胃镜：食管黏膜未见明显异常，食管胃交界线距门齿约 41 cm；距门齿 41 ~ 43 cm 贲门可见一浅表隆起 + 浅表凹陷型病变（Ⅱa + Ⅱc），表面黏膜发红、粗糙、糜烂、凹凸不平（图 7 – 1）。超声内镜：病变处胃壁增厚，主要以胃壁的黏膜层及黏膜下层增厚为主，最厚处约 0.68 cm，病变处胃壁的固有肌层及浆膜清晰、连续、完整。病变处胃壁周围未见明显肿大的淋巴结（图 7 – 2）。病理：黏膜内中分化管状腺癌（Lauren 分型：肠型）。CT：贲门区胃壁稍显增厚，最厚处约 0.9 cm，外缘尚

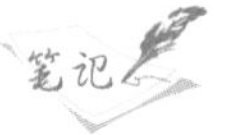

光整。胃体及胃窦未见明显异常强化或增厚（图 7 - 3）。糖尿病病史 20 年，服用二甲双胍 1 片 tid，格列齐特 1 片 qd，自诉空腹血糖控制在 6 mmol/L，高血压病史 10 余年，服用药物控制良好。吸烟史 40 年，纸烟 20 根/天。饮酒史 20 年，白酒，150 mL/d，已戒酒 3 年。

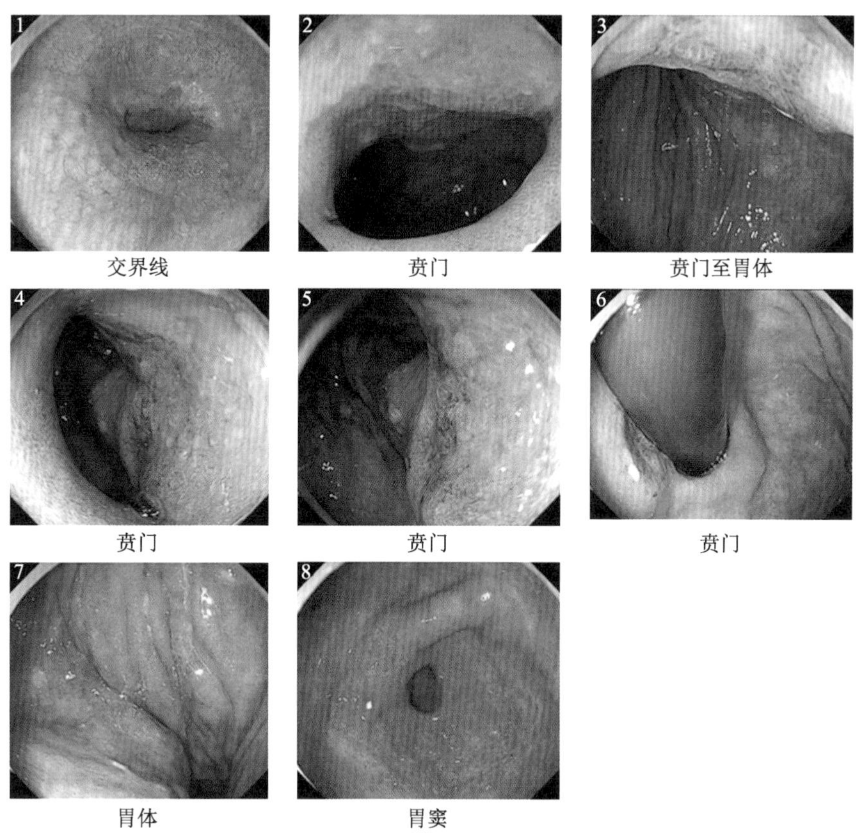

图 7 - 1　胃镜示距门齿 41 ~ 43 cm 贲门可见一浅表隆起 + 浅表凹陷型病变

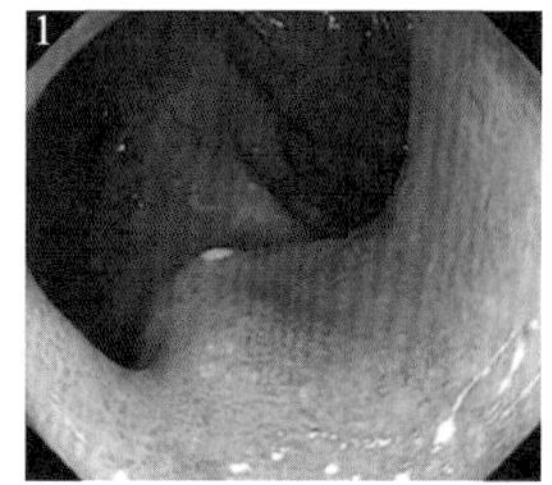

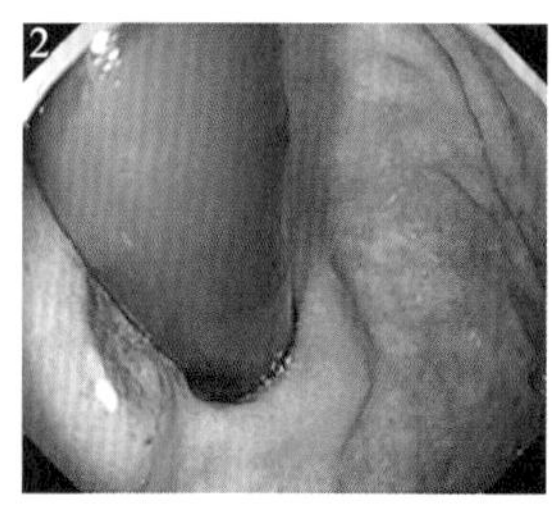

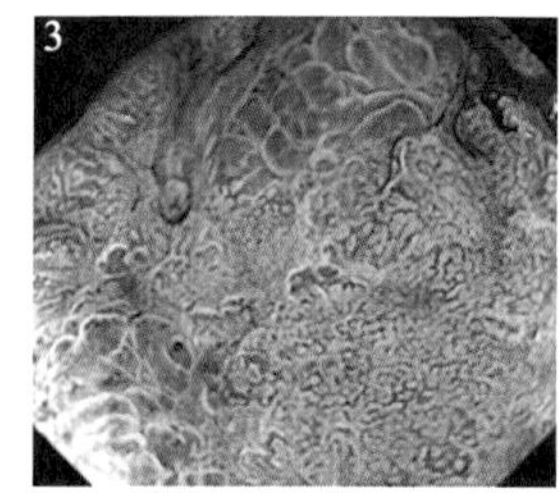

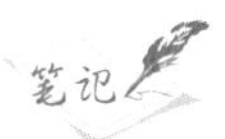

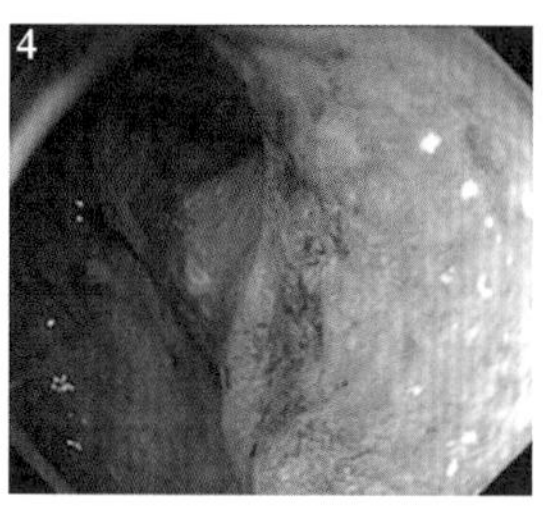

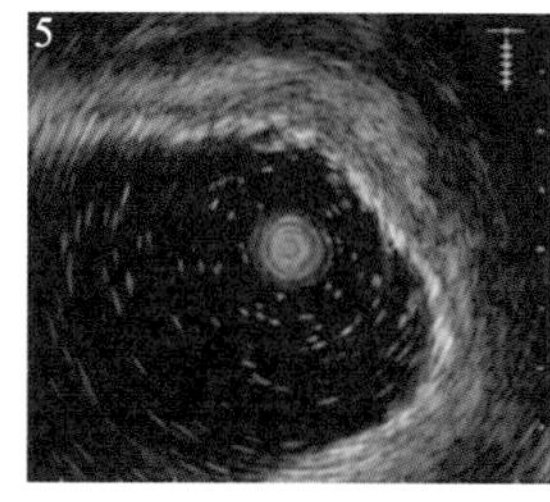

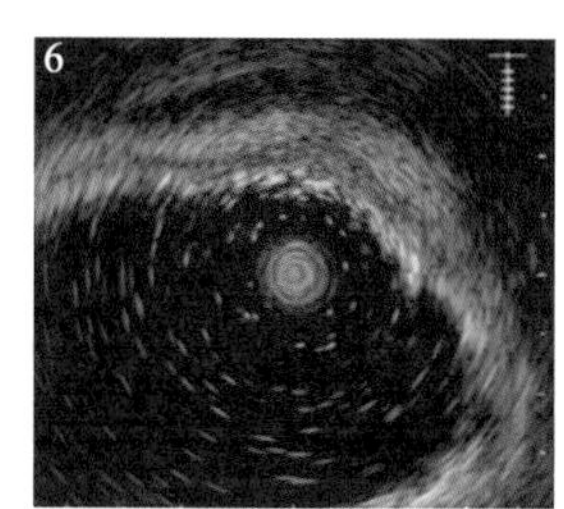

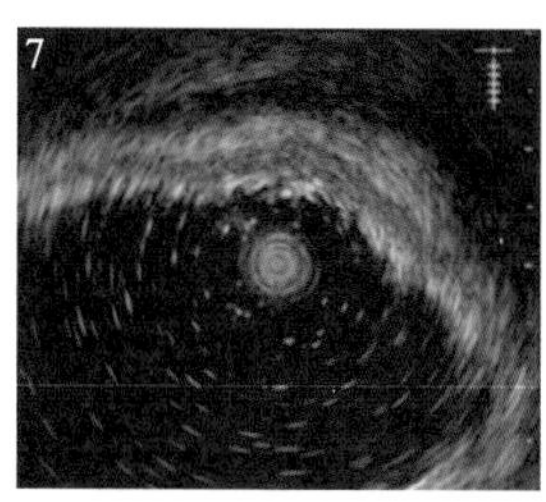

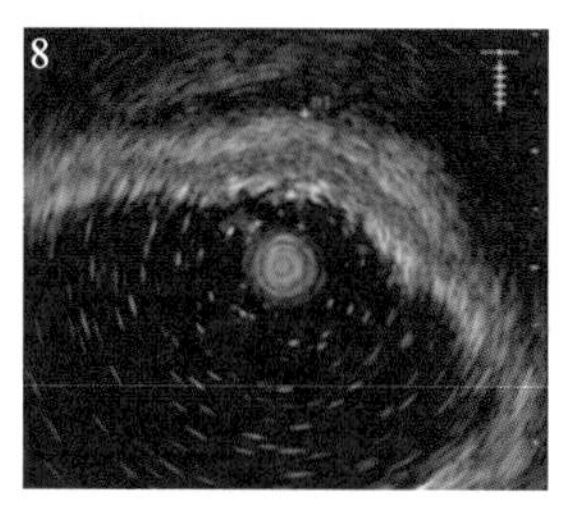

图7－2　超声内镜示病变处胃壁增厚，以胃壁黏膜层及黏膜下层增厚为主

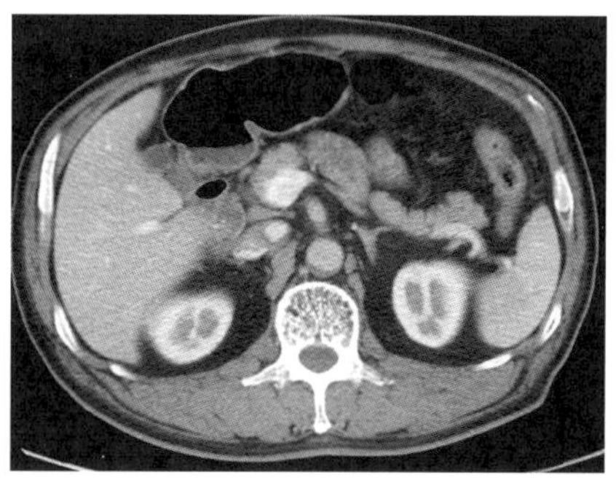

图7－3　腹部CT，胃周未见明确肿大淋巴结

诊断：胃恶性肿瘤（cT1N0M0），糖尿病，高血压病，窦性心动过缓。

治疗经过

视频7－1　完全腹腔镜近端胃癌根治术（双通道）

完善术前检查，行完全腹腔镜近端胃癌根治术（D2，R0，双通道吻合）（视频7－1）。术后第3天拔尿管，第5天拔

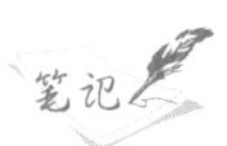

除胃管，第 8 天拔除腹腔引流，术后 12 天出院。

病理：（近端胃大部）胃浅表隆起型中分化管状腺癌（Lauren 分型：肠型）。肿瘤局限于黏膜层，未累及食管及大网膜；未见明确脉管瘤栓及神经侵犯；上切缘及下切缘未见癌。淋巴结未见转移性癌（0/36）。pTNM 分期：pT1aN0M0。

病例分析

世界范围内胃癌发病率呈下降趋势，但食管胃结合部肿瘤却呈上升状态。对于食管胃结合部的早期胃癌，日本《胃癌治疗指南》建议采用近端胃切除术。近端胃切除被认为是一种功能保留性手术，相比全胃切除，其在维持体重，减轻术后营养不良及减少呕吐和腹泻等方面更有优势。近端胃切除后消化道重建方式包括食管—胃吻合、间置空肠及双通道吻合等。其中，因食管残胃直接吻合反流严重，进一步衍生出多种改良术式，如管状胃吻合、贲门成形术等。

1. 食管—胃吻合

食管—残胃吻合操作步骤简单，但术后反流率高。意大利多中心分析结果显示，近端胃切除术后胃食管吻合反流性食管炎和吻合口狭窄的发生率都显著高于全胃切除。因此衍生出一些改良食管残胃吻合方式，如管状胃吻合。管状胃延长了胆汁反流距离，减少胃酸分泌量，抗反流效果理想。同时，管状胃吻合减轻了食道吻合口张力，有助吻合口安全。日本学者 Kamikawa 等介绍了另外一种食管胃吻合方式，称为双肌瓣重建。该方式将食管远端和吻合口埋入残胃黏膜下层，形成防止回流的单向阀门。Muraoka 等在腹腔镜下实现了该术式，在预防反流方面取得了满意效果。其他方法还有采用线性切割闭合器进行单侧 Overlap 吻合的术式，诸此种种都是为

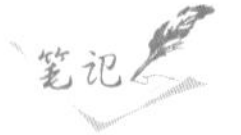

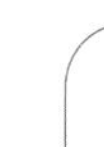

了解决术后消化液回流和吻合口狭窄的问题。

2. 双通道吻合

双通道吻合被认为是减轻反流性食管炎最有效的重建方法。该方法的优势在于残胃和食道之间的空肠增加了反流距离，同时保留残胃—十二指肠通道，有利于存储食物。Jung 等回顾性分析了双通道吻合和全胃切除的早期近端胃癌患者的术后效果。结果显示，双通道吻合组手术时间短，失血量少，术后营养状况好于全胃切除组，而两者的反流情况及总生存情况没有显著差异，有荟萃分析也得出相似结论。目前进行中的韩国 KLASS-05 研究关注于腹腔镜近端胃双通道吻合和腹腔全胃切除之间的远近期差异，有望为早期近端胃癌切除术后的消化道重建提供更高级的循证医学证据。

腹腔镜双通道手术的难点在于食管空肠吻合。吻合前尽可能游离食管下段，避免损伤胸膜。采用束带结扎食管胃结合部，方便操控食管。术前要充分判断肿瘤位置，评估肿瘤分期。间置空肠长度一般保留 10 cm 左右，距离过短难以发挥抗反流作用。重建后，缝合固定远端残胃和肝胃韧带，防止术后胃扭转。

3. 间置空肠吻合

间置空肠吻合过程中，将一段游离空肠段接入食道和残胃之间，有效减少反流性食管炎。有学者认为，间置空肠重建法较双通道吻合可以更好地保持患者术后体重，而两者术后发生反流性食管炎的概率相当。但是，间置空肠手术后患者有时会因空肠段折叠而感到胃部不适，这种情况可能会延迟食物的排空。

专家点评

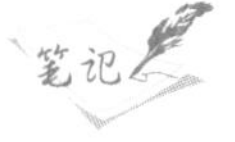

对于早期近端胃癌患者，平衡肿瘤根治效果和术后生活质量是

目前关注的热点。日本《胃癌治疗指南》中，明确指出近端胃切除术作为早期近端胃癌的可选术式。但是，近端胃切除术后的消化道重建方式尚无定论，仍需大样本循证医学证据的支持。

病例提供者：周红　郭春光

点评专家：赵东兵

参考文献

1. TAKIGUCHI N, TAKAHASHI M, IKEDA M, et al. Long-term quality-of-life comparison of total gastrectomy and proximal gastrectomy by postgastrectomy syndrome assessment scale (PGSAS-45): a nationwide multi-institutional study. Gastric Cancer, 2015, 18(2): 407-416.

2. ROSA F, QUERO G, FIORILLO C, et al. Total vs proximal gastrectomy for adenocarcinoma of the upper third of the stomach: a propensity-score-matched analysis of a multicenter western experience(On behalf of the Italian Research Group for Gastric Cancer-GIRCG). Gastric Cancer, 2018, 21(5): 845-852.

3. ADACHI Y, INOUE T, HAGINO Y, et al. Surgical results of proximal gastrectomy for early-stage gastric cancer: jejunal interposition and gastric tube reconstruction. Gastric Cancer, 1999, 2(1): 40-45.

4. KURODA S, NISHIZAKI M, KIKUCHI S, et al. Double-flap technique as an antireflux procedure in esophagogastrostomy after proximal gastrectomy. J Am Coll Surgeons, 2016, 223(2): e7-e13.

5. MURAOKA A, KOBAYASHI M, KOKUDO Y. Laparoscopy-assisted proximal gastrectomy with the hinged double flap method. World J Surg, 2016, 40(10): 2419-2424.

6. YAMASHITA Y, YAMAMOTO A, TAMAMORI Y, et al. Side overlap esophagogastrostomy to prevent reflux after proximal gastrectomy. Gastric Cancer, 2017, 20(4): 728-735.

7. JUNG D H, LEE Y, KIM D W, et al. Laparoscopic proximal gastrectomy with double

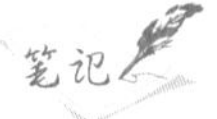

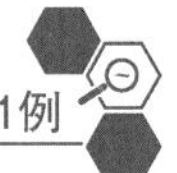

tract reconstruction is superior to laparoscopic total gastrectomy for proximal early gastric cancer. Surg Endosc, 2017, 31(10): 3961 – 3969.

8. LI S, GU L, SHEN Z, et al. A meta-analysis of comparison of proximal gastrectomy with double-tract reconstruction and total gastrectomy for proximal early gastric cancer. BMC Surg, 2019, 19(1): 117.

9. 张永康，廖晓锋. 全腹腔镜下近端胃切除自牵引后离断技术联合双通道吻合 8 例. 中国微创外科杂志，2021，21(6)：545 – 548.

10. NOMURA E, LEE S W, KAWAI M, et al. Functional outcomes by reconstruction technique following laparoscopic proximal gastrectomy for gastric cancer: double tract versus jejunal interposition. World J Surg Oncol, 2014, 12: 20.

笔记

病例 08 胃癌新辅助化疗后腹腔镜手术 1 例

病历摘要

患者男性，70 岁。主因“发现胃癌 3 个月，化疗 3 个周期后”入院。患者 3 个月前无明显诱因出现腹胀，无腹痛、呕吐、呕血、黑便等伴随症状。当地医院胃镜检查提示胃窦占位性病变，病理示腺癌。腹部增强 CT 提示胃窦近幽门处胃壁不规则环周性增厚，浆膜面模糊，胃左区、胃窦周围及肝门区多发淋巴结（图 8 - 1A）。肿瘤临床分期 cT4aN + M0。患者行 FOLFOX 方案新辅助治疗 3 个周期，化疗期间症状缓解，未出现严重毒性反应。化疗后 CT 提示胃局部病变及淋巴结大致同前，疗效为评价为稳定（SD）(图 8 - 1B)。既往吸烟史 20 余年，每日 20 余支。

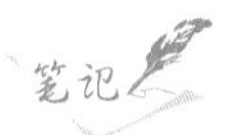

诊断：胃癌新辅助化疗 3 个周期后（ycT4aN + M0)。

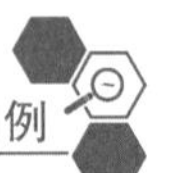

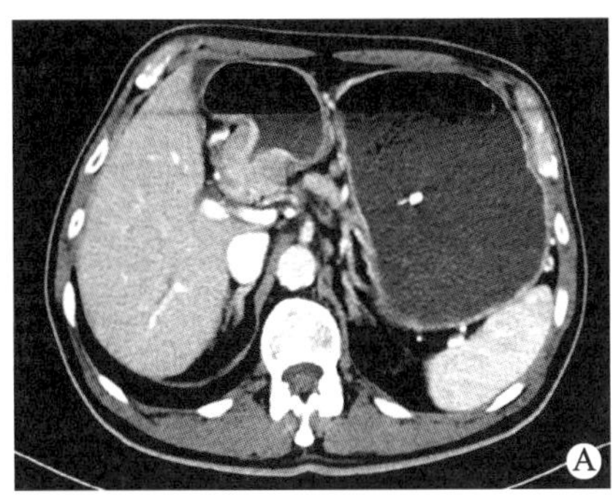
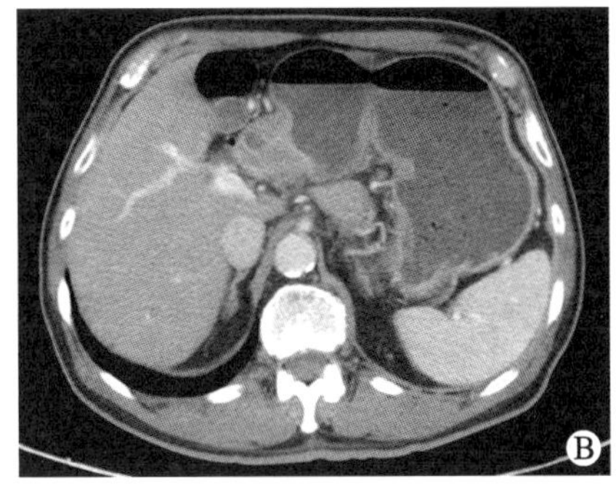

A：化疗前胃窦近幽门处胃壁不规则环周性增厚，最大厚度约 2.1 cm；
B：化疗后，胃局部病变及淋巴结大致同前，疗效评估为稳定。

图 8－1　腹部增强 CT

治疗经过

完善术前准备，行腹腔镜根治性远端胃大部切除术（Billroth Ⅱ式＋Braun 吻合。术中探查，肿瘤位于胃窦，大小约 3 cm × 4 cm，侵透胃壁浆膜层，与周围组织无浸润，胃周可及肿大淋巴结数枚，具体手术过程图片见图 8－2。患者恢复顺利，术后第 2 天拔除胃

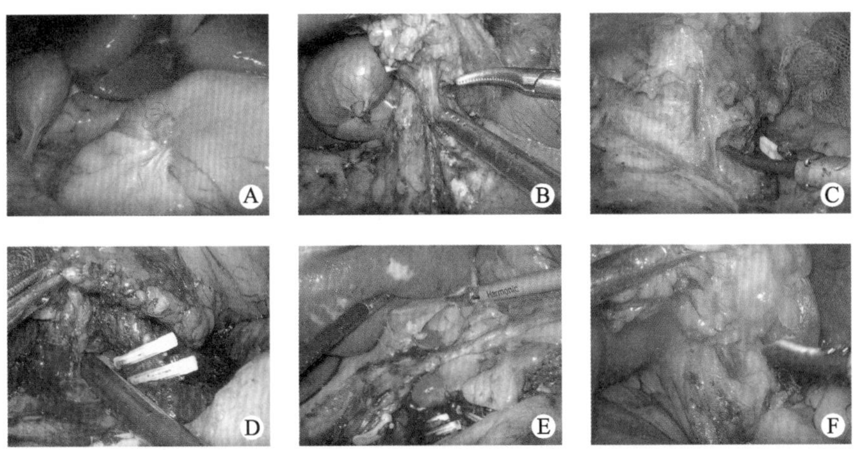

A：腹腔镜探查肿瘤位于胃窦，侵透胃壁；B：结扎胃网膜右血管；
C：清扫胰腺上区淋巴结；D：离断胃左血管；
E：解剖胃右血管；F：游离胃网膜左血管。

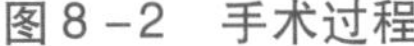
图 8－2　手术过程

管，术后第6天排气，术后第7天拔除引流管，术后第12天出院。

病理：胃窦浸润溃疡型低分化腺癌（Lauren 分型：混合型），肿瘤侵及浆膜，Mandard 分级：TRG3 级；淋巴结可见转移性癌（14/51）；ypTNM 分期：ypT4aN3a。

病例分析

研究显示，胃癌新辅助化疗后，肿瘤组织内可见大量炎性细胞浸润，胃壁肌层结构断裂。组织中产生闭塞性血管炎、组织血栓及纤维化等病理改变。淋巴结出现玻璃样变、炎症浸润及纤维化。微观结构的变化，对胃癌新辅助化疗后的手术影响是多维度的。一方面，化疗后胃周组织水肿严重，解剖间隙不清，增加手术难度；另一方面，随着肿瘤退缩，可能暴露出原先肿大淋巴结与胃周血管的间隙，为彻底清扫淋巴结创造机会。

1994 年，日本学者 Kitano 等首次报道腹腔镜胃癌根治术。以后的研究陆续证实，腹腔镜治疗进展期胃癌是安全可行的，远期疗效与开放手术相当。但是，胃周围组织解剖复杂，腹腔镜手术学习曲线长、技术要求高，是否能够应用于新辅助治疗后的进展期胃癌尚存疑问。国内一项小样本随机对照试验中，共计纳入 95 例新辅助化疗后胃癌病例，其中 45 例行腹腔镜远端胃癌根治术，50 例行开放远端胃癌根治术。结果显示腹腔镜组术后并发症率低于开放手术组，两者分别为 20% 和 46%（$P=0.007$），同时，腹腔镜组患者术后化疗耐受性更好。欧洲 STOMACH 临床试验比较了腹腔镜手术对新辅助化疗后全胃手术的影响，研究包括 96 例新辅助化疗后胃癌，其中 47 例接受全腹腔镜全胃切除，49 例行开腹全胃切除。结果两组在淋巴结清扫数目、手术切缘阴性率、术后并发症率等

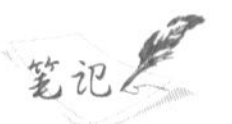

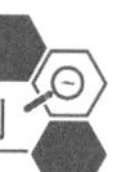

方面无明显差异。以上数据表明，新辅助化疗后行腹腔镜手术是安全可行的。

新辅助化疗后行腹腔镜手术是否能够带来生存获益仍存争议。STOMACH 研究中，腹腔镜组和开腹组的术后 1 年生存率分别为 85.5% 和 90.4%，没有统计学差异。一项荟萃分析显示，新辅助化疗后腹腔镜手术组与开放手术组的无病生存时间和总生存时间均无明显差异。以上证据表明，新辅助化疗后行腹腔镜手术的长期疗效与开放手术相当。汇总当前证据，新辅助化疗后腹腔镜胃癌手术是安全有效的，但仍需更多临床证据支持。

专家点评

腹腔镜胃癌根治术已经被证实具有足够的安全性和可行性，受到了广泛应用。新辅助化疗后组织炎症水肿等改变对腹腔镜胃癌手术提出了新挑战，仍需进一步探索。

病例提供者：张晓杰　陈应泰

点评专家：陈应泰

参考文献

1. 武爱文，陕飞，薛卫成，等. 胃癌新辅助化疗后原发灶病理完全缓解患者的病理学观察. 中华胃肠外科杂志，2011，14(8)：596－598.

2. BECKER K，MUELLER J D，SCHULMACHER C，et al. Histomorphology and grading of regression in gastric carcinoma treated with neoadjuvant chemotherapy. Cancer，2003，98(7)：1521－1530.

3. KITANO S，ISO Y，MORIYAMA M，et al. Laparoscopy-assisted Billroth Ⅰ gastrectomy. Surg Laparosc Endosc，1994，4(2)：146－148.

4. YU J，HUANG C，SUN Y，et al. Effect of laparoscopic vs open distal gastrectomy on

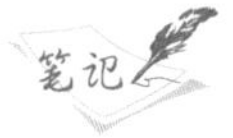

3-year disease-free survival in patients with locally advanced gastric cancer: the CLASS-01 randomized clinical trial. JAMA, 2019, 321(20): 1983 – 1992.

5. KATAI H, MIZUSAWA J, KATAYAMA H, et al. Short-term surgical outcomes from a phase Ⅲ study of laparoscopy-assisted versus open distal gastrectomy with nodal dissection for clinical stage ⅠA/ⅠB gastric cancer: Japan Clinical Oncology Group study JCOG0912. Gastric Cancer, 2017, 20(4): 699 – 708.
6. KIM W, KIM H H, HAN S U, et al. Decreased morbidity of laparoscopic distal gastrectomy compared with open distal gastrectomy for stage Ⅰ gastric cancer: short-term outcomes from a multicenter randomized controlled trial (KLASS-01). Ann Surg, 2016, 263(1): 28 – 35.
7. HU Y, HUANG C, SUN Y, et al. Morbidity and mortality of laparoscopic versus open D2 distal gastrectomy for advanced gastric cancer: a randomized controlled trial. J Clin Oncol, 2016, 34(12): 1350 – 1357.
8. HONDA M, HIKI N, KINOSHITA T, et al. Long-term outcomes of laparoscopic versus open surgery for clinical stage Ⅰ gastric cancer: the LOC-1 study. Ann Surg, 2016, 264(2): 214 – 222.
9. Cho S Y, Lee K S, Kim J H, et al. Effect of combined systematized behavioral modification education program with desmopressin in patients with nocturia: a prospective, multicenter, randomized, and parallel study. Int Neurourol J, 2014, 18(4): 213 – 220.
10. KIM H H, HYUNG W J, CHO G S, et al. Morbidity and mortality of laparoscopic gastrectomy versus open gastrectomy for gastric cancer: an interim report—a phase Ⅲ multicenter, prospective, randomized trial (KLASS trial). Ann Sur, 2010, 251(3): 417 – 420.
11. LI Z Y, SHAN F, YING X J, et al. Assessment of laparoscopic distal gastrectomy after neoadjuvant chemotherapy for locally advanced gastric cancer: a randomized clinical trial. JAMA Surg, 2019, 154(12): 1093 – 1101.
12. VAN DER WIELEN N, STRAATMAN J, DAAMS F, et al. Open versus minimally

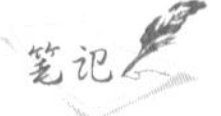
笔记

invasive total gastrectomy after neoadjuvant chemotherapy: results of a European randomized trial. Gastric Cancer, 2021, 24(1): 258 -271.

13. LIAO X L, LIANG X W, PANG H Y, et al. Safety and efficacy of laparoscopic versus open gastrectomy in patients with advanced gastric cancer following neoadjuvant chemotherapy: a meta-analysis. Front Oncol, 2021, 11: 704244.

笔记

病例 09 晚期胃癌腹腔镜胃肠短路术 1 例

病历摘要

患者男性，62 岁。主因“腹胀、呕吐 1 月余”入院。患者 1 个月前无明显诱因出现腹胀、呕吐，无法进食。外院胃镜见胃体及胃窦肿物，内镜难以通过。活检示胃腺癌。PET-CT 提示胃体小弯及胃窦部胃壁明显增厚，浆膜面毛糙，考虑胃癌，十二指肠近端、肝 S3 段受累不除外，胃周及腹膜后多发代谢增高淋巴结，考虑转移。8 年前确诊膜性肾病，长期口服激素及他克莫司，已停药。腹部查体无阳性体征。肿瘤标志物：CA199 197.10 U/mL，CA242 >150 U/mL，CA724、AFP、CEA 在正常范围。血常规：红细胞计数 3.93 (10^{12}/L、血红蛋白 102 g/L。腹部增强 CT（图 9 - 1）：胃窦及胃小弯侧肿物，考虑为胃癌，侵达浆膜外，与胰腺关系密切，较厚处 2.7 cm；胃窦

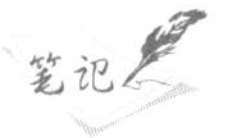

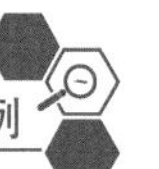

旁、胃左区及腹膜后多发淋巴结影，较大者短径 1.2 cm；网膜脂肪密度增高伴腹水，考虑为种植转移。病理会诊：胃腺癌，活检局部呈中—低分化，可见部分印戒细胞癌，EBER（-），HER2（++）。分子病理（DNA 测序分析）：*KRAS*、*BRAF*、*NRAS*、*PIK3CA*、*CMET*、*HER2* 均未检测到突变，未见 *ROS1*、*RET*、*NTRK* 基因异位，未见 *CMET* 基因扩增，未见 *EGFR* 少见突变；肿瘤突变负荷（TMB）：8.7 个突变/Mb；微卫星状态：稳定（MSS）。

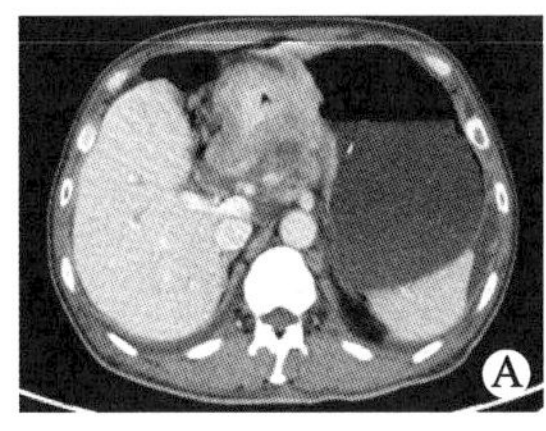
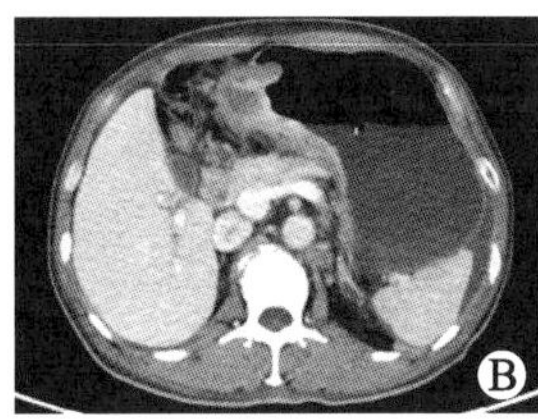
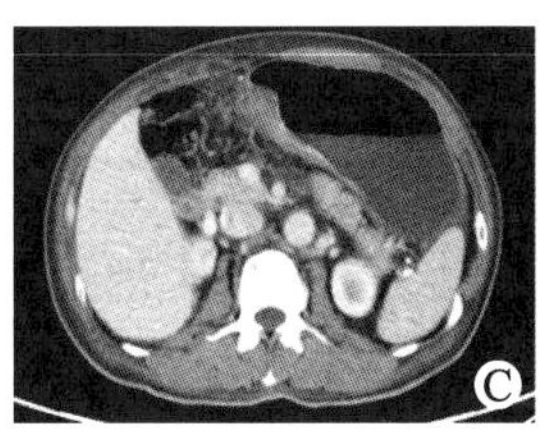

A：胃窦部肿瘤；B：胃周及腹膜后淋巴结增大；
C：胃窦周围网膜脂肪密度增高，警惕腹膜转移。

图 9-1 初诊腹部增强 CT

诊断：①胃癌（cT4bN3M1）；②幽门梗阻；③腹腔种植转移；④贫血；⑤膜性肾病。

治疗经过

入院完善相关检查，考虑患者为晚期胃癌，合并幽门梗阻，存在姑息性短路手术指征。术前持续胃肠减压、高渗盐水洗胃，纠正电解质紊乱。

择期行腹腔镜胃肠短路术。麻醉满意后，取平卧分腿位。“四孔法”放置 Trocar，取脐下切口作为观察孔，右侧腹直肌外侧缘、右侧肋下及左侧肋下作为操作孔。探查腹盆腔，肝脏未见明显结节，肠系膜表面多发白色小结节，直径 0.2 ~ 0.5 cm 不等，肿瘤位

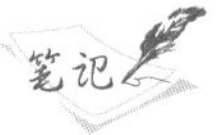

于胃窦及幽门，侵透浆膜面，与胰腺及腹膜后粘连紧密，胃周及大网膜见多个癌结节，大者约0.5 cm（图9-2A）。在胃结肠韧带中部切开，进入小网膜囊，距屈氏韧带约25 cm处行空肠胃后壁吻合，缝合共同开口（图9-2B）。

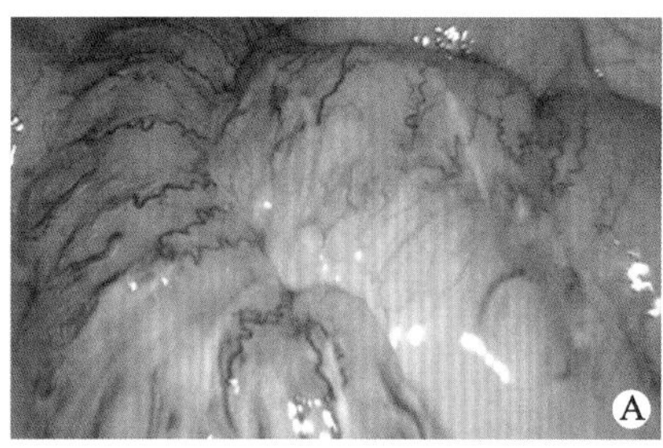
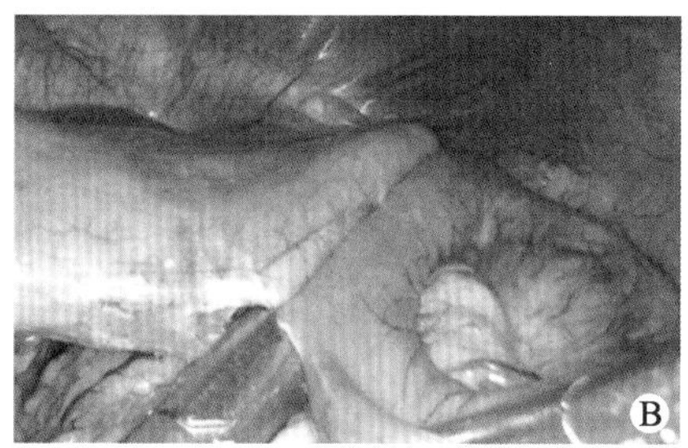

A：肠系膜表面见多发灰白色种植结节；B：胃肠短路。

图9-2　腹腔镜术中所见

术后第3天拔除胃管。术后第4天排气，主诉恶心不适，夜间加重。术后第7天拔除腹腔引流管。术后第9天，腹胀无缓解，无法进食。复查胃镜：胃肠吻合口输出袢黏膜充血、水肿明显，内镜通过稍困难，置入空肠营养管（图9-3）。术后第17天症状缓解，第20天恢复流食，第25天恢复半流质饮食，术后第30天出院。

术后接受总计8周期SOX方案化疗（奥沙利铂200 mg ivgtt d1+替吉奥60 mg bid d1～d14 q21d）。化疗2周期后复查肿瘤标志物：CA199 167.60 U/mL、CA724 7.73 U/mL、AFP 8.00 ng/mL、CEA 5.46 ng/mL、CA242 116.295 U/mL。术后第10周复查CT，胃壁增厚较前好转，腹膜密度增高较前好转，腹腔积液较前吸收，胃周及腹膜后多发淋巴结影较前缩小，现大者短径0.7 cm（图9-4A）。化疗4个周期后复查，CA199 51.32 U/mL、CA724 6.57 U/mL、AFP 11.47 ng/mL、CEA 4.15 ng/mL、CA242 26.719 U/mL。术后第16周复查CT见胃周及腹膜后多发淋巴结影较前缩小，现大者

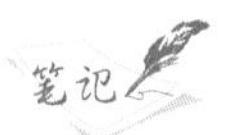

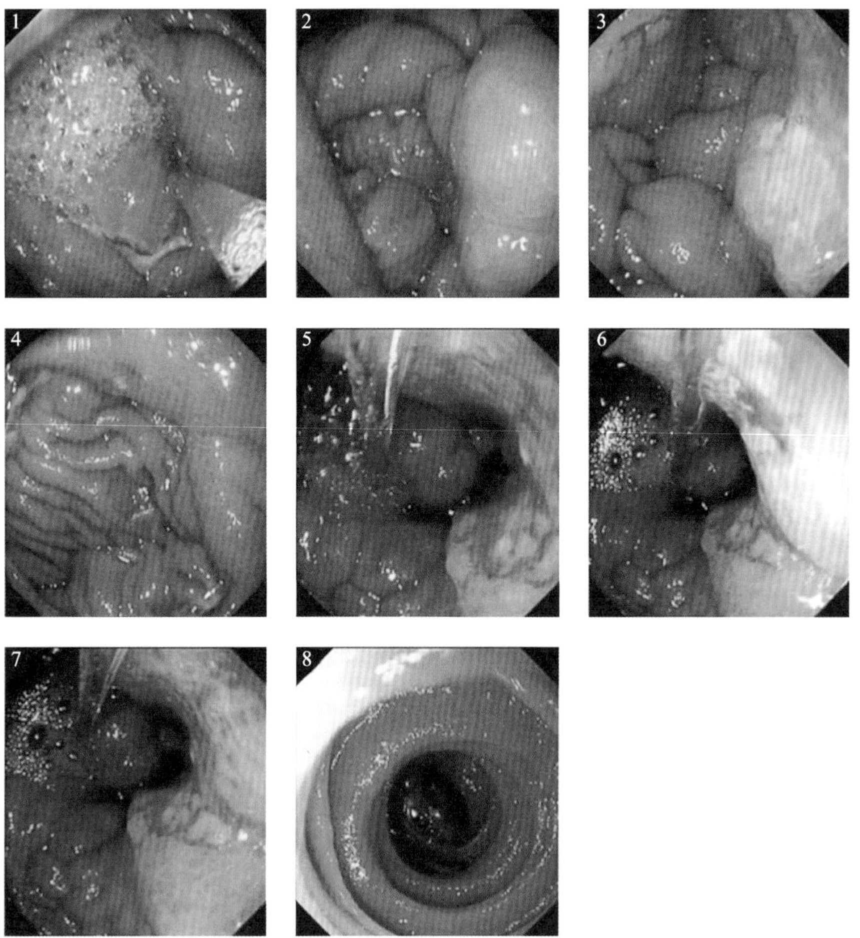

图 9－3 术后第 9 天胃镜，吻合口输出袢黏膜充血、水肿

短径约 0.5 cm，余同前相仿（图 9－4B）。化疗 6 个周期复查 CA199 199.60 U/mL、CA724 6.98 U/mL、AFP 37.74 ng/mL、CEA 4.25 ng/mL、CA242 56.014 U/mL。术后第 24 周复查 CT 见胃窦旁、胃左区及腹膜后多发淋巴结影，较前缩小，现大者短径约 0.4 cm（图 9－4C）。疗效评价：部分缓解（PR）。8 个周期 SOX 化疗后，返回当地行单药 S1 治疗。术后 15 个月复查，肿瘤进展，于当地行靶向治疗联合免疫治疗。术后 19 个月，患者因肿瘤死亡。

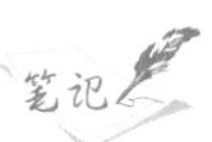

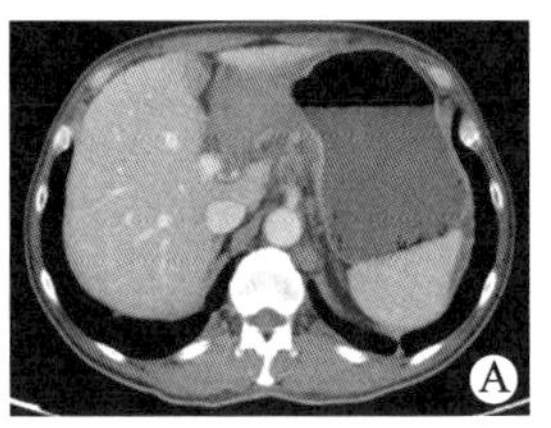
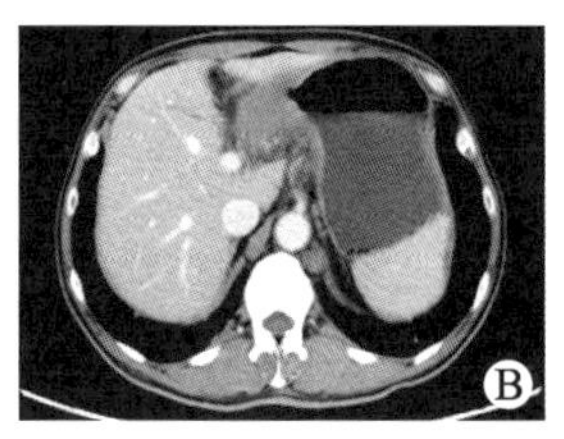
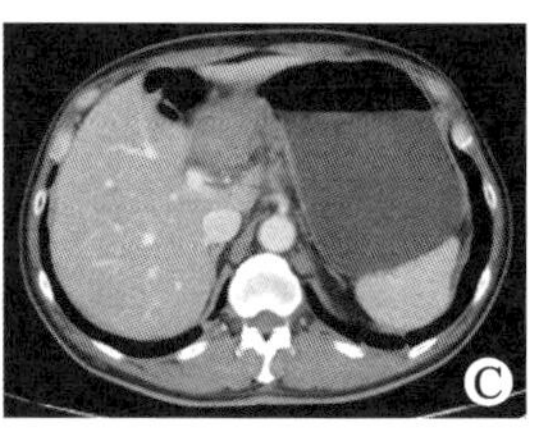

A：术后第 10 周，胃壁增厚较前好转，腹膜密度增高较前好转，腹腔积液较前吸收，胃周及腹膜后多发淋巴结影较前缩小；B：术后第 16 周，胃周及腹膜后多发淋巴结影较前缩小；C：术后第 24 周，胃窦旁、胃左区及腹膜后多发淋巴结影较前缩小。

图 9－4　术后辅助化疗中腹部 CT

病例分析

晚期胃癌的治疗目标是提高患者生活质量，延长生命，主要以全身化疗为主。伴随疾病进展，晚期胃癌患者常合并营养不良（厌食、恶病质、体重减轻），出血（呕血、黑便、贫血），疼痛和消化道梗阻（呕吐、吞咽困难、无法进食）等症状。其中，消化道梗阻和营养不良，是导致患者无法接受有效药物治疗、生活质量低下、生存期缩短的重要原因。因此，NCCN 胃癌指南中建议，姑息性胃切除术、胃肠短路手术作为合并出血、梗阻晚期胃癌患者的姑息治疗方式。姑息性手术能够在一定程度上改善患者症状及营养状况，提高生活质量。随着腔镜技术的普及，腹腔镜手术创伤小、术后康复快的优势在状况较差的晚期患者中体现更为明显。

腹腔镜胃空肠吻合术解除消化道梗阻的效果确切而持久，是应用广泛的一类手术。回顾性研究证实，相较开放手术，腹腔镜胃肠吻合术安全有效，能够有效降低因开腹手术带来的胃动力不足而产生的延迟性排空发生率，并缩短术后经口进食时间和术后住院时

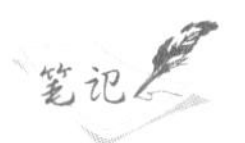

间。相比支架植入，胃空肠吻合术可显著降低术后再梗阻发生率。

解除晚期胃癌流出道梗阻的姑息手术包括多种术式，如腹腔镜胃肠吻合术、腹腔镜胃部分离断后胃肠吻合术，以及腹腔镜空肠造口术。胃部分离断后胃空肠吻合手术是一种改良的胃肠吻合术。1997 年，日本学者 Kaminishi 等首次报道胃部分离断后胃空肠吻合手术，用于治疗胃十二指肠流出道梗阻和失去根治性手术机会的晚期胃癌患者，其优点在于解除胃流出道梗阻的同时保留内镜观察肿瘤治疗效果及内镜下治疗肿瘤出血的通道，减少食物对肿瘤刺激造成的出血，并阻隔肿瘤向胃肠吻合口的蔓延，降低二次梗阻的可能性。部分 T4b 患者，经过化疗后还能重新获得二次手术切除的机会。腹腔镜胃部分离断后胃空肠吻合手术创伤小，进一步缩短患者术后恢复饮食及住院时间，更早接受抗肿瘤治疗。1990 年，O'Regan 等首次报道腹腔镜空肠造口术，随后该术式得到了广泛开展，近年更出现单孔造瘘术的报道。腹腔镜空肠造瘘术分为两类：一类是完全腹腔内操作，最大限度缩小切口，减少术后肠粘连；另一类是通过腹腔镜辅助小切口，将空肠提至体外进行操作。它可以在直视下放置营养管，避免腔内缝合，包括荷包缝合、Stamm 倒转形式、Witezel 隧道式等方法固定空肠造瘘管。与开放空肠造口手术相比，腹腔镜手术创伤更小，切口感染和切口疝发生率明显降低。

本例患者术前状况差，肿瘤分期晚，合并营养不良、贫血、幽门梗阻、膜性肾病，吻合口并发症风险高。结合患者情况，我们采用全腔镜胃肠吻合术，术后没有出现严重并发症。重要的是，随着重新经口进食，患者一般状况明显改善，为后期接受全身治疗奠定了基础。该例患者术后总生存时间约 19 个月，超过晚期胃癌平均 12 个月的一般生存水平，并保持良好的生活质量。

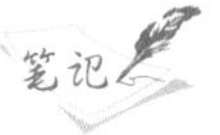

专家点评

中国胃癌流行病学资料显示，约20%胃癌患者就诊时已伴有远处转移，由于合并梗阻、营养状况差等，难以接受有效治疗，生存期有限。临床上，外科干预可有效改善这类患者的一般状态，创造治疗机会。特别是随着腹腔镜技术的应用，其创伤小、术后恢复快的优势在晚期胃癌治疗中体现得更为明显。随着晚期胃癌个体化诊治策略的日臻成熟，我们相信腹腔镜技术会有更广泛的应用。

病例提供者：王童博　郭春光

点评专家：郭春光

参考文献

1. AJANI J A, D'AMICO T A, ALMHANNA K, et al. Gastric cancer, version 3. 2016, NCCN clinical practice guidelines in oncology. J Natl Compr Canc Netw, 2016, 14(10): 1286 – 1312.

2. OJIMA T, NAKAMORI M, NAKAMURA M, et al. Laparoscopic gastrojejunostomy for patients with unresectable gastric cancer with gastric outlet obstruction. J Gastrointest Surg, 2017, 21(8): 1220 – 1225.

3. JANG S, STEVENS T, LOPEZ R, et al. Superiority of gastrojejunostomy over endoscopic stenting for palliation of malignant gastric outlet obstruction. Clin Gastroenterol Hepatol, 2019, 17(7): 1295 – 1302, e1.

4. KAMINISHI M, YAMAGUCHI H, SHIMIZU N, et al. Stomach-partitioning gastrojejunostomy for unresectable gastric carcinoma. Arch Surg, 1997, 132(2): 184 – 187.

5. TANAKA T, SUDA K, SATOH S, et al. Effectiveness of laparoscopic stomach-partitioning gastrojejunostomy for patients with gastric outlet obstruction caused by advanced gastric cancer. Surg Endosc, 2017, 31(1): 359 – 367.

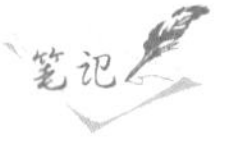

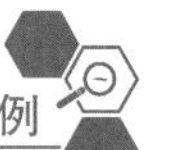

6. O'REGAN P J, SCARROW G D. Laparoscopic jejunostomy. Endoscopy, 1990, 22(1): 39-40.

7. MOHIUDDIN S S, ANDERSON C E. A novel application for single-incision laparoscopic surgery(SILS): SIL jejunostomy feeding tube placement. Surg Endosc, 2011, 25(1): 323-327.

8. RAMESH S, DEHN T C. Laparoscopic feeding jejunostomy. Br J Surg, 1996, 83(8): 1090.

9. MORRIS J B, MULLEN J L, YU J C, et al. Laparoscopic-guided jejunostomy. Surgery, 1992, 112(1): 96-99.

10. ELLIS L M, EVANS D B, MARTIN D, et al. Laparoscopic feeding jejunostomy tube in oncology patients. Surg Oncol, 1992, 1(3): 245-249.

11. SMYTH E C, NILSSON M, GRABSCH H I, et al. Gastric cancer. Lancet, 2020, 396(10251): 635-648.

笔记

病例 10 胃肠双原发癌腹腔镜治疗 1 例

病历摘要

患者男性，57 岁。主因“腹部不适 5 个月，加重 1 月余”入院。患者 5 个月前出现腹部不适，呈间断性，无恶心、反酸，与进食无明显关系。近 1 个月来症状加重，排便困难，每日 1 次，便量不多。外院复查提示胃癌，乙状结肠癌。病理：（胃）印戒细胞癌，（结肠）中分化腺癌。既往糖尿病病史 10 年，血糖控制可。本院肠镜：乙状结肠癌，不全肠梗阻（图 10 – 1）。腹盆腔增强 CT：乙状结肠远段肠壁不规则环周性增厚，最厚处约 1.5 cm，浆膜面局部略模糊（图 10 – 2A）；胃窦处不规则肿物，胃左区可见淋巴结转移(图 10 – 2B)。

诊断：乙状结肠癌（cT4N + M0），胃癌（cT1N1M0），不全肠梗阻，糖尿病。

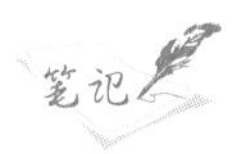

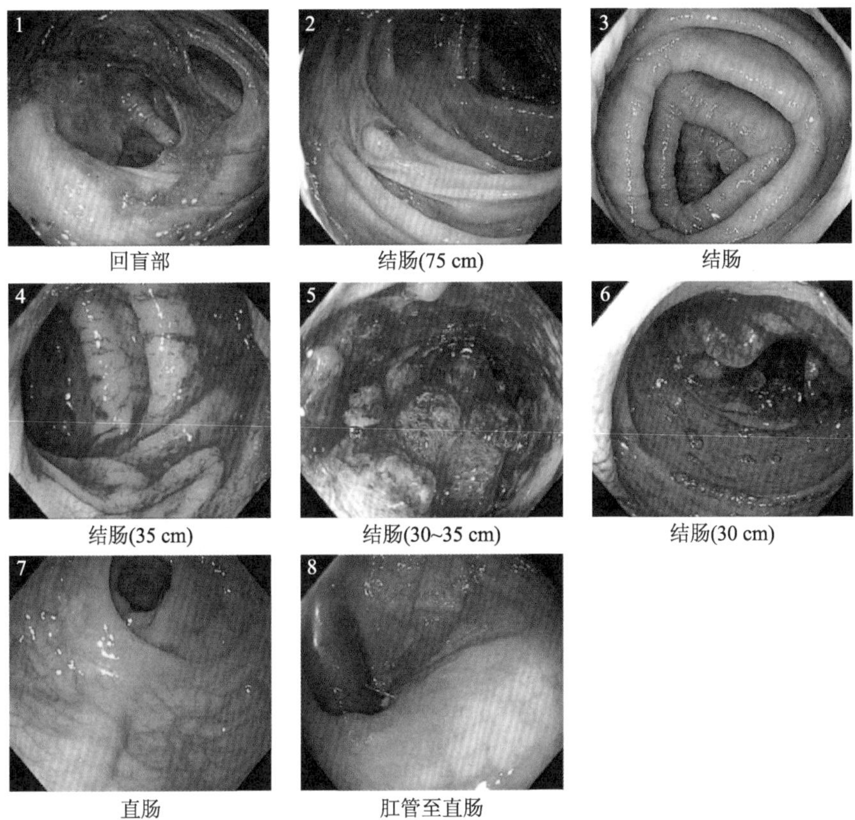

距肛门缘 30～35 cm 处结肠近全周可见一溃疡型病变，病变溃疡底深且覆以白苔，溃疡堤不规则隆起，触之易出血，病变处肠腔狭窄，内镜通过困难。

图 10－1 肠镜

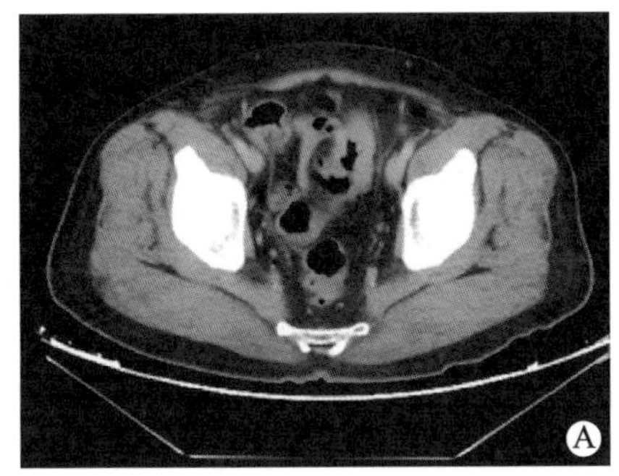

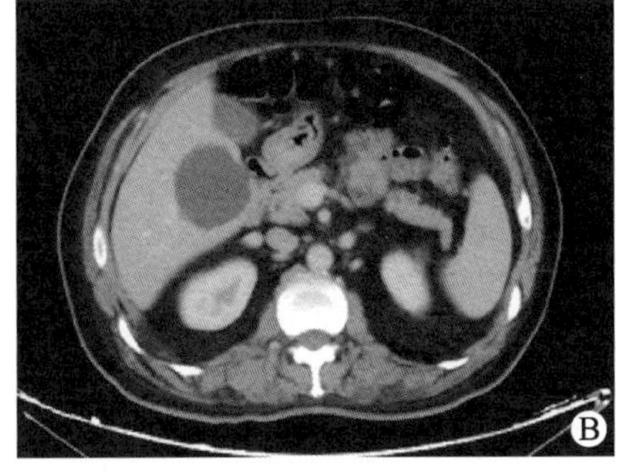

A：乙状结肠远段肠壁不规则环周性增厚；B：胃窦处不规则肿物，胃左区可见淋巴结转移。

图 10－2 腹盆腔增强 CT

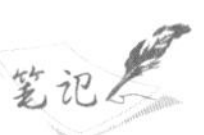

治疗经过

完善术前准备，择期行全腹腔镜远端胃癌根治术（D2，Billroth Ⅱ式 + Braun 吻合）+ 腹腔镜辅助乙状结肠癌根治术。患者截石位，麻醉满意后头低脚高位。探查腹腔，肿瘤位于胃窦小弯，肿瘤大小 3 cm × 3 cm，乙状结肠癌 6 cm × 5 cm，环周生长，侵犯浆膜。采取中间入路，解剖肠系膜下动脉，游离乙状结肠。距肿瘤下缘 5 cm，离断肠管，备用。变更体位，头高 15°，行远端胃癌根治术。腹腔镜下 D2 清扫胃周淋巴结，离断标本，行镜下胃肠吻合、肠肠吻合术。重新变更体位为头低脚高，于下腹行 6 cm 纵切口，取出胃标本。提出乙状结肠，直视下离断标本，放置管型吻合器抵钉座。重建气腹，腹腔镜下行肠管端端重建术。术毕安返病区（图 10 - 3）。术后第 2 天拔除胃管，第 5 天拔除脾窝引流管及十二指肠残端引流管，第 6 天拔除盆腔引流管，第 16 天出院。

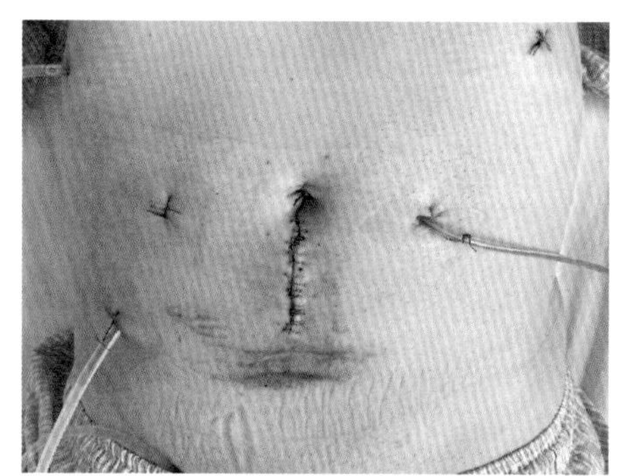

图 10 - 3　患者术后切口

病理：①远端胃大部切除标本，小弯长 9 cm，大弯长 12 cm，十二指肠长 1.5 ~ 2 cm，切缘宽 5.5 cm，胃窦小弯侧后壁见一浅溃疡，面积 4.0 cm × 2.5 cm，临近幽门环，距下切缘 1.5 cm、上切缘

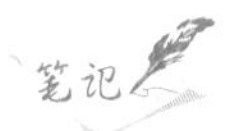

5 cm，切缘略灰白，局限于黏膜层，厚约0.5 cm。胃大小弯附极少许脂肪，未见结节。（镜下诊断）胃浅表凹陷型低分化腺癌，Lauren：分型弥漫型，主要呈印戒细胞癌形态，肿瘤侵及黏膜下层，累及幽门与十二指肠黏膜，未累及大网膜。未见明确脉管瘤栓及神经侵犯。上、下切缘均未见癌。淋巴结未见转移性癌（0/48），pTNM 分期：pT1bN0。

②结肠切除标本，肠管上切缘宽 5 cm，下切缘宽 5 cm，距上切缘 7 cm、下切缘 7.5 cm 处见一溃疡型肿物，环肠全周，大小 5.0 cm × 6.0 cm × 1.5 cm，切面灰白、质硬，局灶似累及浆膜，肿物距环周切缘4.5 cm。（镜下诊断）乙状结肠浸润溃疡型中分化腺癌，肿瘤侵达浆膜，伴低分化肿瘤细胞簇及肿瘤出芽，可见神经侵犯，未见明确脉管瘤栓及肌壁外静脉侵犯。淋巴结转移性癌（2/17），pTNM 分期：pT4aN1b。

病例分析

同一患者先后或同时发生 2 种或 2 种以上的原发性恶性肿瘤称为多原发癌（multiple primary carcinoma，MPC）。多原发癌多参考 Moertel 标准：①胃腔内有 2 个及 2 个以上肿瘤，且每个肿瘤均为恶性；②每个肿瘤有各自独特的病理学形态，并非由另外 1 个肿瘤延伸或转移而来；③癌灶间隔有正常组织和移行带。根据肿瘤发生的间隔时间，将 6 个月内发生的多原发癌称为同时性多原发癌（synchronous carcinoma，SC），超过 6 个月的称为异时性多原发癌（metachronous carcinoma，MC）。

多原发癌发病率比例低，为 0.3%～7.3%。近年随着癌症患者生存周期延长和诊断水平的提高，其发病率呈上升趋势。多原发癌

最常见于同一器官，相同组织来源或成对器官次之，不同系统的组织和器官发生率最低。多原发癌以双原发癌最为常见，消化系统及呼吸系统肿瘤居多，男性多于女性。多原发癌的发病机制尚不明确，可能与以下因素有关：①肿瘤家族史及肿瘤易感基因突变或拷贝数变化；②不良的生活及饮食习惯，自然环境的改变和微生物的感染；③年龄、性别、种族、激素水平等因素，可能会引起致病因素的蓄积和机体免疫功能的下降；④肿瘤放化疗同样可导致继发肿瘤的发生。

多原发癌优先推荐治疗恶性程度高的肿瘤，治疗原则遵循单发恶性肿瘤，多采取以手术为主的综合治疗。多原发癌的预后尚无定论，一般认为多原发癌的预后差于单原发肿瘤，这可能与肿瘤负荷具有一定关系。同时性多原发癌的预后要差于异时性多原发癌，多个癌灶发生时间间隔越短，其预后越差。研究显示，多原发癌的生物学特点与单原发癌相似，根治术后的多原发癌与单原发癌的5年生存率没有统计学差异。

胃肠双原发肿瘤的手术入路包括开腹、腹腔镜及腹腔镜联合开腹等方式。手术入路选择与患者情况、肿瘤数目、癌灶位置、组织病理分级等因素有关。以往多原发胃肠肿瘤以开放手术为主，手术切口从剑突至耻骨上，切口长，创伤大，术后恢复慢，切口并发症率高。Matsui 等报道 3 例接受腹腔镜胃癌及结直肠癌同期切除的患者资料，平均随访时间为 30.7 个月，均未发生复发转移，提示腹腔镜同期切除胃肠道多原发肿瘤根治效果良好。与开放手术相比，腹腔镜手术切口小、术后恢复快、伤口感染发生率低，特别适合肿瘤位置相隔较远的情况，减小开口长度的优势更大。其长期生存率与开腹手术无统计学差异。但是同期手术面临解剖层面复杂、清扫淋巴结范围广、技术难度大、手术时间长等困难。临床医生需根据

笔记

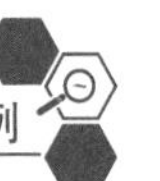

患者情况和自身技术条件，合理选择手术方式，在根治性手术治疗基础上，实现精准化、个性化的微创治疗。

专家点评

多原发癌是一类少见肿瘤，随着肿瘤患者生存时间延长和诊断水平的提高，其诊断率呈上升趋势。临床医生应对所有肿瘤患者提高警惕，避免遗漏病变。完备的内镜和影像学检查有助于提高多原发癌的检出率。同时，也再次证明肿瘤患者定期复查的必要性。相较开放手术，腹腔镜技术明显减少了切口损伤，提高了患者的生活质量。

病例提供者：郭春光　牛鹏辉

点评专家：孙跃民

参考文献

1. MOERTEL C G, BARGEN J A, SOULE E H. Multiple gastric cancers; review of the literature and study of 42 cases. Gastroenterology, 1957, 32(6): 1095 – 1103.

2. OH S J, BAE D S, SUH B J. Synchronous triple primary cancers occurring in the stomach, kidney, and thyroid. Ann Surg Treat Res, 2015, 88(6): 345 – 348.

3. DEMANDANTE C G, TROYER D A, MILES T P. Multiple primary malignant neoplasms: case report and a comprehensive review of the literature. Am J Clin Oncol, 2003, 26(1): 79 – 83.

4. 金峰，饶本强，欧阳学农，等. 3292 例消化系统恶性肿瘤多重癌发生率分析. 中国肿瘤，2003，12(11): 27 – 29.

5. KONG P, WU R, LAN Y, et al. Association between mismatch-repair genetic variation and the risk of multiple primary cancers: a meta-analysis. J Cancer, 2017, 8(16): 3296 – 3308.

6. 范黎，于钊，任军，等. 61 例多原发癌的病种分布和预后分析. 第四军医大学学

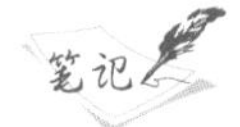

报, 2002, 23(1): 95-96.

7. PARK Y K, KIM D Y, JOO J K, et al. Clinicopathological features of gastric carcinoma patients with other primary carcinomas. Langenbeck Arch Surg, 2005, 390(4): 300-305.

8. TOKUNAGA M, HIKI N, FUKUNAGA T, et al. Laparoscopic surgery for synchronous gastric and colorectal cancer: a preliminary experience. Langenbeck Arch Surg, 2010, 395(3): 207-210.

9. MATSUI H, OKAMOTO Y, ISHII A, et al. Laparoscopy-assisted combined resection for synchronous gastric and colorectal cancer: report of three cases. Surg Today, 2009, 39(5): 434-439.

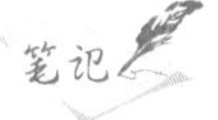

病例 11 腹腔镜胃镜双镜联合治疗十二指肠病变 1 例

病历摘要

患者女性，65 岁。主因“进食后上腹部不适半年”入院。患者于半年前开始出现进食后上腹部不适，伴反酸、胃灼热，1 个月前于当地医院检查发现肿瘤标志物 CA199 升高，进一步行胃肠镜检查。胃镜：胃窦部黏膜略粗糙，幽门圆、持续开放；十二指肠球部可见一大小约 1.0 cm ×0.8 cm 结节样病变，病变宽基底无活动性，表面黏膜粗糙、糜烂（图 11 －1）。超声内镜：隆起处十二指肠壁内可见大小约为 5.5 mm ×3.5 mm 的低回声占位，内部回声均匀，边界清楚，主要位于十二指肠壁的黏膜层及黏膜下层，隆起处十二指肠壁的固有肌层及浆膜层清晰、连续、完整。病变周围未见肿大

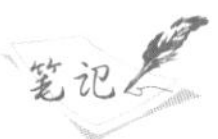

的淋巴结。考虑为神经内分泌瘤，病变主要位于黏膜层和黏膜下层，建议内镜下治疗（图 11－2）。活检病理：神经内分泌瘤，考虑 G1。AE1/AE3（+），CD34（－），ChrA（+），CD56（+），LCA（－），Syno（+），CDX-2（+），Villin（+）。腹部增强 CT：十二指肠壁局部增厚，增厚处约 0.7 cm，增强扫描可见强化。腹腔、腹膜后未见明确肿大淋巴结（图 11－3）。生长抑素受体显像未见明显异常。

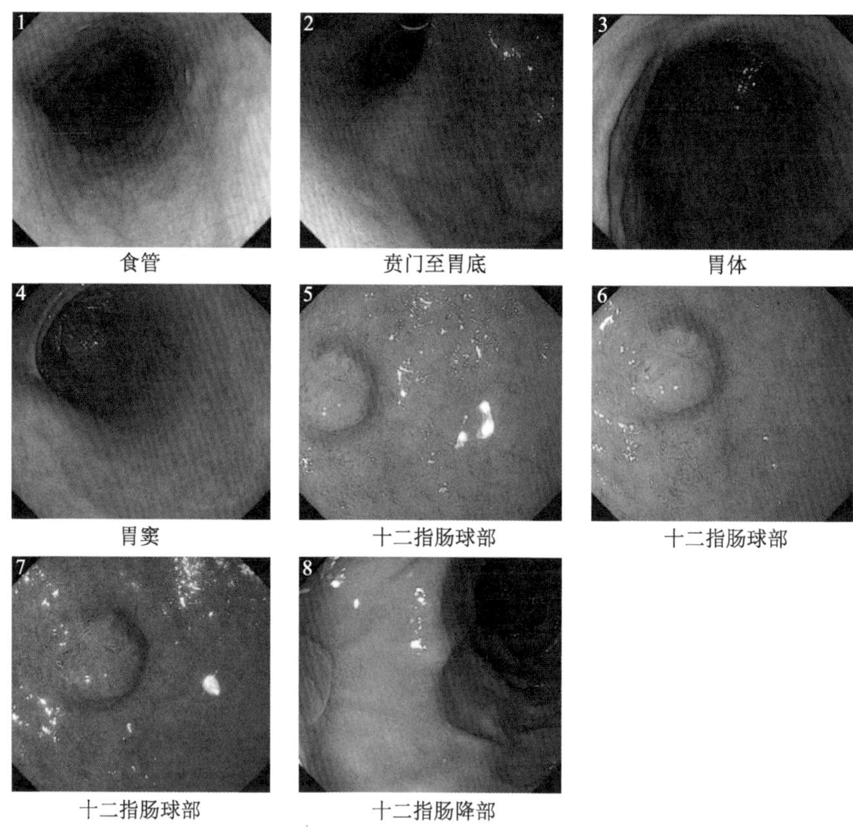

图 11－1　胃镜示十二指肠球部可见一大小约 1.0 cm×0.8 cm 结节样病变

诊断：十二指肠神经内分泌肿瘤（G1）。

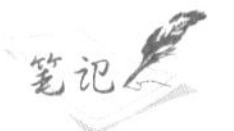

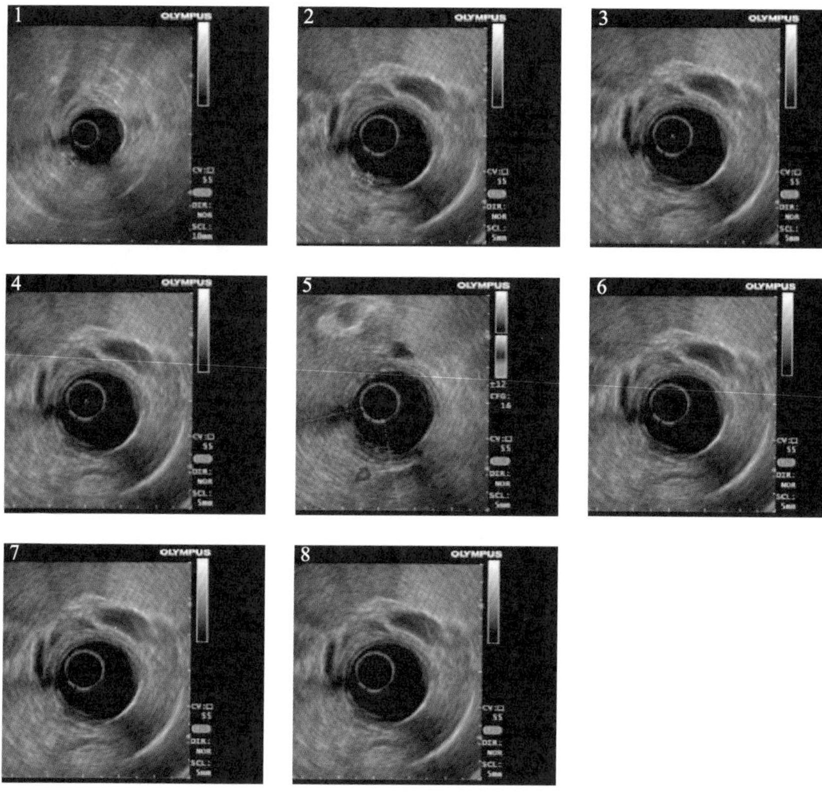

图 11－2　超声内镜

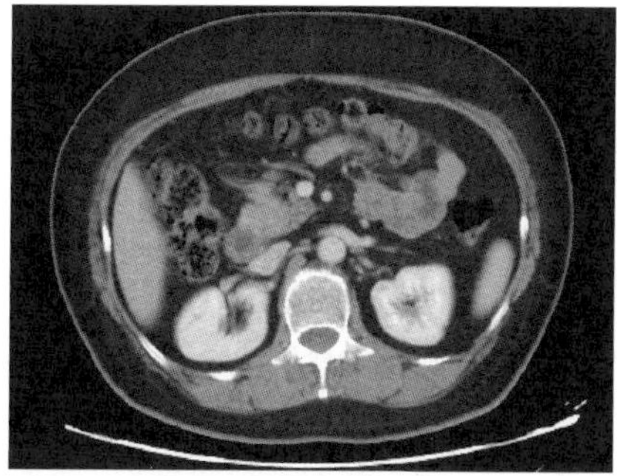

图 11－3　腹部 CT

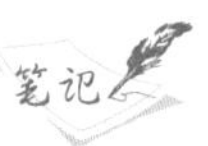

治疗经过

视频 11－1　浆肌层包埋

患者入院后完善检查，十二指肠肿瘤诊断明确，肿瘤位于黏膜下层，奥曲肽显像无分泌活性，考虑为无功能神经内分泌肿瘤。择期行腹腔镜内镜联合十二指肠肿物切除术。患者全身麻醉，手术体位取仰卧位。内镜下探查发现肿瘤位于十二指肠球部前壁，大小约 1 cm，病变宽基底无活动性，病变表面黏膜粗糙、糜烂。术中见病变与固有肌层关系密切、分界不清楚，行内镜下全层切除术（图 11－4）。内镜切除结束后，患者体位由侧卧位改为平躺位，“五孔法”建立气腹。全层缝合十二指肠，浆肌层包埋（视频 11－1）。内镜下检查十二指肠无狭窄，术毕。术后第 1 日鼓励患者床上活动，第 2 日拔除胃管，第 3 日恢复流食，第 9 日出院。根据病理结果，定期复查。

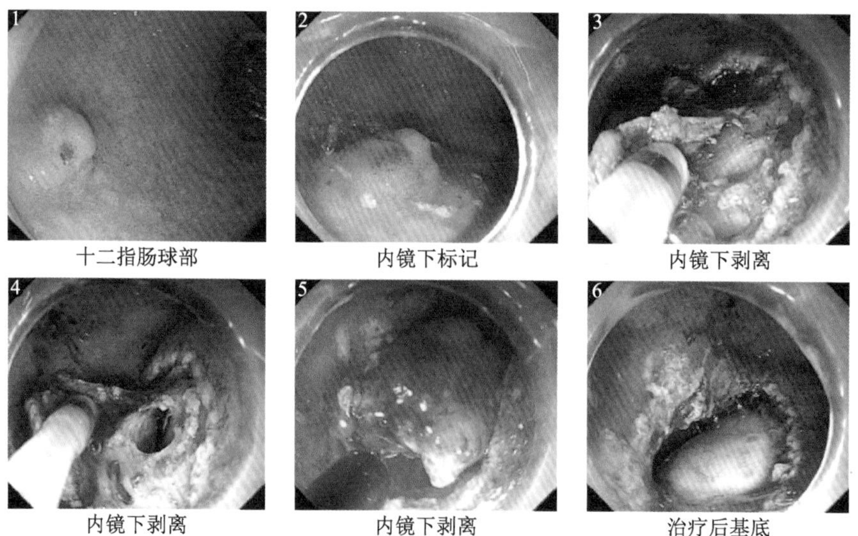

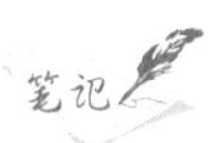
笔记

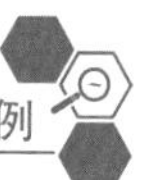

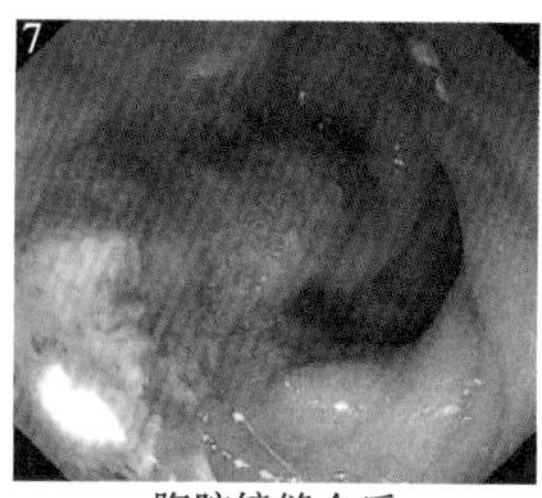

腹腔镜缝合后

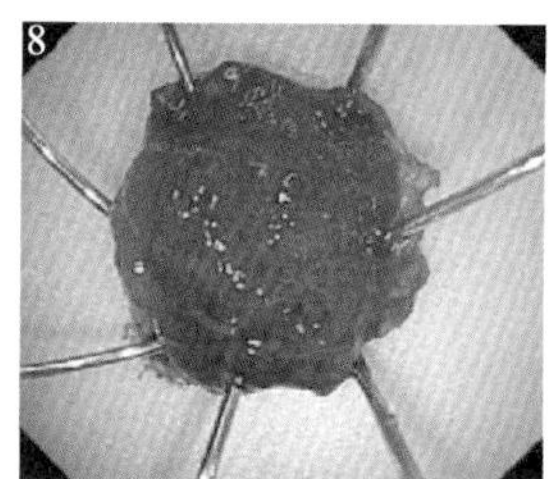

切除后标本

图 11－4　内镜手术操作步骤

病理：十二指肠神经内分泌瘤（G1），肿瘤穿透黏膜下层侵至固有肌浅层，距基底切缘最近 300 μm。未见脉管瘤栓及神经侵犯，黏膜层切缘及基底切缘均未见肿瘤。pTNM 分期：pT2Nx。免疫组化：AE1/AE3(++)，CD56(++)，ChrA(+++)，Ki-67(2%+)，Syno(+++)，Desmin（固有肌+）。

病例分析

神经内分泌肿瘤（NENs）是一类起源于胚胎神经内分泌细胞的肿瘤，其具有神经内分泌标志物，可以产生多肽，发病位置可见于人体多个组织和脏器。近年来，神经内分泌肿瘤的发病率呈上升趋势，其中以胃肠胰神经内分泌肿瘤（GEP-NENs）最为常见，占所有神经内分泌肿瘤的65%～75%。胃肠胰神经内分泌肿瘤中，十二指肠神经内分泌肿瘤（D-NENs）较为罕见，其占比不足5%。临床上多数十二指肠神经内分泌肿瘤生长缓慢，主要表现为非特异的消化系统症状，不易早期发现并诊断。当肿瘤发生破溃出血或阻塞胰胆管时，可表现为消化道出血症状或黄疸。类癌综合征是神经内分泌肿瘤患者的特征性表现，可表现为皮肤潮红、腹泻、腹痛、呼吸困难、心血管异常等。但既往文献报道类癌综合征在十二指肠神经

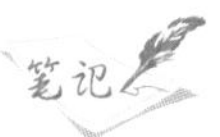

内分泌瘤的发生率较低，且类癌综合征出现多提示肿瘤发生远处转移。

十二指肠神经内分泌肿瘤的定位诊断多依赖于内镜及影像学检查，而定性诊断则侧重组织病理学检查。超声、CT、MRI 检查可发现直径大于1 cm 的肿瘤，检出阳性率为60%~90%，在评估肿瘤与邻近器官、血管的关系，以及周边淋巴结转移、手术可行性、术前分期等方面有指导意义。超声内镜对十二指肠神经内分泌肿瘤的定位具有特殊的优势，可以检出直径小于1 cm 的肿瘤，诊断敏感度高达80%~90%。术前超声内镜检查可以确定肿瘤的大小、浸润的深度、周围邻近脏器有无侵犯以及周围有无肿大的淋巴结，对于肿瘤术前分期、临床治疗方式的选择可以提供很好的指导作用。十二指肠神经内分泌肿瘤的最终确诊需要依靠病理学检查结合免疫组化染色。

十二指肠神经内分泌肿瘤的主要治疗手段包括外科手术及内镜切除。内镜治疗指征：①肿瘤最大直径小于1.0 cm；②肿瘤生长在壶腹区域外；③病变未侵及肌层；④EUS 或 CT 检查未见淋巴结转移；⑤病理结果显示瘤细胞无核分裂象，表现为惰性行为，无转移灶。病变直径在1.0~2.0 cm，超出黏膜下层，经腹腔镜或开腹切除是最好的选择。直径大于2.0 cm，特别是病理提示每高倍视野有丝分裂指数大于2，EUS 提示瘤细胞浸润深部肠壁、肿瘤周围淋巴结受累，CT 和（或）MRI 提示可疑淋巴结受累的病例，推荐采取外科根治性切除。

传统胃肠道肿瘤开腹手术创伤大，术后伤口愈合慢，并发症相对较多。随着微创技术的不断进步，腹腔镜切除在消化道神经内分泌肿瘤治疗中得到了应用和普及。但是，消化道神经内分泌肿瘤多向腔内生长，在某些情况下浆膜层没有明显变化，单纯腹腔镜手术难以准确定位直径较小的肿瘤所在部位，盲目切开肠壁会造成额外

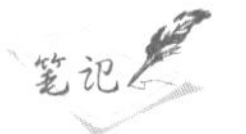

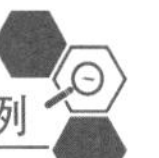

损伤。另一方面，十二指肠壁较胃壁薄，内镜下切除十二指肠内分泌肿瘤发生穿孔及出血的风险较高。近年来，临床上采用内镜联合腹腔镜技术治疗消化道神经内分泌肿瘤取得了良好效果，双镜联合可以充分发挥内镜及腹腔镜手术的优势，视野更加清楚，易于准确定位肿瘤病变部位。同时，双镜联合可以减少手术对患者的创伤，减少术后并发症，加快患者术后康复。Toyonaga 等报道了 1 例十二指肠神经内分泌肿瘤患者，通过内镜指引，成功行十二指肠球部肿瘤的楔形切除。Bowers 等报道了 1 例腹腔镜下十二指肠球后部神经内分泌肿瘤局部切除术的病例。上述两例均采用内镜联合腹腔镜技术，成功对十二指肠神经内分泌肿瘤进行了局部切除术。但是，行腹腔镜局部切除术，尤其是使用吻合器时，应保持足够的手术切缘，同时避免十二指肠狭窄。另一方面，双镜联合技术要求较高，需要手术医师及内镜医师的紧密配合，以及相关辅助器械的创新。

专家点评

十二指肠神经内分泌肿瘤少见，肿瘤生长缓慢，主要表现为非特异性消化系统症状。对于符合指征的十二指肠神经内分泌肿瘤可行腹腔镜联合内镜切除，与开腹切除相比，双镜联合创伤小、并发症少、术后恢复快。相比单纯腹腔镜手术，双镜联合可以最大限度地发挥两项技术的优势——内镜下对病变部位进行准确定位、精准切除，以及腹腔镜下确切缝合，保证手术的安全性和肿瘤的根治性。

病例提供者：郭春光　牛鹏辉

点评专家：赵东兵

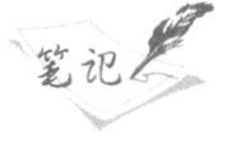

参考文献

1. MASSIRONI S, SCIOLA V, PERACCHI M, et al. Neuroendocrine tumors of the gastro-entero-pancreatic system. World J Gastroenterol, 2008, 14(35): 5377 – 5384.
2. 郭林杰，唐承薇. 中国胃肠胰神经内分泌肿瘤临床研究现状分析. 胃肠病学，2012, 17(5): 276 – 278.
3. 刘忠，李俊强，田大宇，等. 消化系统神经内分泌肿瘤 29 例临床分析. 中华胃肠外科杂志，2013, 16(11): 1084 – 1087.
4. 王祥耀，曾艳，梁浩. 胃十二指肠神经内分泌瘤的诊治及预后分析. 解放军医学杂志，2016, 41(3): 233 – 237.
5. 陈新. 超声内镜在消化道神经内分泌肿瘤诊治及其临床特征分析中的应用. 杭州：浙江大学，2016: 1 – 47.
6. KARAGIANNIS S, ESHAGZAIY K, DUECKER C, et al. Endoscopic resection with the cap technique of a carcinoid tumor in the duodenal bulb. Endoscopy, 2009, 41 Suppl 2: E288 – E289.
7. HAN S L, CHENG J, ZHOU H Z, et al. Surgically treated primary malignant tumor of small bowel: a clinical analysis. World J Gastroenterol, 2010, 16 (12): 1527 – 1532.
8. 李玉强，孙东方，薛小飞. 腹腔镜切除与内镜联合治疗胃肠道肿瘤的临床效果. 临床医学研究与实践，2018, 3(33): 11 – 12.
9. 关莉莉，李秀红. 腹腔镜联合内镜微创治疗胃肠道良性肿瘤效果的临床分析. 中国卫生产业，2014, 11(3): 166 – 167.
10. TOYONAGA T, NAKAMURA K, ARAKI Y, et al. Laparoscopic treatment of duodenal carcinoid tumor. Wedge resection of the duodenal bulb under endoscopic control. Surg Endosc, 1998, 12(8): 1085 – 1087.
11. BOWERS S P, SMITH C D. Laparoscopic resection of posterior duodenal bulb carcinoid tumor. Am Surg, 2003, 69(9): 792 – 795.

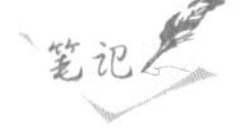

病例 12 完全腹腔镜残胃癌根治术 1 例

病历摘要

患者男性，49 岁。主因“胃癌术后 8 年，复查发现残胃癌半月”入院。患者 8 年前因胃癌于外院行胃大部切除术，Billroth Ⅱ式吻合。病理示低分化腺癌，侵及深肌层，累及小弯侧网膜，淋巴结(0/27)，术后行 6 个周期的化疗。每年规律复查胃镜。本次胃镜复查发现吻合口多处白斑及颗粒样改变，活检示腺癌。腹部查体无阳性体征。肿瘤标志物：CA199、AFP、CEA 均在正常范围内。胃镜：残胃散在白斑，胃肠吻合口充血、粗糙（图 12－1）。病理：残胃印戒细胞癌，胃肠吻合口胃黏膜组织呈慢性活动性炎伴肠上皮化生。腹部增强 CT：胃部分缺如，可见残端与远端肠管高密度吻合影，十二指肠残端可见高密度吻合影（图 12－2）。

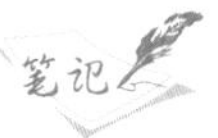

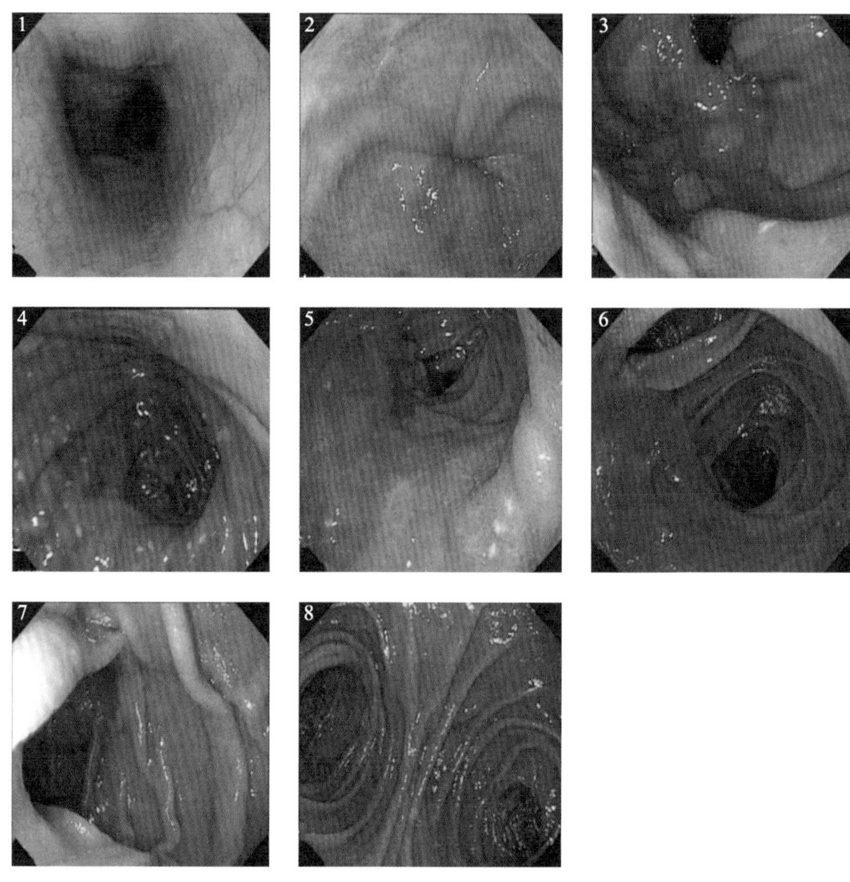

图 12－1　胃镜见残胃黏膜充血、水肿，可见散在白斑

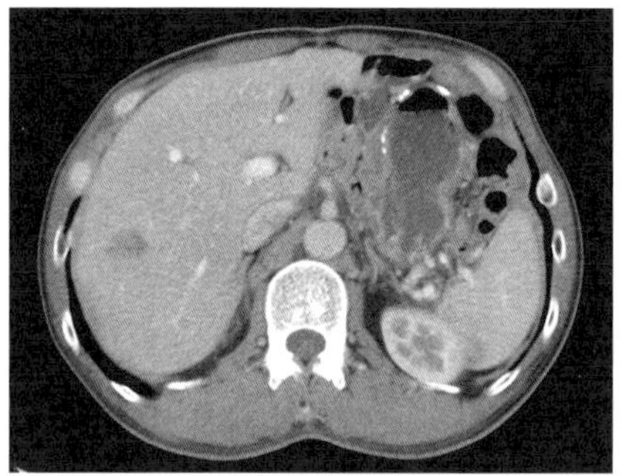

图 12－2　腹部 CT 见胃部分缺如，可见胃残端与远端肠管高密度吻合影

笔记

诊断：残胃癌（cT1N0M0）。

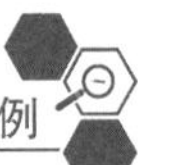

治疗经过

入院后完善相关检查，限期行腹腔镜残胃癌根治术。全身麻醉后，取平卧分腿位。采用“五孔法”放置 Trocar，开放法脐下穿刺建立气腹（压力 12 ~ 15 mmHg），置入 12 mm Trocar 作为观察孔。左侧腋前线肋缘下 2 cm 置入 12 mm Trocar，右侧腋前线肋缘下 2 cm、左锁骨中线平脐上 2 cm 分别置入 5 mm Trocar 作为辅助操作孔，右锁骨中线平脐上 2 cm 置入 12 mm Trocar 作为主操作孔。术者立于患者右侧，助手位于左侧，扶镜者位于两腿之间。腹腔探查，未见肿瘤转移表现。腹腔粘连严重，残胃与原腹部切口、近端小肠、肝左叶脏面粘连紧密。肿瘤位于残胃，多点分布，大小为 2 ~ 3 mm，未侵及肌层，周围未见肿大淋巴结。分解粘连，明确原消化道重建方式为结肠前 Billroth Ⅱ式 + Braun 吻合，胃肠吻合口至肠肠吻合口间距约 20 cm（视频 12 - 1，12 - 2，12 - 3）。

视频 12 - 1　分离腹壁粘连

视频 12 - 2　分离肠间粘连

视频 12 - 3　分离肝脏粘连

注意保护结肠，于原肠肠吻合口远端依次离断输入袢和输出袢。向贲门方向游离切断胃短血管，清扫 4sa 组淋巴结及 2 组淋巴结，显露左侧膈肌脚。沿胃小弯，向上游离至贲门右侧，离断贲门双侧迷走神经，清扫部分下纵隔淋巴结。裸化 5 cm 下段食道待吻合。提起远端空肠，行食管—空肠 π 型吻合，直线切割闭合器闭合

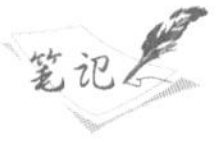
笔记

共同开口（视频 12－4）。距食管空肠吻合口远端 40 cm，行远端空肠与近端空肠侧侧吻合。术程顺利。

视频 12－4 食管—空肠 π 式吻合

术后第 2 天口服碘海醇造影，造影剂流过通畅，未见外渗。术后第 4 天排气，进流食。术后第 7 天拔除引流管，第 8 天出院。

病理：（大体标本）残胃切除标本，小弯长 11.5 cm，大弯长 13.5 cm，下附吻合口小肠，分别长 29 cm 及 35 cm，其一切缘宽 4 cm，其二切缘宽 5 cm，胃壁黏膜灰褐，散在点状灰黄，上附疑似少许食管长 0.8 cm，宽 2.5 cm。（镜下诊断）残胃壁组织中见散在小灶低分化腺癌，呈印戒细胞癌形态（Lauren 分型：弥漫型），肿瘤局限于胃黏膜固有层，未见明确脉管瘤栓及神经侵犯。肿瘤未累及小肠及食管胃交界。周围胃黏膜固有层散在泡沫细胞聚集。小肠黏膜组织局灶血管增生，乳糜管扩张。小肠切缘未见癌。下纵隔淋巴结：神经及纤维组织，未见淋巴结转移。TNM 分期：pT1aN0M0。

病例分析

1922 年，美国学者 Balfour 等最早提出残胃癌概念，指因良性疾病行胃大部切除后残胃发生的原发癌。国内第九版《外科学》中，残胃癌的定义为因良性疾病行胃大部切除术后五年以上，残胃出现的原发癌，发生率约 2%。近年来，随着内镜治疗的进展及质子泵抑制剂的应用，以手术方式治疗良性疾病的病例越来越少。同时，随着胃癌筛查的普及和外科手术的规范化，胃癌患者长期生存率明显提高。临床上，胃癌术后残胃出现原发癌的病例逐渐增加。

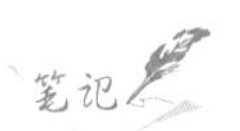

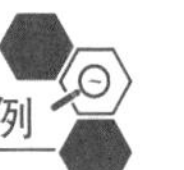

因此，20世纪90年代，日本学术界将残胃癌的概念外延至因良性病变行胃大部切除术后5年以上，或因胃癌行胃大部切除术后10年以上残胃发生的原发癌。1982年，日本学者Ichikawa认为，由于无法有效区别新发癌和复发癌，倡议不再明确定义“残胃癌”，而提出“残胃上的癌”概念。此定义不再区分首次疾病性质及特定时间间隔，但需详细标注初次手术病变性质、术后时间间隔及残胃癌病灶部位。经过多轮探讨，最新版日本《胃癌处理规约》采纳此概念，以期客观描述残胃癌的临床特征。与日本早期胃癌为主的流行病学特征不同，我国进展期胃癌比例高，胃癌术后局部复发率和切缘阳性率均较高。有鉴于此，《中国残胃癌定义的外科专家共识意见（2018年版）》认为，“残胃上的癌”不等同于“残胃癌”，为避免造成临床应用的混乱，建议仍保留此前的“残胃癌”定义，即良性疾病行胃切除术后5年以上或胃癌行胃切除术后10年以上，残胃出现的新发癌。

因淋巴回流方向改变，残胃癌的淋巴结清扫范围有待统一。残胃癌淋巴结转移研究结果显示，贲门右（No.1）淋巴结转移率为30.8%、贲门左（No.2）淋巴结33.3%、胃小弯（No.3）淋巴结44.4%、胃左动脉旁（No.7）淋巴结33.3%、肝总动脉（No.8a）淋巴结和腹腔动脉干（No.9）淋巴结23.5%、脾门（No.10）淋巴结21.4%、脾动脉（No.11）淋巴结14.2%。日本胃癌研究学会推荐残胃癌应清扫No.1、No.2、No.3、No.4、No.7、No.8、No.9、No.10、No.11、No.12和No.13淋巴结。Han等提出，受到首次手术影响，不同吻合方式残胃癌淋巴引流范围亦有不同。Billroth Ⅰ术后淋巴清扫范围应囊括No.17组淋巴结，Billroth Ⅱ术后应增加清扫空肠系膜淋巴结。梁寒认为，残胃癌淋巴结清扫范围应超过D2要求，除清扫第二站淋巴结外，还应包括胰腺前方（No.17）、胰

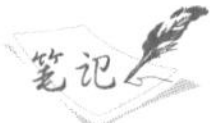

腺后方（No.13）、肠系膜上静脉根部（No.14v）、空肠系膜淋巴结以及脾门（No.10）、膈下（No.19）、食管裂孔（No.20）、下段食管旁（No.110）和膈上（No.111）淋巴结。

外科手术是治疗残胃癌的主要手段。残胃手术难度较大，患者往往腹腔粘连严重，解剖层次不清，侵犯周围脏器，既往多采用开腹残胃癌根治术。自1994年Kitano等报道首例腹腔镜胃癌根治术以来，腹腔镜胃癌手术凭借其创伤小、出血少、术后恢复快的优势已成为早期胃癌的标准手术方式。2005年，Yamada等首次开展腹腔镜残胃癌手术获得成功。近年，随着腹腔镜胃癌手术的广泛应用和技术成熟，腹腔镜残胃癌手术逐渐增多。一项比较2005—2014年间残胃癌开放手术和腹腔镜手术差异的荟萃分析显示，腹腔镜手术虽然耗时较长，但淋巴结清扫数目及术后长期生存率两者相当。而且，腹腔镜手术可显著减少术中出血。上述结果显示，随着临床医生渡过学习曲线，腹腔镜治疗残胃癌的优势可逐渐被发挥出来，如气腹状态可使解剖层面显露更充分、腹腔镜放大效应有助减少出血等。

与开放手术不同，腹腔镜残胃手术有其自身特点。首次手术后，残胃常退缩于左上腹，术者立于患者右侧更方便操作。为避免放置Trocar引起损伤，建议远离首次手术部位，在开放直视状态下放置第一个穿刺器。利用气腹形成的张力，松解腹腔粘连。根据情况，选择性松解腹腔粘连，有时，粘连更利于手术显露和操作。当难以区分术后粘连和癌性侵犯时，要及时中转开放手术，甚至联合脏器切除，以保证肿瘤切除的根治性。

残胃癌预后与原发近端胃癌相似。虽然有观点认为，相比原发近端胃癌，残胃癌预后更差。但是Shimada等纳入20篇文献，906例残胃癌患者的Meta分析显示，两者长期生存率并无差异。

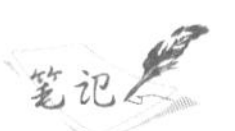

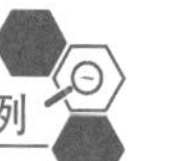

专家点评

随着时代发展和疾病谱的变化，残胃癌的发病率呈上升趋势，其定义的内涵和外延也有所变迁。现代外科中，但求更好的追求一直激励着外科医生不断探索各种微创技术的可能性。随着技术积累，腹腔镜手术确实带来了诸多惊喜。但本质上，腔镜手术仍然只是一种外科技术，决定患者预后的仍然是合理的手术范围和规范的技术操作。鉴于残胃癌的复杂性，我们依然需要客观看待新技术的优劣势，扬长避短，避免为了技术而技术，坚持以肿瘤根治效果为前提，让微创手术真正造福于患者。

病例提供者：郭春光　李泽锋

点评专家：郭春光

参考文献

1. BALFOUR D C. Factors influencing the life expectancy of patients operated on for gastric ulcer. Ann Surg, 1922, 76(3): 405 - 408.
2. 陈孝平，汪建平，赵继宗. 外科学. 9 版. 北京：人民卫生出版社，2018，345.
3. ZHANG S W, SUN K X, ZHENG R S, et al. Cancer incidence and mortality in China, 2015. JNCC, 2020, 1(1): 2 - 11.
4. TANIGAWA N, NOMURA E, LEE S W, et al. Current state of gastric stump carcinoma in Japan: based on the results of a nationwide survey. World J Surg, 2010, 34(7): 1540 - 1547.
5. KIDOKORO T, HAYASHIDA Y, URABE M. Long-term surgical results of carcinoma of the gastric remnant: a statistical analysis of 613 patients from 98 institutions. World J Surg, 1985, 9(6): 966 - 971.
6. 高志冬，姜可伟，叶颖江，等.《中国残胃癌定义的外科专家共识意见(2018 年版)》解读. 中华胃肠外科杂志，2018，21(5)：486 - 490.

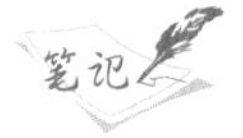

7. 胡祥，张驰. 第 15 版日本《胃癌处理规约》拔萃. 中国实用外科杂志，2018，38(5)：520－528.

8. 中国残胃癌诊治协作组. 中国残胃癌定义的外科专家共识意见(2018 年版). 中华胃肠外科杂志，2018，21(5)：483－485.

9. LI F X，ZHANG R P，LIANG H，et al. The pattern of lymph node metastasis and the suitability of 7th UICC N stage in predicting prognosis of remnant gastric cancer. J Cancer Res Clin Oncol，2012，138(1)：111－117.

10. Japanese Gastric Cancer Association. Japanese classification of gastric carcinoma-2nd English edition. Gastric Cancer，1998，1(1)：10－24.

11. HAN S L，HUA Y W，WANG C H，et al. Metastatic pattern of lymph node and surgery for gastric stump cancer. J Surg Oncol，2003，82(4)：241－246.

12. 梁寒. 残胃癌手术需要注意的问题. 中华胃肠外科杂志，2018，21(5)：502－506.

13. KITANO S，ISO Y，MORIYAMA M，et al. Laparoscopy-assisted Billroth Ⅰ gastrectomy. Surg Laparosc Endosc，1994，4(2)：146－148.

14. YAMADA H，KOJIMA K，YAMASHITA T，et al. Laparoscopy-assisted resection of gastric remnant cancer. Surg Laparosc Endosc Percutan Tech，2005，15(4)：226－229.

15. TSUNODA S，OKABE H，TANAKA E，et al. Laparoscopic gastrectomy for remnant gastric cancer：a comprehensive review and case series. Gastric Cancer，2016，19(1)：287－292.

16. BOOKA E，KAIHARA M，MIHARA K，et al. Laparoscopic total gastrectomy for remnant gastric cancer：a single-institution experience. Asian J Endosc Surg，2019，12(1)：58－63.

17. KITADANI J，OJIMA T，NAKAMURA M，et al. Safety and feasibility of laparoscopic gastrectomy for remnant gastric cancer compared with open gastrectomy：single-center experience. Medicine(Baltimore)，2021，100(4)：e23932.

18. 张人超，徐晓武，牟一平，等. 腹腔镜手术治疗残胃癌 7 例分析. 中华胃肠外

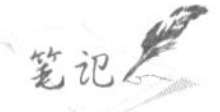

科杂志, 2016, 19(5): 553－556.

19. SHIMADA H, FUKAGAWA T, HAGA Y, et al. Does remnant gastric cancer really differ from primary gastric cancer? A systematic review of the literature by the Task Force of Japanese Gastric Cancer Association. Gastric Cancer, 2016, 19(2): 339－349.

笔记

病例 13
减孔腹腔镜远端胃癌根治术 1 例

病历摘要

患者男性，29 岁。主因“检查发现胃窦癌 1 周”入院。患者 1 周前因咽部不适于外院行胃镜检查：见环窦腔 2/3 周不规则隆起性肿物，表面见多处溃疡及糜烂灶，黏膜粗糙，病变与周围组织分界不清，向上累及胃角，向下距幽门环 2 cm（图 13－1）。病理示低分化腺癌，部分呈印戒细胞癌形态。腹盆腔 CT：胃窦部改变，浆膜面光整，请结合镜检；腹腔及腹膜后未见肿大淋巴结（图 13－2）。

诊断：胃窦癌（cT2N0M0）。

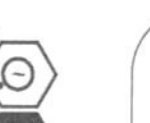

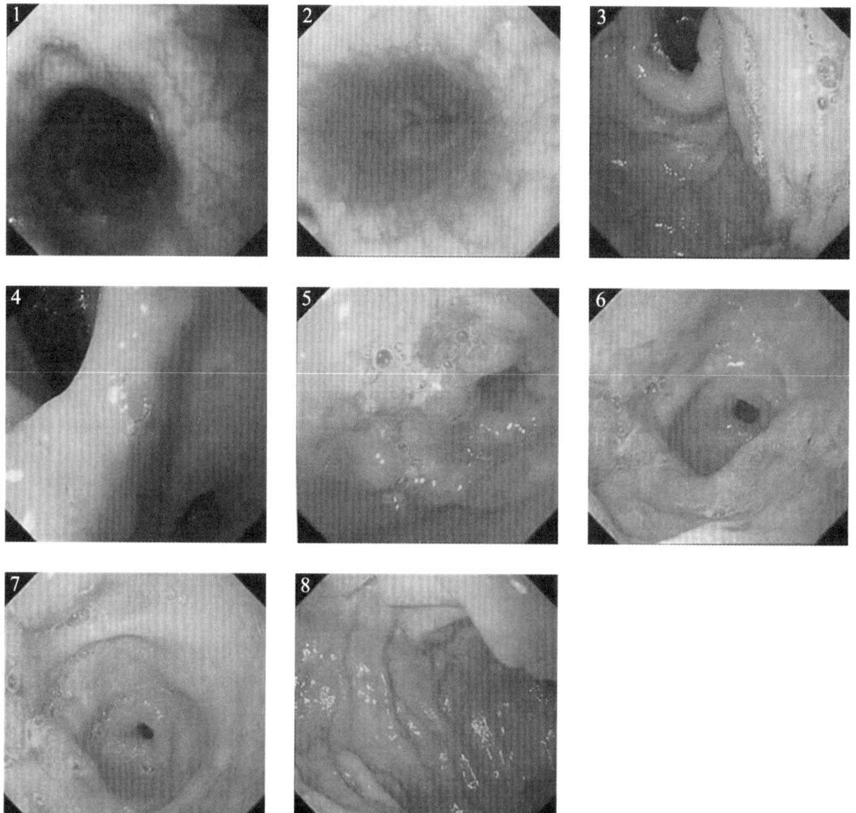

图 13－1　胃镜可见胃窦环周隆起及表面溃疡

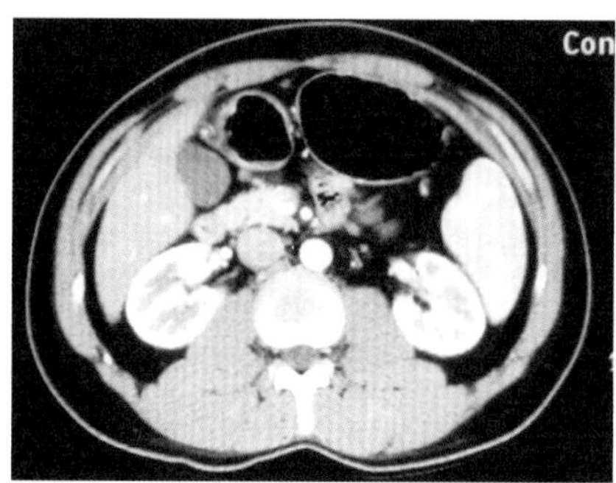

图 13－2　CT 所见胃窦部改变

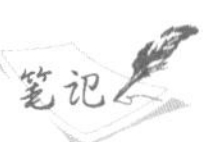

治疗经过

视频 13－1 减孔腹腔镜远端胃癌根治术

完善术前检查后，行减孔腹腔镜远端胃癌根治术（Billroth Ⅱ式吻合＋Braun 术）。术中行腹腔镜探查，肿瘤位于胃窦大弯侧，约 2 cm×3 cm，肉眼未侵达浆膜，幽门上、幽门下、肝总动脉旁、胃左动脉旁未见肿大淋巴结。术后取绕脐切口长约 5 cm，取出标本（视频 13－1）。术后第 11 天拔除左侧腹腔引流，术后第 13 天拔除右侧腹腔引流，术后第 14 天出院。

病理：距下切缘 2.5 cm 处，见局限溃疡型肿物，大小 2.0 cm×2.0 cm×0.7 cm，切面灰白、质硬、界不清，累及肌层。镜下诊断：胃局限溃疡型低分化腺癌，Lauren 分型：弥漫型，部分呈印戒细胞癌形态，侵及黏膜下层，未见明确神经侵犯及脉管瘤栓。肿瘤未累及幽门环及大网膜。周围胃黏膜呈慢性萎缩性炎，伴肠上皮化生。上、下切缘均未见癌。淋巴结未见转移性癌（0/30）。诊断：pT1bN0M0。

病例分析

随着微创理念的更新，以及腹腔镜设备、器械和技术的进步，减孔腹腔镜手术应运而生。减孔腹腔镜手术（reduced port laparoscopic surgery，RPLS），顾名思义，是指比常规腹腔镜手术采取更少切口的腹腔镜手术，其极致就是单孔腹腔镜手术（single-incision laparoscopic surgery，SILS）。减孔/单孔腹腔镜胃切除术比传统的五孔腹腔镜胃切除术创伤更小，美容效果更好，术后疼痛更

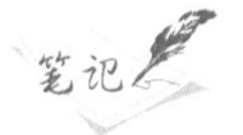

轻，恢复更快，自2011年首次报道单孔腹腔镜远端胃切除术以来，其安全性已经得到初步证实。从一开始的远端胃切除，到后来的全胃切除及近端胃切除，单孔/减孔腹腔镜胃切除术在胃癌中的应用呈蓬勃发展之势。

2016年，日本Kunisaki报道了165例减孔腹腔镜胃癌手术，其纳入的病例术前临床诊断均为Ⅰ/Ⅱ期患者，采用脐部切口+1孔的入路，从短期及长期结局来看均显示出令人满意的结果。2019年，有研究者将单孔腹腔镜手术用于进展期胃癌，结果显示，单孔腹腔镜组的失血量少，术后住院时间较短，表明单孔腹腔镜手术治疗进展期胃癌是安全可行的，且具有较好的短期疗效。

目前，减孔/单孔腹腔镜胃癌手术仍处于探索阶段。国外文献建议减孔/单孔腹腔镜手术应用于身材相对苗条且内脏脂肪少的早期胃癌患者，特别是年轻女性。为规范减孔腹腔镜胃癌手术发展，国内专家共识建议单孔加一腹腔镜胃癌手术指征为：①BMI≤25 kg/m^2；②肿瘤位于胃窦或胃体部；③无中上腹部手术史；④结合术前超声胃镜、腹部（盆腔）CT或MRI检查，临床分期评估为$cT_{1b-3}N_{0-1}M_0$的患者。

减孔/单孔腹腔镜胃癌手术难度大、技术要求高，尤其是单孔腹腔镜手术，其器械与光源平行，容易形成同轴效应；器械存在筷子效应；并且单孔腹腔镜手术由一位术者进行操作，缺少助手协助。因此，相对于减孔腹腔镜手术，纯单孔腹腔镜胃癌手术难度更大，对术者的个人技术要求更高，目前尚未广泛开展。在国外，为了降低手术难度，有研究通过达芬奇机器人手术来进行操作，但机器人手术费用高昂，无法做到普遍实施。

就减孔/单孔腹腔镜胃癌根治术的技术操作而言，燕速等认为难点在于术中如何维持组织间适度的张力，要求培养主刀医师左右

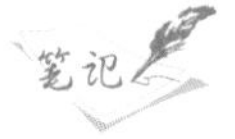

手间的协调配合能力，抓钳和能量器械间通过向不同方向的牵引维持适度张力。此外，借助纱条的阻隔作用避免损伤周围组织及提供合适的解剖空间。根据需要随时调整患者体位，利用大网膜及周围组织的重力作用，减少大网膜、横结肠肝曲、脾曲及胰腺对视线的阻挡。腔内吻合时，食管残端、空肠开口处预置牵引线，将牵引线向直线切割吻合器插入的反向适度牵引，配合完成吻合。

本病例肿瘤偏早，采用减孔腹腔镜（三孔）的手术方式完成全腔镜下的远端胃切除、D2 淋巴结清扫及 Billroth Ⅱ式消化道重建，手术过程比较顺利。三孔法可以避免器械之间的筷子效应，但是因为缺乏助手的帮助，张力维持仍有一定困难，借助重力及周围自然粘连形成的牵引有利于手术操作。

专家点评

减孔/单孔腹腔镜胃癌根治术除遵循胃癌 D2 淋巴结清扫原则外，还需注意手术视野的暴露和张力的维持。当术中出现操作困难导致手术难以继续进行时，可根据实际情况加孔或中转开腹，一切以保证根治及手术安全为前提。减孔/单孔腹腔镜技术从传统腹腔镜手术的基础上发展而来，具有较高的临床价值。但新技术的应用，必须在保证手术安全性的前提下进行。

病例提供者：周红　郭春光

点评专家：赵东兵

参考文献

1. OMORI T, OYAMA T, AKAMATSU H, et al. Transumbilical single-incision laparoscopic distal gastrectomy for early gastric cancer. Surg Endos, 2011, 25(7): 2400－2404.

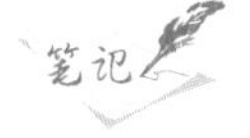

2. ERTEM M, OZVERI E, GOK H, et al. Single incision laparoscopic total gastrectomy and d2 lymph node dissection for gastric cancer using a four-access single port: the first experience. Case Rep Surg, 2013, 2013: 504549.

3. AHN S H, PARK D J, SON S Y, et al. Single-incision laparoscopic total gastrectomy with D1 + beta lymph node dissection for proximal early gastric cancer. Gastric Cancer, 2014, 17(2): 392 – 396.

4. LEE C M, PARK D W, JUNG D H, et al. Single-port laparoscopic proximal gastrectomy with double tract reconstruction for early gastric cancer: report of a case. J Gastric Cancer, 2016, 16(3): 200 – 206.

5. KUNISAKI C, MAKINO H, YAMAGUCHI N, et al. Surgical advantages of reduced-port laparoscopic gastrectomy in gastric cancer. Surg Endosc, 2016, 30(12): 5520 – 5528.

6. OMORI T, FUJIWARA Y, YAMAMOTO K, et al. The safety and feasibility of single-port laparoscopic gastrectomy for advanced gastric cancer. J Gastrointest Surg, 2019, 23(7): 1329 – 1339.

7. INAKI N, TSUJI T, DODEN K, et al. Reduced port laparoscopic gastrectomy for gastric cancer. Transl Gastroenterol Hepatol, 2016, 1: 38.

8. 中国医师协会微无创专业委员会外科单孔学组. 单孔加一腹腔镜胃癌手术操作专家共识(2020 版). 腹腔镜外科杂志, 2021, 26(1): 7 – 12.

9. LEE S, KIM J K, KIM Y N, et al. Safety and feasibility of reduced-port robotic distal gastrectomy for gastric cancer: a phase Ⅰ/Ⅱ clinical trial. Surg Endosc, 2017, 31(10): 4002 – 4009.

10. SEO W J, SON T, SHIN H, et al. Reduced-port totally robotic distal subtotal gastrectomy for gastric cancer: 100 consecutive cases in comparison with conventional robotic and laparoscopic distal subtotal gastrectomy. Sci Rep, 2020, 10(1): 16015.

11. 燕速, 马新福, 赵康, 等. 单孔及减孔腹腔镜胃癌根治术的技术难点解析. 中华消化外科杂志, 2019, 18(3): 222 – 228.

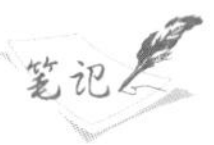

病例 14 胃癌合并脊柱后凸畸形行腹腔镜手术 1 例

病历摘要

患者男性，60 岁。主因“上腹不适半年”入院。患者半年前无明显诱因出现上腹不适，服用中药效果不佳。1 个月前胃镜检查提示胃体溃疡，病理示分化差的腺癌，部分呈印戒细胞癌形态。既往有糖尿病、高血压病史，长期吸烟史。40 余年前患“脊髓灰质炎”留下肌肉萎缩综合征后遗症，并出现脊柱后凸畸形。患者坐轮椅推入病室，脊柱极度侧弯扭曲，不能站立。腹部查体无阳性体征。CEA、CA199、CA242 皆在正常范围。胃镜：距门齿 40 ~ 44 cm 胃体上部可见一溃疡型肿物（图 14 - 1）。腹部增强 CT：胃体大弯侧增厚，外膜毛糙，胃癌（图 14 - 2）。肺功能检查提示重度限制性通气功能障碍。

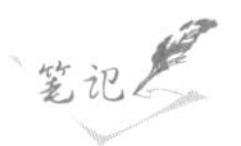

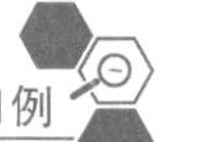

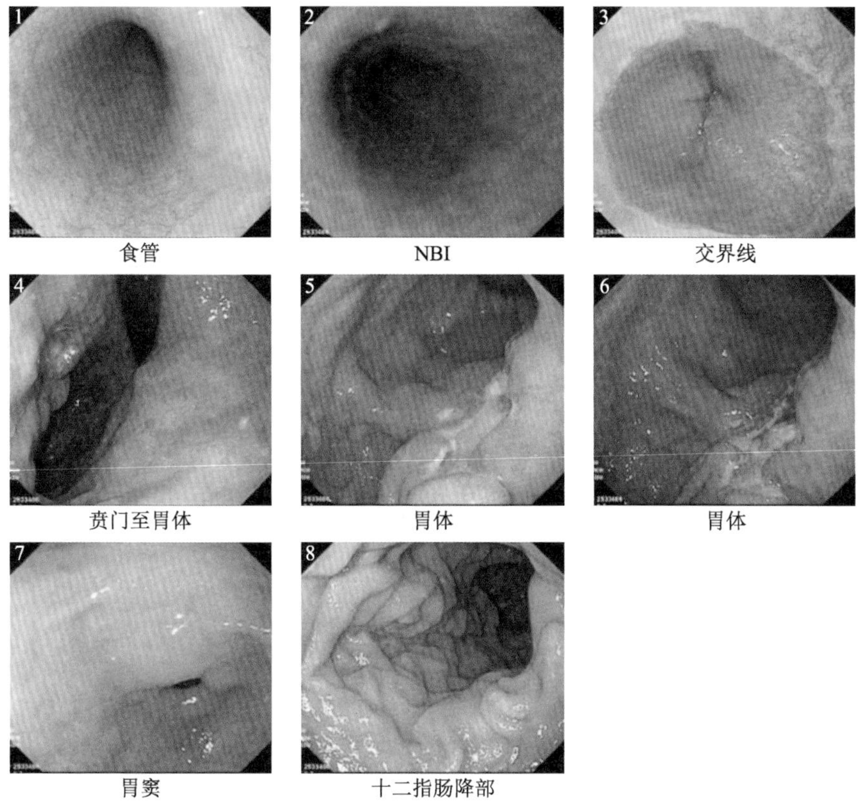

图 14－1　胃镜示距门齿 40～44 cm 胃体上部可见一溃疡型肿物

诊断：胃癌（cT4N0M0），糖尿病，高血压病，脊髓灰质炎后肌肉萎缩综合征，脊柱后凸畸形，重度限制性通气功能障碍。

治疗经过

完善相关检查，择期行腹腔镜全胃切除术。手术步骤及技术要点：患者行气管插管，全身麻醉。取平卧分腿位。采用“五孔法”放置 Trocar，术者立于患者左侧，助手位于右侧，扶镜者位于两腿之间。常规进行腹腔探查。术中可见肿瘤呈溃疡型，位于胃大弯侧中部，距胃食管交界线大于2 cm，大小3 cm×3 cm×2 cm。肝、胆、脾及腹盆腔未见转移。根据探查情况决定行完全腹腔镜根治性全胃

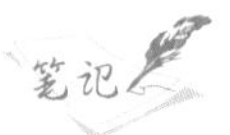

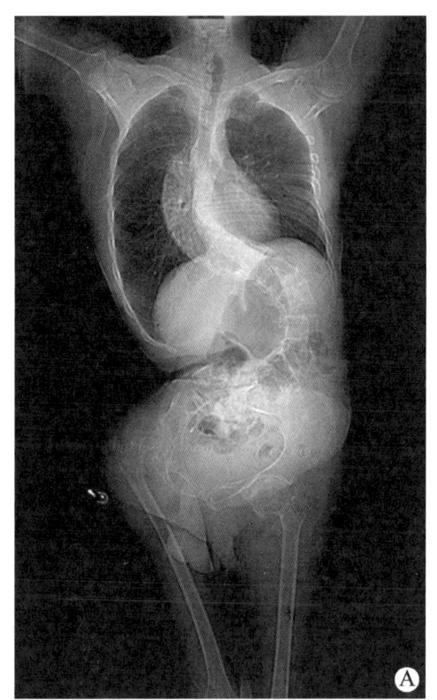
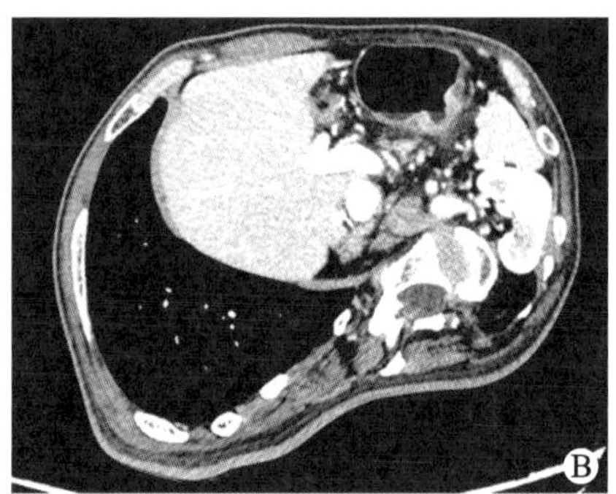
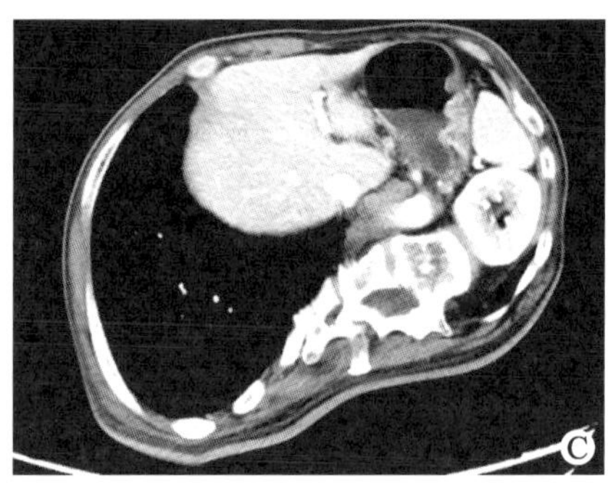

A：脊柱严重畸形；B：胃体大弯侧胃壁局部增厚，最厚处 1.7 cm，明显不均匀强化，外膜毛糙；C：胃左区可见小淋巴结，短径约 0.5 cm。

图 14－2　初诊腹部增强 CT

切除（D2，Overlap，Roux-en-Y 吻合）。术程顺利。术毕转 ICU 观察。术后第 1 天病情平稳，由 ICU 转回病房。第 6 天排气，拔除胃管后进流食。第 10 天拔除腹腔引流管。第 12 天出院。

病理：胃浸润溃疡型中低分化腺癌（Lauren 分型：混合型），部分呈印戒细胞癌形态。肿瘤浸润固有肌层，侵及浆膜下纤维脂肪组织。可见神经侵犯，未见明确脉管瘤栓。肿瘤未累及幽门、十二指肠及大网膜。上下切缘未见癌。淋巴结未见转移癌（0/25）。TNM 分期：pT3N0M0，Ⅱa 期。

病例分析

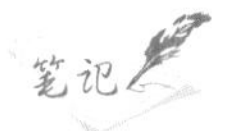

近年来，随着腹腔镜技术日臻成熟，腹腔镜已应用于多种疾病

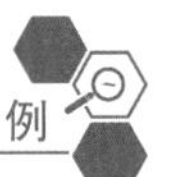

的微创治疗，受到各大医学中心及患者的青睐。解剖畸形患者是一类特殊手术群体，长期畸形导致呼吸、循环、腹腔内脏器官及血管关系改变，兼之畸形特殊体位对手术摆位的影响，给传统手术及术后护理造成困难，对腹腔镜手术更是挑战。脊柱后凸患者的手术操作、术中管理和围术期处理皆与普通患者有很大不同，完善的术前评估、功能锻炼，以及精细手术操作，对患者顺利康复都有重要作用。

1．术前评估及功能锻炼

脊柱后凸患者因长期畸形压迫胸腔变形，往往合并限制性通气障碍，术后极易因疼痛、咳痰无力继发肺炎、呼吸功能衰竭。因此，术前应与麻醉医生共同评估手术风险并进行肺功能训练，如深呼吸、吹气球等。进行健康宣教，严格戒烟。术前予以雾化吸入、化痰治疗，鼓励排痰，减少术后低氧血症的发生。严重脊柱后凸可能造成患者腹腔内解剖变异，特别是重要脏器、血管在畸形发育中出现扭曲等情况。有报道建议复杂手术前应进行血管重建，明确主要血管的变异走行，从而避免血管损伤。

2．术中体位及手术操作

严重脊柱后凸所致的畸形体位常对患者手术体位的摆放、固定，以及麻醉气管插管造成困难。麻醉过程中，不仅需要关注是否有颈椎受累使活动受限，更要注意关节骨折、脱位问题。由于患者难以像正常患者平躺，麻醉后身体凸起存在皮肤按压损伤、关节骨折等隐患。因此，推荐患者颈部垫软枕，托起合适角度，应用可视喉镜气管插管，仔细检查身体不平整部位，给予适当防护。

因脊柱后凸畸形造成胸腹腔形态改变，腹腔内脏可能出现向上后方移位的情况，制定手术方案时应有所考虑。另外，此类患者多身材矮小，缩小了剑突到耻骨联合的间距。因此，在穿刺孔的布置上也应该酌情调整，避免器械间的碰撞影响。

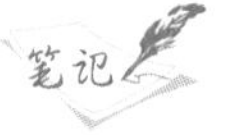

3. 围手术期管理

脊柱后凸畸形不仅导致胸腔异常，肺功能受损，而且这类患者往往有较多营养问题及相应合并症，需予更多关注。本例患者术前合并症多，入院后即调控血糖，监测血压。患者术前存在长期吸烟史，肺功能检查提示重度限制性通气功能障碍。因此，术前予以健康宣教，戒烟，每日雾化3次，鼓励雾化后咳痰，吹气球锻炼肺功能。根据营养风险给予干预，调整肠内营养制剂。充分沟通病情及替代治疗方案，明确手术风险。

脊柱后凸是最为常见的一种脊柱畸形，一般由脊柱外伤、脊柱炎、脊柱结核等疾病导致。脊柱后凸畸形的体征较为典型，疾病导致人体原有直立体位改变，使患者为佝偻状，无法直立，俗称驼背。患者多身材矮小，常造成胸腔严重畸形，以致不同程度的肺功能障碍。同时，由于脊柱横向侧凸，胸廓改变，腹腔操作空间受到挤压，一些复杂的开放手术难度大大增加。目前国内报道多例严重脊柱后凸患者行腹腔镜胆囊切除术、腹腔镜阑尾切除术，但鲜有复杂手术报道。经术前仔细评估后，本治疗团队为患者实行了完全腹腔镜全胃切除手术。我们认为，尽管该例患者的腹腔空间缩小，类似儿童，但是可以充分发挥腹腔镜手术擅长狭小空间操作的优势。特别是采用全腔镜下消化道重建，避开了胸廓过度下移致开放手术处理食管空肠吻合位置深、暴露难的窘境。小切口减轻患者术后疼痛的同时，非常有利于长期吸烟者克服术后排痰怕疼的心理障碍，加快了术后恢复的进程。

专家点评

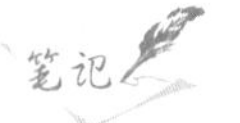

解剖畸形者的特有变异往往给传统开放手术造成困难。鉴于腹

腔镜手术适合位置深、小空间操作的特点，可能较开放手术更具有其独特优势。特别是完全腹腔镜技术的开展，进一步缩小损伤，更适合伴随多种合并症的患者。相信随着对腹腔镜技术理解的加深，腔镜手术将会有更广阔的应用前景。

病例提供者：王童博　郭春光

点评专家：郭春光

参考文献

1. 尹志成，宣巍，张兴旺，等. 严重脊柱后凸畸形患者腹腔镜腹部手术三例报告. 中华腔镜外科杂志(电子版)，2020，13(6)：377－380.
2. 吴政谦，刘阳文，孔德钱. 胆囊良性疾患并脊柱后凸畸形病人的腹腔镜胆囊切除术. 微创医学，2009，4(1)：15－16.
3. RAW D A, BEATTIE J K, HUNTER J M. Anaesthesia for spinal surgery in adults. Br J Anaesth, 2003, 91(6): 886－904.
4. ZAKOJI H, MIYAMOTO T, KIRA S, et al. Complete laparoscopic nephroureterectomy for the upper urinary tract urothelial carcinoma in a female patient with severe senile kyphosis: an initial case report. J Endourol Case Rep, 2015, 1(1): 56－58.
5. YAO S Y, IKEDA A, TADA Y. Reduced port laparoscopic surgery for colon cancer in a patient with tuberculous kyphosis and dwarfism: a rare case and literature review. Wideochir Inne Tech Maloinwazyjne, 2015, 10(2): 275－281.
6. 张翼飞，孙毅，潘海乐. 脊柱后凸畸形的研究进展. 医学综述，2016，22(8)：1519－1522.

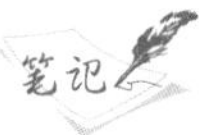

病例 15
胃癌术后出血 1 例

病历摘要

患者男性，49 岁。主因“间断上腹痛 15 个月”入院。患者 15 个月前出现反复上腹疼痛，药物疗效欠佳。我院胃镜：胃体至部分胃窦可见一溃疡型肿物（距门齿为 50 ~ 56 cm），主要位于大弯侧及前壁，溃疡底深且覆以污物，溃疡堤不规则隆起，质脆触之易出血（图 15 - 1）。超声内镜：病变处胃壁内可见一低回声占位，回声不均匀，边界不清楚，病变主要位于胃壁的固有肌层，部分病变侵透胃壁浆膜，胃左区可见散在淋巴结，大者约 11.0 mm × 8.9 mm（图 15 - 2）。病理：印戒细胞癌。腹部增强 CT：胃体部胃壁全周性增厚，最厚处约 1.8 cm，不均匀强化，黏膜面强化明显，浆膜面毛糙，胃左区、门腔静脉间多发大小不等淋巴结。术前行奥沙利铂 + 替吉奥 + 多

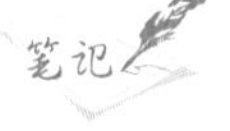

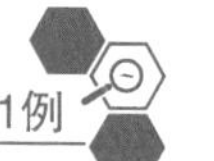

西他赛（DOS）方案化疗3个周期。既往胆囊切除史20年，长期吸烟饮酒史。现为行手术治疗入院，诊断胃癌（cT4N＋M0）。

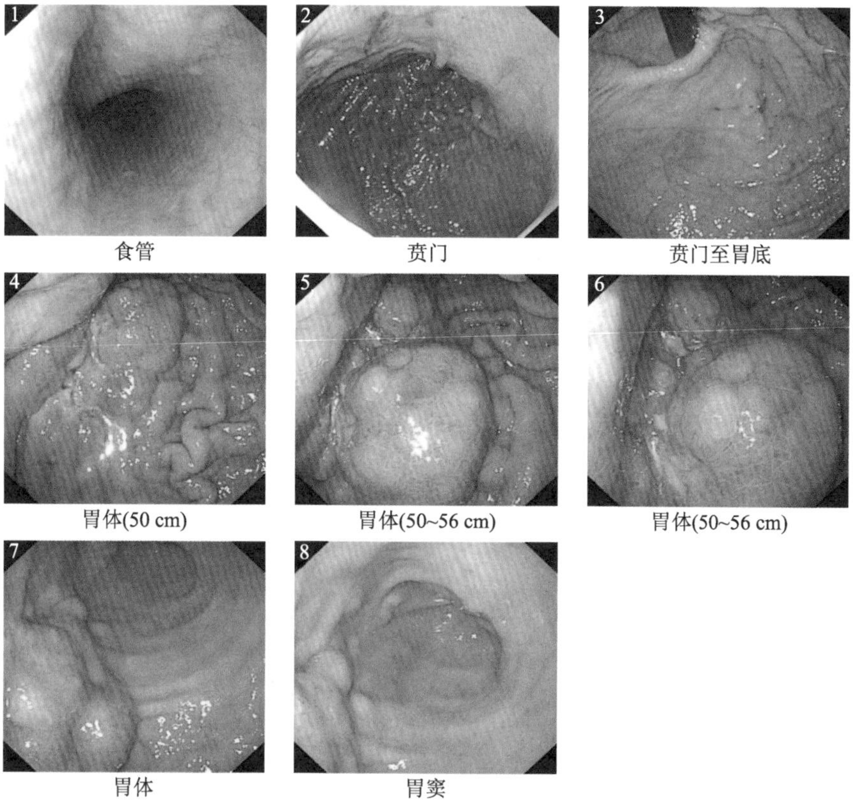
1
食管
2
贲门
3
贲门至胃底
4
胃体(50 cm)
5
胃体(50~56 cm)
6
胃体(50~56 cm)
7
胃体
8
胃窦

图 15－1 治疗前胃镜

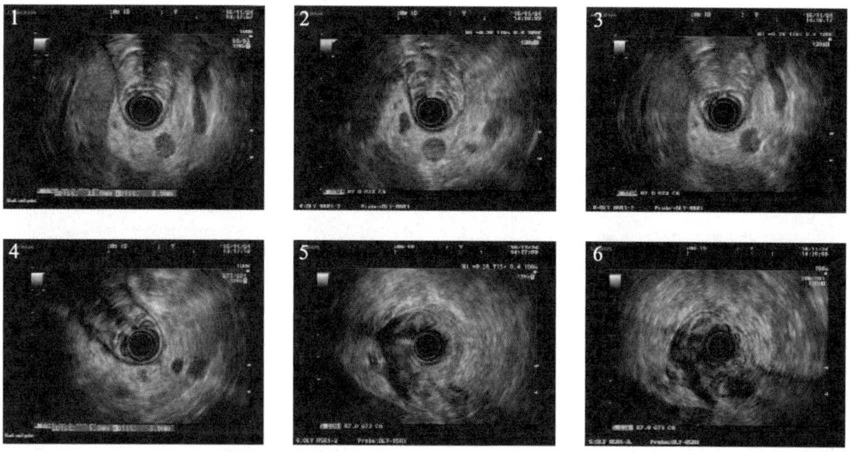
1
2
3
4
5
6

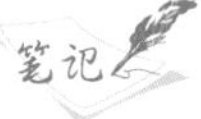

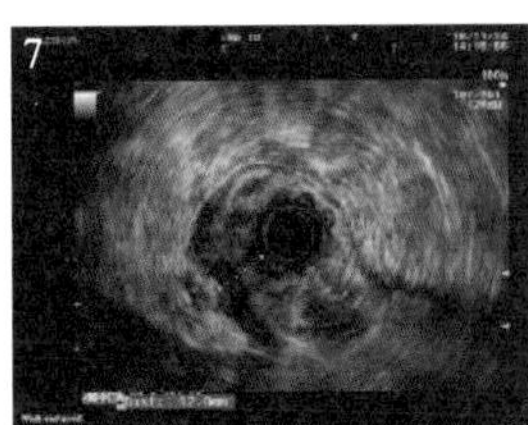
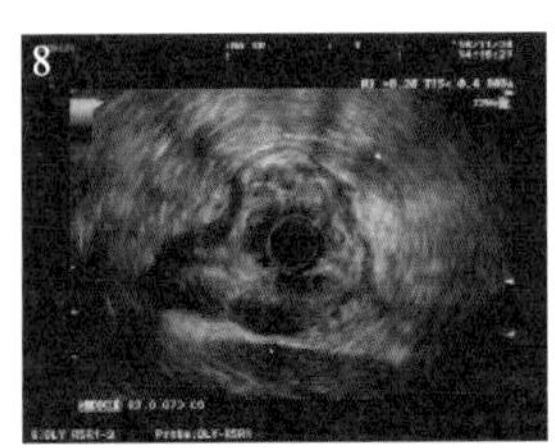

病变主要位于固有肌层，部分层次侵透浆膜，
胃左区可见散在淋巴结，考虑转移。

图 15－2　治疗前超声内镜

治疗经过

完善相关准备后，行开腹远端胃癌根治术＋D2 淋巴结清扫术（Billroth Ⅱ式＋Braun 吻合），手术顺利，术后安返病房。

术后第 4 天，患者出现黑便，查血红蛋白 71 g/L，考虑术后肠道内积血，予以输血、止血药物对症治疗。术后第 7 天患者引流量少，拔除腹腔引流管。术后第 8 天，患者出现呕血，量约 300 mL，急查血红蛋白 64 g/L，予以静脉输注悬浮红细胞 2 U 后复查血常规，血红蛋白 77 g/L，间隔 4 h、8 h 复测血红蛋白分别为 69 g/L、59 g/L，呈进行性下降。请内镜科急会诊，胃镜下见肠间吻合口距门齿约 65 cm，间断渗血，内镜下应用电活检钳止血（图 15－3），治疗后未见明显活动性出血，安返病房。术后第 19 天出院。

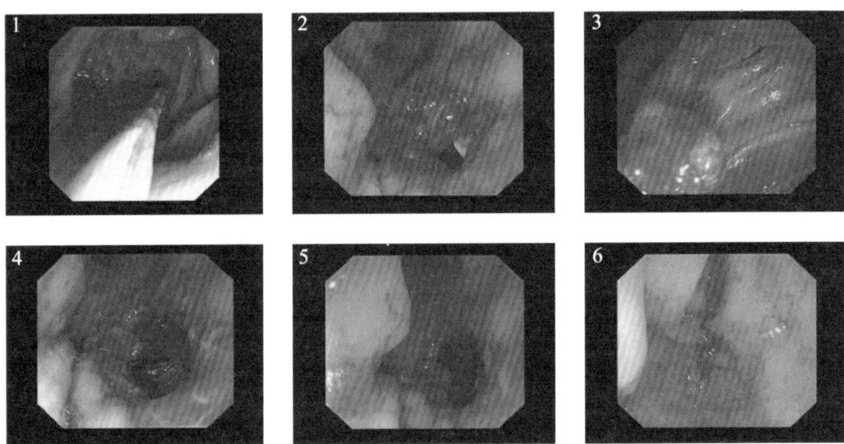

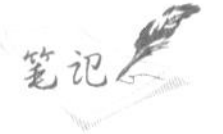

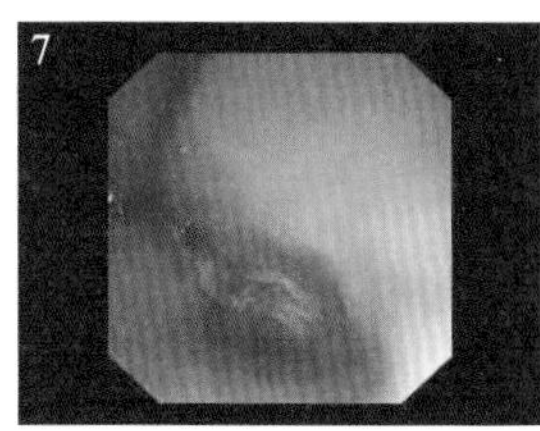
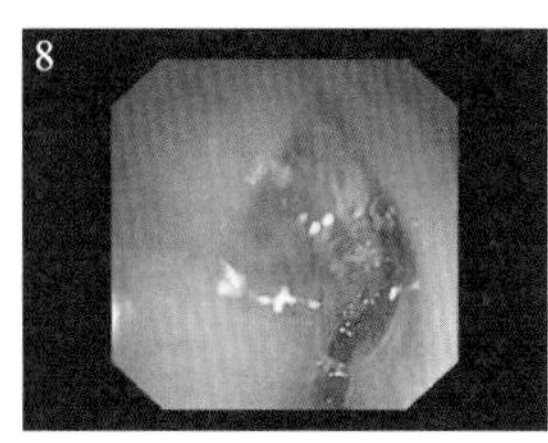

图 15 –3 急诊胃镜见肠间吻合口活动性渗血，予以电凝止血

病例分析

胃癌术后出血是胃癌根治术后少见并发症，发病率为0.3%~6%，但此类患者往往病情较重、进展迅速，如不采取正确处理措施，将会导致严重后果，病死率可达10%~20%。由于出血部位隐匿，临床处理较为棘手，明确出血原因、采取适当的处理方法具有重要的临床意义。

发生术后出血时，胃肠减压管或腹腔引流管内可见新鲜血液，这是早期诊断术后出血的重要依据。当外周循环血量减少至机体无法代偿时，患者呈现出休克前期表现，包括头晕、心慌、乏力、皮肤湿冷、心率上升等，严重者表现为休克，甚至死亡。在此过程中，血红蛋白、红细胞比容进行性下降，循环系统逐渐失代偿。

胃癌术后出血根据发生时间分为早期出血及迟发性出血。①术后早期出血发生在术后24小时内，以吻合口出血多见，与术中止血不彻底或操作不当有关，如吻合器械使用不规范、血管结扎不牢靠、术后创面渗血等。②术后迟发性出血指术后24小时至2周内的出血，包括主要血管假性动脉瘤破裂出血（如肝总动脉、脾动脉、腹腔干等）、十二指肠残端瘘及吻合口瘘继发性出血等。手术清扫血管周围淋巴结时，能量器械刀头产生的高温可能灼伤血管壁

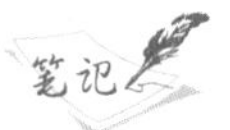

形成假性动脉瘤，在术后应激或活动等因素作用下，血压一过性升高导致假性动脉瘤破裂出血。此外，术后吻合口瘘、腹腔感染可能腐蚀血管断端或动脉壁，导致致命性腹腔内出血。早期出血、迟发出血与消化道出血、腹腔出血并非绝对对应关系，有文献报道71%的吻合口出血为早期出血，58%的腹腔动脉出血表现为迟发出血。

胃癌术后出血的表现形式多样，应综合判断，如出现以下表现时，应高度怀疑出血：①胃管、腹腔引流管内出现新鲜血液，引流量＞100 mL/h。②消化道出血症状，如大量呕血、黑便。③患者出现非心源性血流动力学不稳定或休克表现。④血红蛋白水平较术前显著下降。

根据国内专家共识，胃癌术后出血的严重程度依照干预方式分级如下。Ⅰ级：无特殊干预（静脉止血药物除外）；Ⅱ级：输血或出现休克表现但经血管活性药物可维持；Ⅲa 级：局麻下介入操作；Ⅲb 级：全麻下干预；Ⅳa 级：至少导致 1 个器官功能衰竭；Ⅳb 级：多器官功能衰竭；Ⅴ级：死亡。

术后出血一经诊断，需积极处理，严密监测生命体征，予以补液、输注升压药物等，同时，采用 CT、内镜或血管造影检查明确出血点，尽快止血。治疗手段包括以下方面。

（1）一般治疗：发现患者存在出血征象时，监测心率、血压、出血量及尿量；建立静脉通道并保持通畅，快速补充血容量。保持呼吸道通畅，避免因呕血引起呛咳。消化道出血患者应禁食水，防止食物造成出血加重或延误后续治疗。

（2）药物治疗：口服或经胃管注入凝血酶、去甲肾上腺素等止血药物，静脉输注维生素 K、氨甲环酸、尖吻蝮蛇血凝酶等促凝药物。H_2 受体阻滞剂及质子泵抑制剂可有效减少胃酸分泌，防止黏膜继续受损，达到止血目的。其他如生长抑素类似物、血管加压素

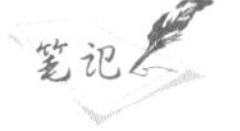

等药物可通过减少门静脉血流量、收缩中小血管等机制有效减缓出血，维持血压。

（3）内镜治疗：急诊内镜检查及内镜直视下止血为术后吻合口出血的处理提供了一种新的途径，在明确出血点的同时也能对出血进行有效地干预，包括以下几种。①金属夹止血：利用止血夹闭合时产生的机械力，将其周围组织及出血的血管一并结扎，阻断血流。②电凝止血是临床常用的止血方法，但由于电凝深度较难掌控，有增加吻合口瘘的风险，其安全性有待评估。③局部注射肾上腺素或硬化剂是比较常用的止血方法，止血效果确切。④局部喷洒止血药物，如去甲肾上腺素、凝血酶等。

（4）血管造影及介入治疗：血管造影在术后出血的诊治中起到重要作用，通过向血管内注射造影剂，可于直视下观察血管情况，明确出血部位。在血管近心端注入药物（如明胶海绵），可起到满意的止血效果。创伤小，适用于不宜再次手术的老年患者或腹腔内粘连严重的患者。即使血管栓塞失败，也能为进一步的手术治疗提供有用信息。但在静脉性出血、弥漫性出血或间歇性出血的情况下，血管介入疗法并不适合。

（5）手术治疗：对发生上消化道出血的患者，大多经保守治疗可好转，如果保守治疗未见好转、生命体征不稳定或血红蛋白进行性下降，应考虑为活动性出血，在输血扩容、止血、补液等常规治疗的同时，应立即进行开腹手术，探明出血原因。

专家点评

出血是胃癌术后严重并发症，发生率低，却可威胁患者生命。围手术期低蛋白血症、手术持续时间、术中血管骨骼化、淋巴结清

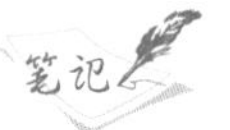

扫程度及术后腹腔感染等因素对患者术后出血影响较为显著，对此类高危患者应予以额外关注。相较早期出血，迟发性出血更为凶险，消化道瘘、假性动脉瘤是引起迟发性出血的常见原因，提示临床医生更应重视消化道重建质量、术中能量器械的正确使用等问题。尽管现代影像学技术、介入技术的发展已能应对多数术后出血，但对于保守治疗失败者，仍需强调及时再次手术探查的重要性。

病例提供者：孙崇源　陈应泰

点评专家：郭春光

参考文献

1. TANIZAWA Y, BANDO E, KAWAMURA T, et al. Early postoperative anastomotic hemorrhage after gastrectomy for gastric cancer. Gastric Cancer, 2010, 13(1): 50 – 57.

2. KIM K H, KIM M C, JUNG G J, et al. Endoscopic treatment and risk factors of postoperative anastomotic bleeding after gastrectomy for gastric cancer. Int J Surg, 2012, 10(10): 593 – 597.

3. PARK J Y, KIM Y W, EOM B W, et al. Unique patterns and proper management of postgastrectomy bleeding in patients with gastric cancer. Surgery, 2014, 155(6): 1023 – 1029.

4. YANG J, ZHANG X H, HUANG Y H, et al. Diagnosis and treatment of abdominal arterial bleeding after radical gastrectomy: a retrospective analysis of 1875 consecutive resections for gastric cancer. J Gastrointest Surg, 2016, 20(3): 510 – 520.

5. 李子禹，吴舟桥. 胃癌术后出血的预防及处理. 中国普外基础与临床杂志，2021，28(6)：704 – 707.

6. 朱晓峰，黄海鹏，熊文俊，等. 胃癌 D2 根治术后大出血的临床分析. 消化肿瘤杂志(电子版)，2020，12(01)：26 – 30.

7. SONG W, YUAN Y, PENG J, et al. The delayed massive hemorrhage after

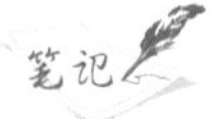

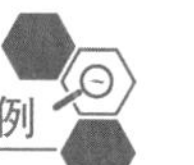

gastrectomy in patients with gastric cancer: characteristics, management opinions and risk factors. Eur J Surg Oncol, 2014, 40(10): 1299 - 1306.

8. JEONG O, PARK Y K, RYU S Y, et al. Predisposing factors and management of postoperative bleeding after radical gastrectomy for gastric carcinoma. Surg Today, 2011, 41(3): 363 - 368.

9. 李子禹，李浙民，李双喜，等. 腹腔镜胃癌根治术后出血的原因与处理策略. 中华普外科手术学杂志(电子版)，2015，9(2): 90 - 93.

10. 中国胃肠肿瘤外科联盟，中国抗癌协会胃癌专业委员会. 中国胃肠肿瘤外科术后并发症诊断登记规范专家共识(2018 版). 中国实用外科杂志，2018，38(6): 589 - 595.

11. 张铁群，周平红. 内镜技术在胃癌手术并发症诊治中的应用价值. 中华胃肠外科杂志，2017，20(2): 160 - 165.

12. SUNG J J, TSOI K K, LAI L H, et al. Endoscopic clipping versus injection and thermo-coagulation in the treatment of non-variceal upper gastrointestinal bleeding: a meta-analysis. Gut, 2007, 56(10): 1364 - 1373.

13. STANDOP J, SCHÄFER N, OVERHAUS M, et al. Endoscopic management of anastomotic hemorrhage from pancreatogastrostomy. Surg Endosc, 2009, 23(9): 2005 - 2010.

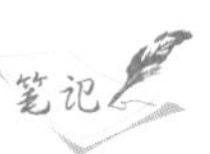

病例 16 胃癌术后十二指肠残端瘘 1 例

病历摘要

患者男性，56 岁。主因“体检发现胃癌 20 余天”入院。患者于 20 余天前体检发现胃窦部占位，考虑胃窦癌。我院复查胃镜：胃窦部可见一溃疡型肿物，主要位于小弯侧及后壁，肿物溃疡底深且覆以污物，溃疡堤不规则隆起，溃疡堤质脆触之易出血（图 16－1）。病理示腺癌，合并多量高级别上皮内瘤变。腹部增强 CT：胃窦部胃壁不规则增厚，最厚处约 1.4 cm，强化不均匀，局部可见结节状高密度灶，外膜面尚光整（图 16－2）。肿瘤标志物：CEA、AFP、CA724、CA199、CA242 正常。既往糖尿病病史 1 年，规律口服“阿卡波糖、二甲双胍”，皮下注射门冬胰岛素，血糖控制满意。4 个月前因冠心病行冠状动脉支架置入术，术后规律口服阿司匹

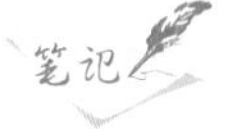

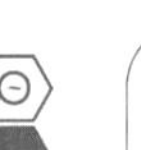

林、氯吡格雷，已停药半月余。吸烟史 20 年，纸烟 40 根/天，已戒 4 个月；饮酒史 20 年，白酒，200 mL/d，已戒酒 4 个月。

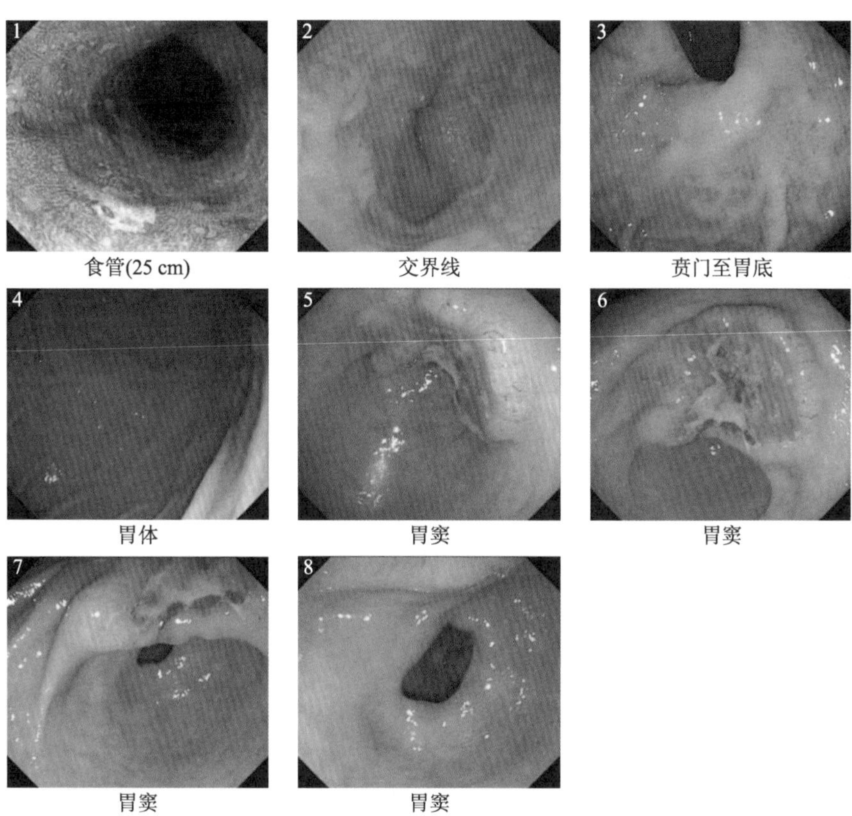

图 16－1　胃镜：胃窦癌，主要位于小弯侧及后壁

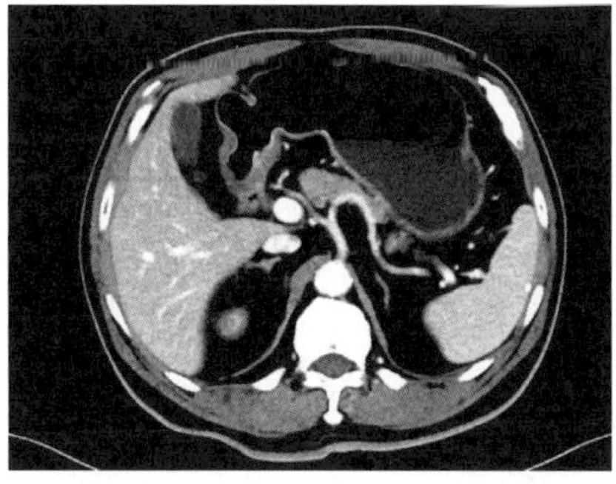

图 16－2　腹部增强 CT：胃窦部胃壁不规则增厚

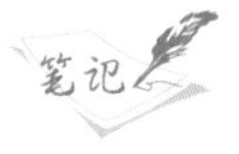

诊断：胃癌（cT4N＋M0），糖尿病，冠状动脉支架置入术后。

治疗经过

完善相关检查，行腹腔镜远端胃癌根治术 + D2 淋巴结清扫术（Billroth Ⅱ式 + Braun 吻合）。术中探查见肿瘤位于胃窦，大小约 3 cm × 3 cm，浸润溃疡型，未侵犯浆膜层，胃周未见肿大淋巴结，手术顺利。术后第 2 天拔除胃管，术后第 4 天拔除腹腔引流管，术后第 5 天排便，术后第 7 天出院。

术后第 9 天，患者夜间出现腹痛、高热，就诊于我院急诊，腹部 CT 示吻合口软组织影增厚，周围脂肪间隙及肝门周围积气，腹盆腔积液较前增多（图 16 – 3）。予以补液支持、抗感染治疗，症状无明显缓解。第 2 天遂急诊收治入院，查体患者急性病面容，血压 90/70 mmHg，心律 130 次/分，呼吸 46 次/分，腹部膨隆，腹肌紧张，压痛、反跳痛阳性，腹膜炎表现明显。当天行腹腔探查手术，术中见腹腔、盆腔、肠间隙大量黄色分泌物，十二指肠残端见少量胆汁样液体溢出，胃残端、胃肠吻合口、Braun 吻合口未见出血、瘘。留取腹腔分泌物送细菌培养，松解腹腔粘连，去除脓性分泌物，以大量碘伏水和温盐水反复冲洗，清理创面，于胃肠吻合口

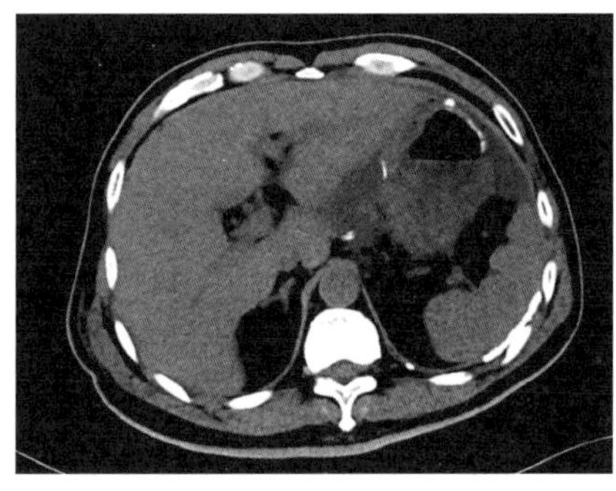

图 16 – 3　腹部 CT：吻合口软组织影增厚，周围脂肪间隙及肝门周围积气、腹盆腔积液较前增多

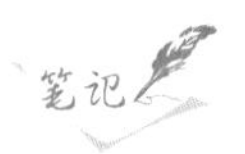

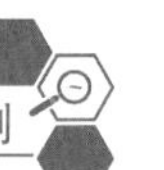

旁、十二指肠残端旁和盆腔分别留置引流管自腹壁引出，经口置入空肠营养管。术后转 ICU 病房监护，予以美罗培南 + 万古霉素抗感染，术后第 3 天返回普通病房治疗，术后第 59 天出院。

病例分析

十二指肠残端瘘（duodenal stump fistula，DSF）属于高位高排量性肠瘘，是胃癌术后最严重的并发症之一，也是胃癌患者围手术期死亡的主要原因。十二指肠残端瘘常见于术后第 1 ~7 天，发病率为1%~6%，病死率为7%~67%。十二指肠内容物（胆汁及胰液等消化液）大量丢失，可继发严重腹腔感染、休克，甚至危及生命。因此，十二指肠残端瘘的预防、早期诊断及处理对术后安全具有重要意义。

胃癌术后十二指肠残端瘘与多个因素有关，包括术前的功能状态及术中操作，主要分为以下方面：①患者因素：术前营养不良、低蛋白血症、高血压、糖尿病等合并症是残端瘘的高危因素；②肿瘤因素：如肿瘤位于胃窦部，十二指肠受累或者胃癌合并出血、穿孔、幽门梗阻需急诊手术者，肠壁水肿，组织脆弱，术后易发生十二指肠残端瘘；③手术因素：术中十二指肠游离过多，影响残端血运，导致肠管缺血坏死；直线切割闭合器离断十二指肠时牵引张力过大，导致残端缝钉脱落或钉高选择不当，引起闭合不紧密；术中勉强关闭或强行包埋十二指肠残端；输入袢肠管过短、成角，引起梗阻致十二指肠腔内压力升高导致残端破裂。

十二指肠残端瘘的早期诊断对预后非常重要，如出现以下情况应考虑十二指肠残端瘘可能：①术后 2 ~5 天突发上腹部剧烈疼痛，同时伴有右上腹部局限性腹膜炎或弥漫性腹膜炎；出现高热、心率

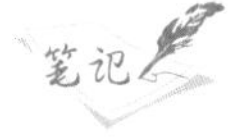

加快，白细胞计数、降钙素原升高等全身感染症状；②腹腔引流管内、腹腔穿刺或者切口处有胆汁样或浑浊脓性引流液引出；③腹部超声或者 CT 检查发现右上腹部腹腔积液；④上消化道造影检查，口服或经胃肠减压管注入水溶性造影剂，可见造影剂从十二指肠残端溢出；口服或经胃肠减压管注入亚甲蓝等染料，可迅速于十二指肠残端旁引流管内引出含有染料的引流液。

十二指肠残端瘘一经诊断，均需立即处理，治疗原则是保证十二指肠残端的通畅引流、控制感染、营养支持、纠正内环境紊乱，必要时再次手术探查。治疗包括以下方面。

（1）一般治疗：对于局限性或有局限性趋势的十二指肠残端瘘首先采取保守治疗，严格禁食水，持续胃肠减压。对于局部形成包裹性积液、积脓，引流不充分者，可尝试超声引导下进行穿刺引流。

（2）营养支持治疗：胃癌术后十二指肠残端瘘患者处于高分解代谢状态，且患者长期禁食，极易发生营养不良及内环境紊乱，因此营养支持是重要的治疗手段。治疗初期，首选全肠外营养，但长期使用会导致肠道黏膜屏障破坏、菌群易位，应适时过渡至肠外加肠内营养，逐步转为全肠内营养，维护肠屏障、预防菌群易位，促进残端瘘的愈合。

（3）药物治疗：经验性应用抗生素，做引流液培养，根据药敏结果调整抗生素，预防菌群失调。依据感染控制指标，如体温、白细胞计数、CRP 等，适时调整用药，酌情添加抗真菌药物。其次，生长抑素及其类似物（奥曲肽）、质子泵抑制剂或 H_2 受体阻断剂的应用可以抑制胰液、胆汁及胃液分泌，减轻感染症状。

（4）手术治疗：对于合并弥漫性腹膜炎、腹腔出血或者穿刺置管后仍不能通畅引流者，需要再次手术探查。十二指肠残端瘘口受

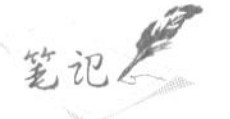

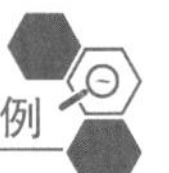

消化液腐蚀，组织水肿严重，直接修补效果不佳。因此手术治疗目的主要在于清除腹腔积液，用大量温盐水或碘伏稀释液清洗腹腔，减少毒素吸收，建立有效的腹腔引流及肠内营养路径，如留置鼻肠管或者空肠造瘘。

专家点评

十二指肠残端瘘是胃癌术后严重并发症之一，常合并腹腔感染、继发性出血、多器官衰竭和休克，病死率高。熟知危险因素对预防残端瘘的发生、改善预后具有重要意义，术前营养评估、治疗合并症、正确处理十二指肠残端、留置腹腔引流管是预防残端瘘的关键。十二指肠残端瘘一旦发生，及时建立充分引流、抗感染、给予营养支持、维持内环境平衡，能够有效提高十二指肠残端瘘的治愈率。

病例提供者：孙崇源　郭春光

点评专家：郭春光

参考文献

1. BLOUHOS K, BOULAS K A, KONSTANTINIDOU A, et al. Early rupture of an ultralow duodenal stump after extended surgery for gastric cancer with duodenal invasion managed by tube duodenostomy and cholangiostomy. Case Rep Surg, 2013, 2013: 430295.

2. COZZAGLIO L, COLADONATO M, BIFFI R, et al. Duodenal fistula after elective gastrectomy for malignant disease: an Italian retrospective multicenter study. J Gastrointest Surg, 2010, 14(5): 805 - 811.

3. 吴伯裕, 张江南. 胃肠道非计划性再次手术的原因及防治措施. 中国普外基础与临床杂志, 2014, 21(6): 736 - 740.

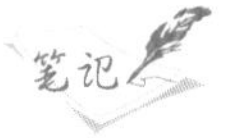

4. PAIK H J, LEE S H, CHOI C I, et al. Duodenal stump fistula after gastrectomy for gastric cancer: risk factors, prevention, and management. Ann Surg Treat Res, 2016, 90(3): 157 – 163.

5. 所剑, 李伟, 王大广. 腹腔镜胃癌根治术后十二指肠残端瘘的诊断与处理. 中华普外科手术学杂志(电子版), 2015, 9(2): 98 – 100.

6. PO CHU PATRICIA Y, KA FAI KEVIN W, FONG YEE L, et al. Duodenal stump leakage. Lessons to learn from a large-scale 15-year cohort study. Am J Surg, 2020, 220(4): 976 – 981.

7. 唐云, 李荣, 陈凛, 等. 胃癌切除术后十二指肠残端瘘的营养支持. 中华胃肠外科杂志, 2008, 11(1): 47 – 49.

8. 龚昆梅, 郭世奎, 王昆华. 十二指肠损伤和十二指肠瘘的诊治经验. 中华胃肠外科杂志, 2017, 20(3): 266 – 269.

9. AURELLO P, SIRIMARCO D, MAGISTRI P, et al. Management of duodenal stump fistula after gastrectomy for gastric cancer: systematic review. World J Gastroenterol, 2015, 21(24): 7571 – 7576.

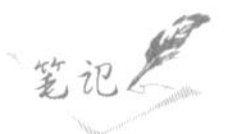

病例 17
胃癌术后胃排空障碍 1 例

病历摘要

患者男性，46 岁。主因“上腹胀痛半年，加重 1 月余”入院。患者于半年前出现上腹部间断性胀痛，无恶心、反酸，与进食无明显关系。1 个月前在当地医院行胃镜检查发现胃占位，病理示（胃体）印戒细胞癌。腹部查体无阳性体征。肿瘤标志物：CA724、细胞角蛋白 19 片段升高，CEA、AFP、CA242 皆在正常范围。腹部增强 CT：胃体大弯侧局部胃壁增厚，厚处约 0.9 cm，强化不均，浆膜面光滑，腹盆腔、腹膜后未见明确肿大淋巴结（图 17－1）。

诊断：胃癌（cT3N0M0）。

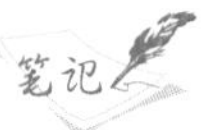

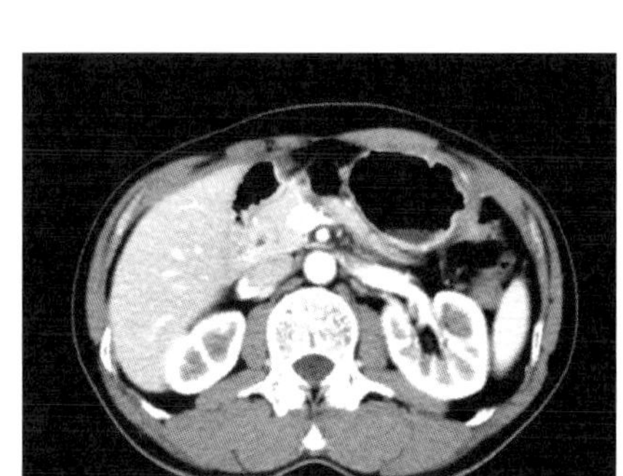

图 17－1　腹部增强 CT：胃体大弯侧局部胃壁增厚，厚处约 0.9 cm

治疗经过

入院后完善相关检查，限期行腹腔镜辅助远端胃大部切除术＋D2 淋巴结清扫术（Billroth Ⅱ式），术中留置胃管及营养管，手术顺利，术后行补液、抑酸、止痛、止吐等对症支持治疗。

术后第 3 天患者诉轻度腹胀。术后第 6 天起每日胃管引流约 1000 mL，进流食后腹胀难忍，考虑为术后水肿或瘢痕所致的吻合口狭窄，经小肠营养管行肠内营养。术后第 12 天上消化道造影：造影剂进入残胃后，残胃蠕动不明显，远端肠腔内未见造影剂显影（图 17－2）。术后第 18 天，嘱患者进食少量流食并夹闭胃管，但患者仍诉进食后腹胀恶心，解除夹闭胃管后好转。术后第 27 天，胃管引流胃液约 750 mL，排空障碍未明显好转，考虑病情平稳，暂时出院休养。

病理：胃局限性溃疡型低分化腺癌，Lauren 分型：弥漫型，浸润至深肌层，可见神经侵犯，未见明确脉管瘤栓，肿瘤未累及幽门及十二指肠，上切缘、下切缘及大网膜均未见肿瘤。淋巴结未见转移癌（0/37）。TNM 分期：pT2N0M0，Ⅰ期。

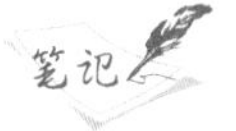

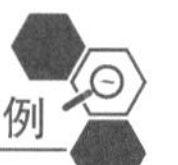

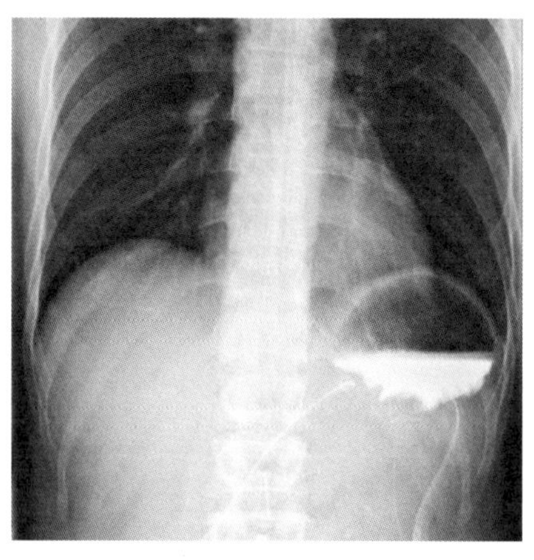

图 17－2　术后第 12 天上消化道造影

患者术后 2 个月至门诊复查，自述出院约 2 周后开始经口进流食（术后约 40 天），后逐渐过渡至半流食。胃镜（图 17－3）：残胃黏膜充血、血肿，可见胃管及营养管；距门齿约 46 cm 处可见胃肠吻合口，吻合口处黏膜充血、粗糙，未见明显肿物及溃疡，吻合口无明显狭窄，内镜通过顺利，拔除胃管及营养管。

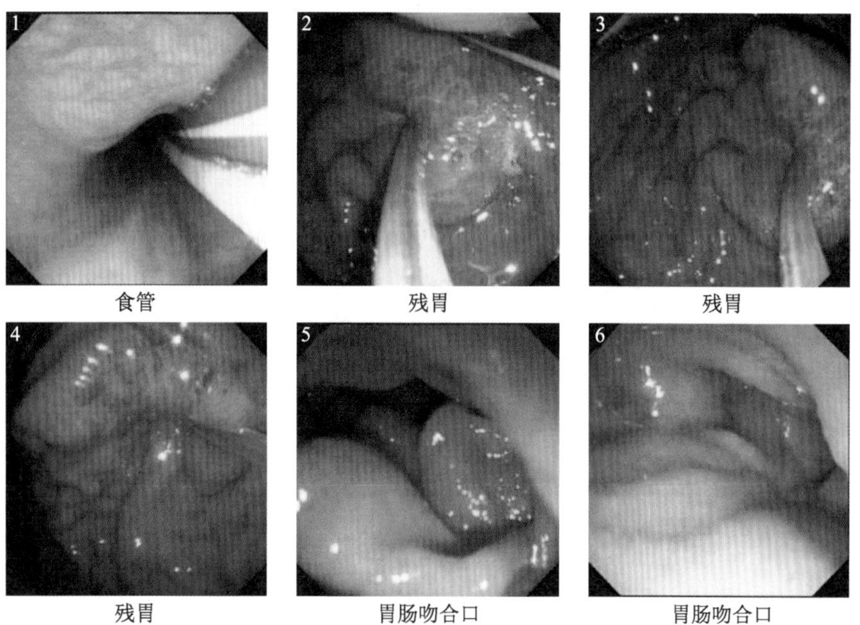

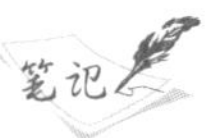

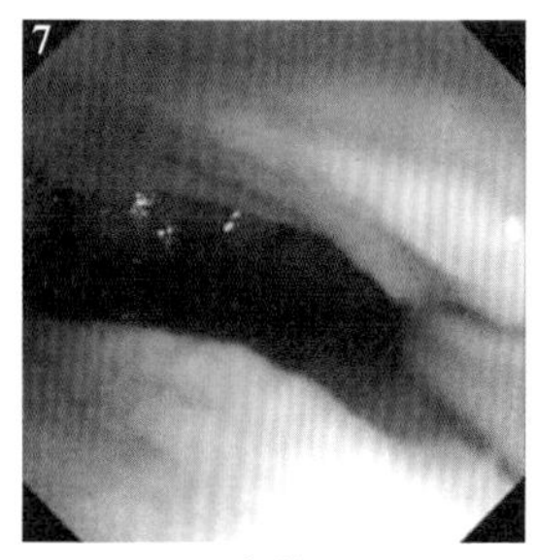

小肠

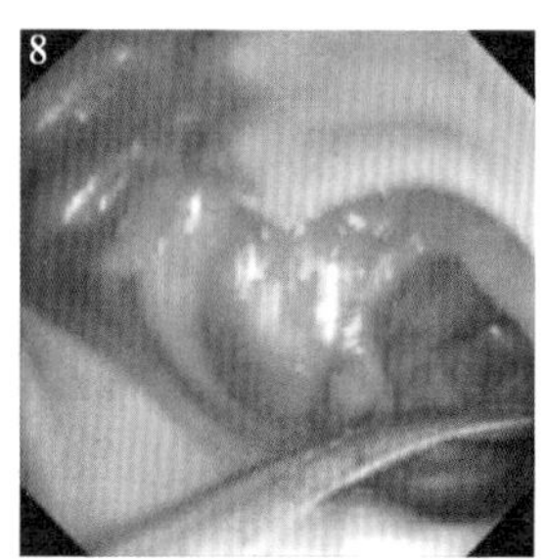

小肠

图 17－3　胃镜：距门齿约 46 cm 处可见胃肠吻合口，吻合口无明显狭窄，内镜通过顺利

病例分析

胃排空障碍（delayed gastric emptying，DGE）是一种手术后继发的非机械性梗阻因素引起的，以胃动力障碍、排空延迟为主要征象的胃动力紊乱综合征，常见于胃癌术后和胰十二指肠切除术后，文献报道发生率为0.6%～10%。

DGE 多发生于术后第 6～12 天，临床表现为持续性上腹饱胀、嗳气、反酸及呕吐，或于术后进流食或由流食改为半流食后突发上腹部胀痛，呕吐大量胃内容物，可伴有顽固性呃逆、食欲下降和体重减轻，胃肠减压引流量持续较多。

DGE 的发病机制尚无统一结论，一般认为，其发生是多种因素相互作用的结果，可能与下列因素有关。

（1）精神心理因素：围手术期焦虑、紧张、失眠等机体应激反应促使自主神经系统功能紊乱，交感神经兴奋性增加会抑制胃肠神经丛兴奋神经元并释放儿茶酚胺，间接抑制平滑肌收缩，可使胃排空延迟。

（2）手术损伤：迷走神经支配胃的蠕动和收缩，因胃部手术损

笔记

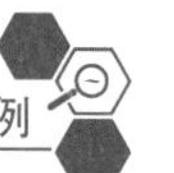

伤迷走神经，进而导致胃内容物的滞留时间延长。

（3）消化道重建方式：日前常用的远端胃术后消化道重建方式包括Billroth Ⅰ式和Billroth Ⅱ式，其中Billroth Ⅰ式与正常生理符合程度最佳，但适应证较窄，故多采用Billroth Ⅱ式胃肠吻合术。国内外多项文献报道，Billroth Ⅱ式术后DGE发生率高于Billroth Ⅰ式吻合者，是DGE危险因素之一。这可能是由于Billroth Ⅱ式吻合较为复杂，延长手术及麻醉时间，增加了手术风险。同时，术后胆汁及胰液反流入残胃，使胃壁充血水肿，不利于胃肠道功能的恢复。

（4）胃电起搏细胞：Cajal间质细胞（interstitial cell of cajal，ICC）可产生引起胃平滑肌收缩的电活动，是胃电活动的起搏细胞。胃大部切除手术切除了胃大弯侧的胃电起搏点，使残胃不能产生有效的基础电节律和收缩波，引起胃节律失常。

（5）患者一般营养状况及基础疾病：高血糖可抑制胃动素的分泌和释放。血糖 > 10 mmol/L可诱发胃电节律紊乱，降低胃内压，最终延缓胃排空。术后低蛋白血症易引起胃壁和吻合口水肿，导致局部运动障碍，延长胃肠功能恢复时间。

（6）术前胃流出道梗阻：一些研究表明，这一因素使DGE发生的可能性增加了26倍，其原因可能是术前梗阻引起胃壁水肿、胃平滑肌撕裂，导致胃蠕动减弱、神经传导障碍，术前胃肠减压可以显著预防此类患者DGE的发生。

国际上DGE的诊断标准并不统一，国外学者提出以^{99}锝核素标记食物行胃排空试验测定作为诊断金标准。国际胰腺外科研究小组（International Study Group of Pancreatic Surgery，ISGPS）将胃排空延迟定义为术后需持续胃肠减压超过3天、术后第7天仍无法耐受经口固体饮食或经上消化道造影证实存在胃蠕动减弱。根据对临床病程的影响和术后处理的程度，定义了三个不同的等级（表17－1）。

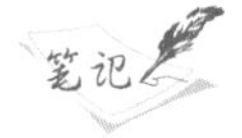

目前国内多采用复旦大学附属中山医院的诊断标准：①经电子胃镜、X线上消化道造影等至少一项检查证实胃流出道无机械性梗阻，但存在胃潴留；②持续胃肠减压引流量每天>800 mL，持续时间>10日；③无明显水电解质、酸碱失衡；④一些基础疾病如甲状腺功能减退由于其本身能引起胃动力紊乱，因此需除外引起胃瘫的这些基础疾病；⑤围手术期无吗啡、阿托品等影响平滑肌收缩的药物应用史。

表17-1　国际胰腺外科研究小组关于胃排空延迟的定义和分级

DGE 分级	留置鼻胃管	不耐受进食固体食物	呕吐/胃胀	应用促胃肠动力药
A级	4~7日或术后3日拔除后重置	术后7日	无/有	否/是
B级	8~14日或术后7日拔除后重置	术后14日	有	是
C级	>14日或术后14日拔除后重置	术后21日	有	是

DGE的治疗主要以保守治疗为主，若无机械性梗阻，应避免再次手术。治疗手段包括以下方面。

（1）一般治疗：严格禁食水，持续胃肠减压，可于胃管注入温盐水洗胃，有助吻合口水肿消退，促进胃肠道功能早期恢复。定期监测血常规、肝肾功能、无机离子等，纠正内环境紊乱。

（2）营养支持：术后初期给予完全肠外营养，待肠道功能恢复后使用肠内营养。遵循由少到多、由慢到快的原则。每日输注量以患者不产生难以忍受的腹痛、腹胀为宜。

（3）药物治疗：主要使用促进胃肠动力的药物，根据机制分为以下几类。①多巴胺受体阻断剂，通过阻断多巴胺受体，发挥中枢或外周作用，代表药物为甲氧氯普胺（胃复安）和多潘立酮（吗丁啉）等。②呱啶苯酰胺衍生物是选择性5-羟色胺4受体激动药，促进乙酰胆碱的释放，发挥促动力作用，常用药物为莫沙必利。

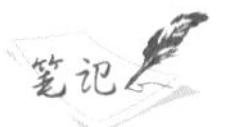

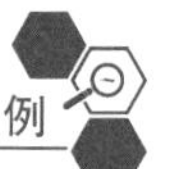

③大环内酯类抗生素，代表药物为红霉素及其衍生物，能够与胃平滑肌表面高密度胃动素受体结合，发挥类胃动素样作用，促进胃收缩，但现已不常规应用。

（4）心理治疗与安慰：对 DGE 患者来说心理辅导同样是十分重要的治疗手段，手术导致的应激、长时间留置胃管和禁食水引起的身心不适会加重患者的焦虑抑郁情绪，医护人员应重视患者的心理状态，耐心解答疑问，提高治疗信心。

（5）中医治疗：祖国医学在 DGE 的治疗发挥了重要作用，是对西医疗法的有效补充。在中医观念里，DGE 属于术后脾胃受损，进而引起脾失健运、胃失和降，脉络损伤，终而气滞湿阻导致胃引流量增多。目前常用的中医治疗方法包含药物外敷、中药方剂灌肠、针刺足三里等穴位以及艾灸等，治疗效果确切。

专家点评

胃排空障碍是胃癌术后的常见并发症之一，患者术后无法进食、住院时间长、医疗费用高常给医生和患者带来巨大的心理压力。多数 DGE 可通过保守治疗获得缓解，历经 10～60 天痊愈，少数患者症状则持续数月之久。由于 DGE 是一种功能性疾病，除常规治疗外，还应重视患者的心理疏导，增强其治疗信心。

病例提供者：孙崇源　白晓枫

点评专家：白晓枫

参考文献

1. 张怀华，吴本国，杜滨亮．胃癌根治术后胃瘫综合征的危险因素分析及其对预后的影响．中国现代普通外科进展，2016，19(3)：248－249，252.

2. KIM D H, YUN H Y, SONG Y J, et al. Clinical features of gastric emptying after

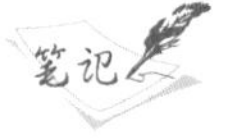

distal gastrectomy. Ann Surg Treat Res, 2017, 93(6): 310 – 315.

3. ZáRATE N, MEARIN F, WANG X Y, et al. Severe idiopathic gastroparesis due to neuronal and interstitial cells of Cajal degeneration: pathological findings and management. Gut, 2003, 52(7): 966 – 970.

4. MENG H, ZHOU D, JIANG X, et al. Incidence and risk factors for postsurgical gastroparesis syndrome after laparoscopic and open radical gastrectomy. World J Surg Oncol, 2013, 11: 144.

5. ZHANG M J, ZHANG G L, YUAN W B, et al. [Risk factors analysis of postsurgical gastroparesis syndrome and its impact on the survival of gastric cancer after subtotal gastrectomy]. Zhonghua wei chang wai ke za zhi, 2013, 16(2): 163 – 165.

6. CHEN X D, MAO C C, ZHANG W T, et al. A quantified risk-scoring system and rating model for postsurgical gastroparesis syndrome in gastric cancer patients. J Surg Oncol, 2017, 116(4): 533 – 544.

7. MALAGELADA J R, REES W D, MAZZOTTA L J, et al. Gastric motor abnormalities in diabetic and postvagotomy gastroparesis: effect of metoclopramide and bethanechol. Gastroenterology, 1980, 78(2): 286 – 293.

8. DONG K, YU X J, LI B, et al. Advances in mechanisms of postsurgical gastroparesis syndrome and its diagnosis and treatment. Chin J Dig Dis, 2006, 7(2): 76 – 82.

9. ISHIGUCHI T, TADA H, NAKAGAWA K, et al. Hyperglycemia impairs antro-pyloric coordination and delays gastric emptying in conscious rats. Auton Neurosci, 2002, 95(1/2): 112 – 120.

10. SOENEN S, RAYNER C K, HOROWITZ M, et al. Gastric emptying in the elderly. Clin Geriatr Med, 2015, 31(3): 339 – 353.

11. CAMILLERI M, PARKMAN H P, SHAFI M A, et al. Clinical guideline: management of gastroparesis. Am J Gastroenterol, 2013, 108 (1): 18 – 37, quiz 38.

12. WENTE M N, BASSI C, DERVENIS C, et al. Delayed gastric emptying (DGE) after pancreatic surgery: a suggested definition by the International Study Group of

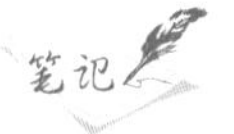

Pancreatic Surgery(ISGPS). Surgery, 2007, 142(5): 761-768.

13. 刘彤, 付蔚华. 腹腔镜胃癌根治术后胃排空障碍的原因与治疗. 中华普外科手术学杂志(电子版), 2015, 9(2): 94-97.

14. 董万斌, 乔海平, 席江伟, 等. 针刺与中药灌肠治疗术后胃瘫综合征患者26例. 环球中医药, 2016, 9(6): 740-742.

15. 黄建福, 陈春燕, 谭春凤, 等. 针刺足三里对根治性胃大部切除术后胃瘫综合征的影响. 上海针灸杂志, 2020, 39(11): 1429-1433.

笔记

病例 18 胃癌术后吻合口狭窄 1 例

病历摘要

患者男性，71 岁。主因“上腹痛 1 个月”入院。患者于 1 个月前出现上腹部不适，间断隐痛，无恶心、呕吐、腹泻、便秘及黑便。腹部查体无阳性体征。既往高血压病史 3 年，血压最高 160/90 mmHg。糖尿病病史 4 年，血糖最高 18 mmol/L，平素应用门冬胰岛素控制血糖。肿瘤标志物：组织多肽特异性抗原（TPS）升高，为 173. 175 U/L，CEA、AFP、CA724、CA199、CA242 皆在正常范围。胃镜：贲门浅表隆起型病变，病变表面黏膜充血、粗糙、糜烂，胃壁略僵硬，累及交界线、胃底及胃体（图 18 - 1）。活检病理：黏膜内癌。腹部增强 CT：胃部充盈良好，胃壁未见确切增厚及肿块影，增强扫描未见明显异常强化，浆膜面连续光滑，

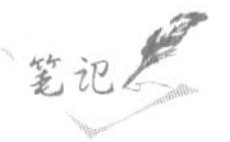

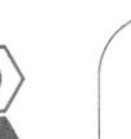

周围脂肪清晰（图 18 －2）。

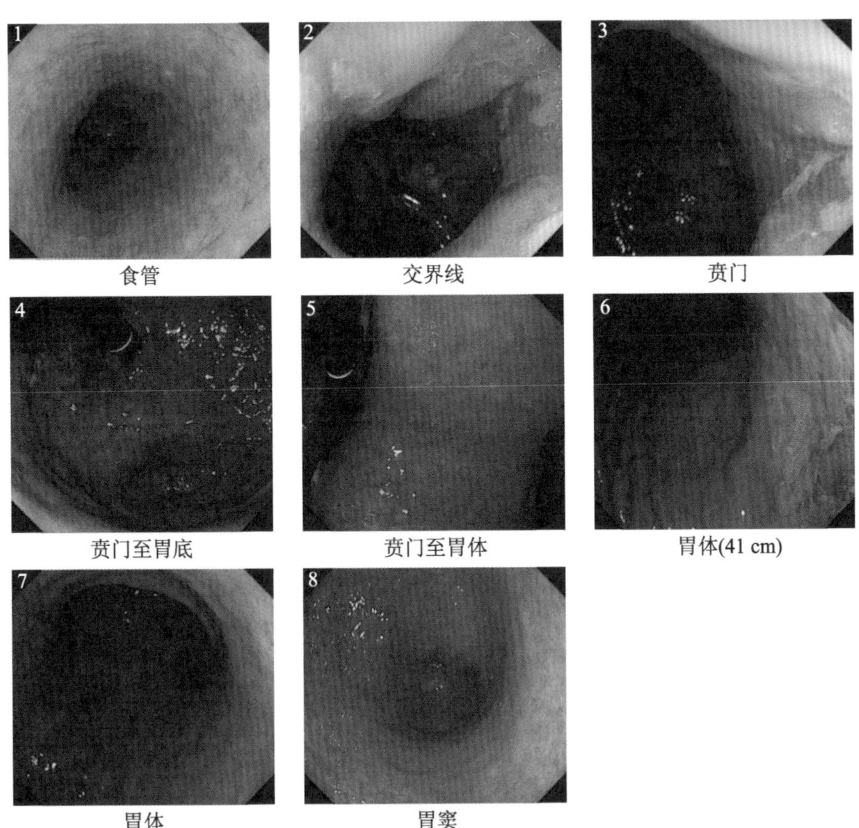

图 18 －1　胃镜：贲门浅表隆起型病变，累及交界线、胃底及胃体

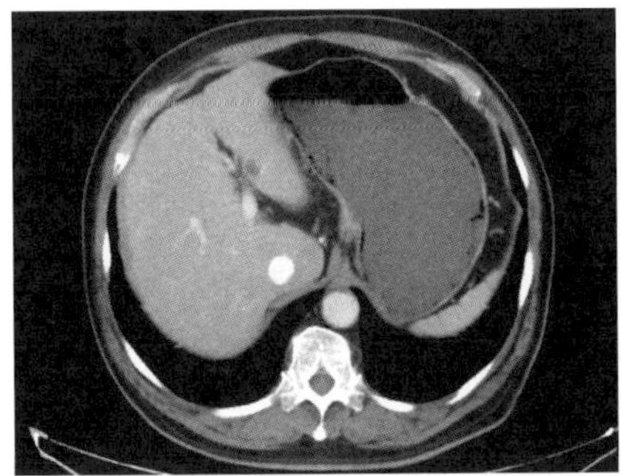

图 18 －2　腹部增强 CT：未见明显异常强化

诊断：胃癌（cT1N0M0），高血压，糖尿病。

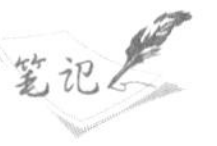

治疗经过

完善术前准备后，择期行腹腔镜辅助近端胃大部切除术。术中探查，见肿瘤位于贲门，大小约 4 cm × 2 cm，未侵透胃壁浆膜层。腹腔镜下游离近端胃及周围淋巴结。游离完毕，取上腹部正中 10 cm 辅助切口，于贲门上方 3 cm 处离断食管，置入 25 mm 吻合抵钉座，肿瘤下方 5 cm 处离断胃腔，移除标本，行食管残胃吻合术。术毕患者安返病房。

术后予以补液、抑酸、止痛、止吐、雾化等对症支持治疗。术后第 9 天，患者饮水后恶心，进食哽噎感。上消化道造影：吻合口窄，对比剂通过受阻（图 18－3A）。胃镜：食管胃吻合口距门齿 37 cm，吻合口处黏膜粗糙、水肿，未见明确肿物及溃疡，吻合口扭曲狭窄，超细内镜通过困难但尚可通过，行内镜下鼻饲胃空肠营养管置入（图 18－4）。术后第 13 天复查上消化道造影：吻合口窄，对比剂通过受阻，同前相仿（图 18－3B）。术后第 18 天，患者进食后仍呕吐，复查胃镜并拔除空肠营养管，胃镜示吻合口扭曲狭窄，超细内镜通过困难但尚可通过，行内镜下扩张器扩张，扩张后效果欠佳。X 线监视下内镜植入 20 mm × 60 mm 支架（图 18－5），X 线示支架扩张良好。患者支架植入后可少量多次进食，术后第 31 天出院。

病理：（大体标本）近端胃切除标本，胃小弯长 12 cm，大弯长 23 cm，食管长 2 cm，切缘宽 4.5 cm，距食管切缘 2.3 cm，近食管胃交界处见一浅表隆起肿物，范围 4.5 cm × 2.5 cm，切面灰白、性质稍硬，似累及食管胃交界，肿物中心距食管胃交界 1.5 cm。（镜下诊断）食管胃交界隆起型 Siewert Ⅱ 型中—低分化腺癌，Lauren 分型：肠型，肿瘤侵犯黏膜下层，未见明确神经侵犯及脉管瘤栓，

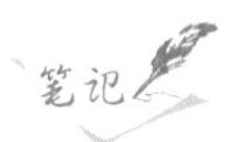

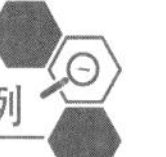

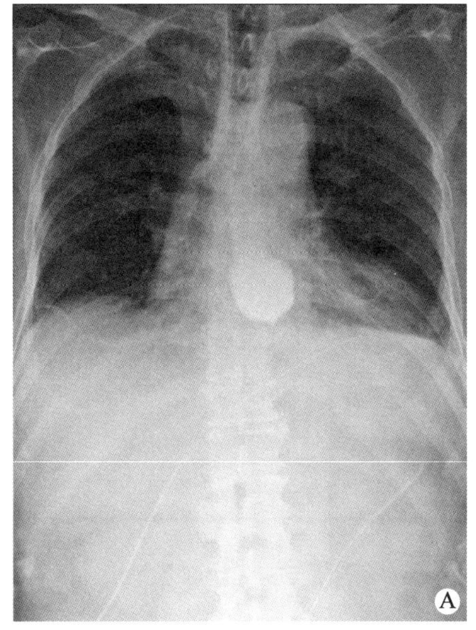
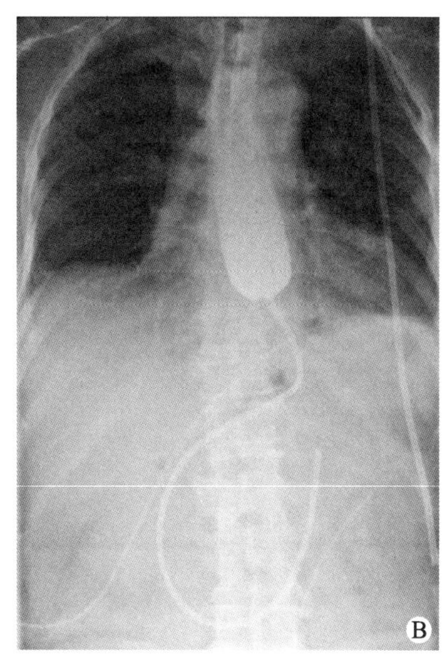

A：术后第 9 天，吻合口窄，对比剂通过受阻；B：术后第 13 天，吻合口窄，对比剂通过受阻，同前相仿。

图 18－3 上消化道造影

大网膜、上下切缘未见癌。淋巴结未见转移癌（0/36）。TNM 分期：pT1bN0M0，Ⅰ期。

出院 1 个月后复查胃镜：食管腔内可见金属支架在位，吻合口处黏膜粗糙、水肿，未见明确肿物及溃疡，内镜顺利通过，残胃未见明显异常，拔除金属支架。出院 2 个月后再次出现进食呕吐哽噎感，腹部增强 CT：胃近端切除术后，吻合口扩张欠佳，周围未见异常软组织增厚，残胃腔充盈欠佳，考虑术后改变。胃镜：吻合口处黏膜粗糙、水肿，未见明确肿物及溃疡，吻合口扭曲狭窄，超细内镜无法通过，行内镜下扩张器扩张。术后 4 个月进食哽噎感持续不缓解，复查胃镜示吻合口扭曲狭窄，超细内镜通过困难但尚可通过，置入支架一枚（图 18－6）。术后 8 个月再次复查胃镜（图 18－7）：腔内可见金属支架在位，膨胀良好，常规内镜通过顺利，建议追踪随访。

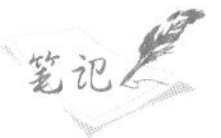

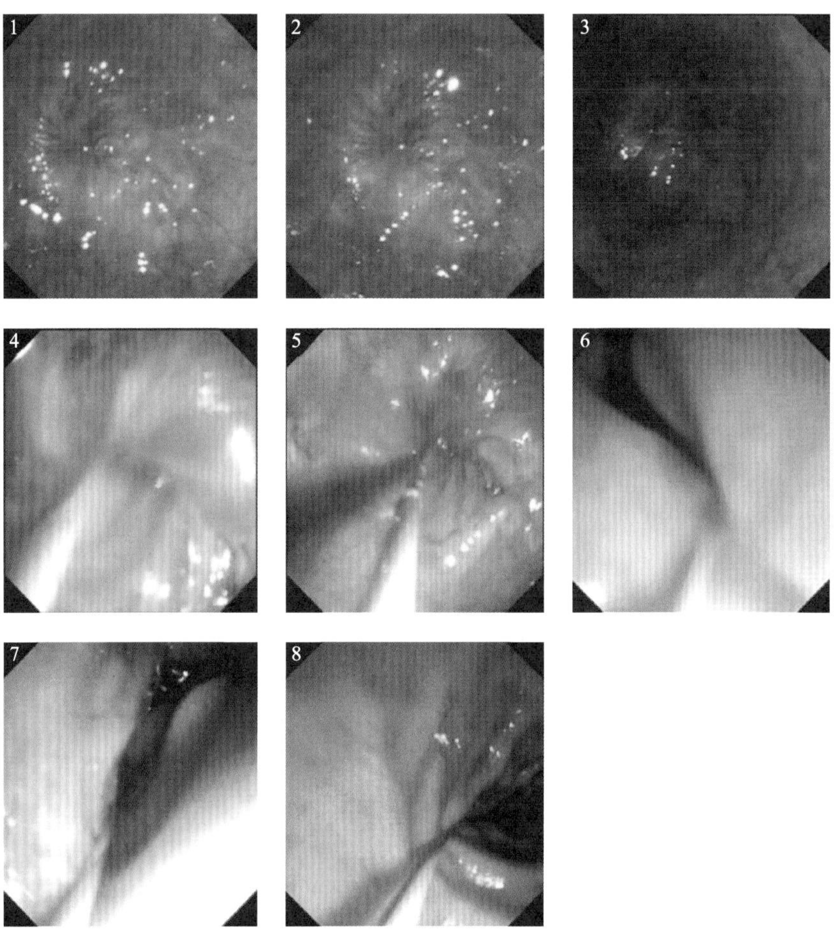

图 18-4　胃镜示吻合口扭曲狭窄，超细内镜通过困难但尚可通过，行内镜下鼻饲胃空肠营养管置入

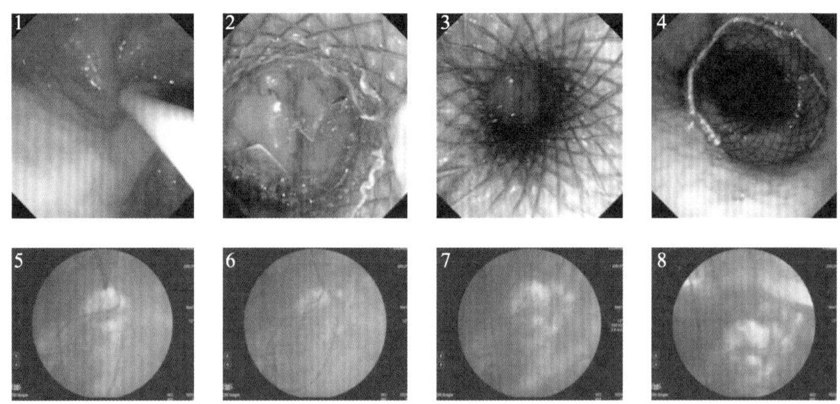

图 18-5　行内镜下扩张器扩张，扩张后效果欠佳，于 X 线监视下行内镜下支架植入

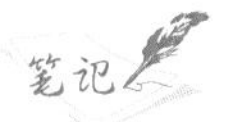

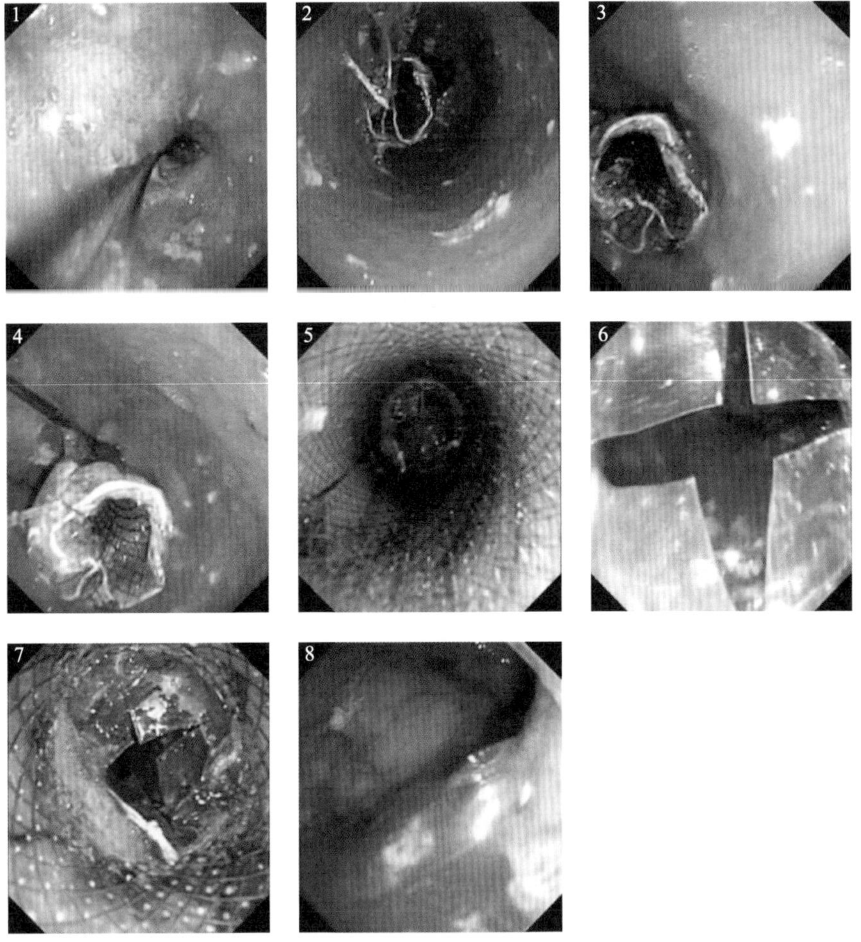

图 18 -6 术后 4 个月复查胃镜，置入支架

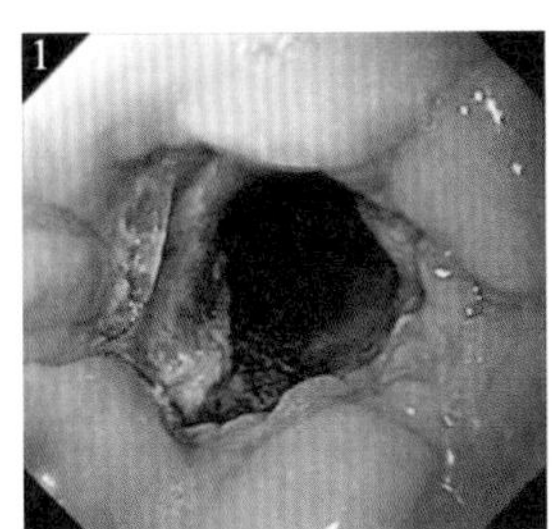

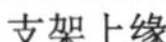

支架上缘

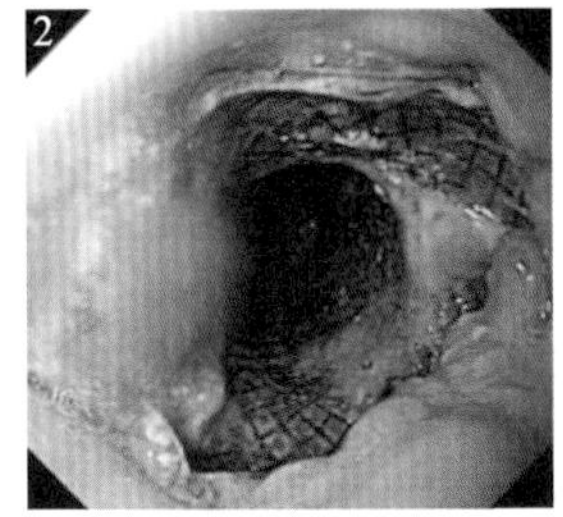

支架上缘

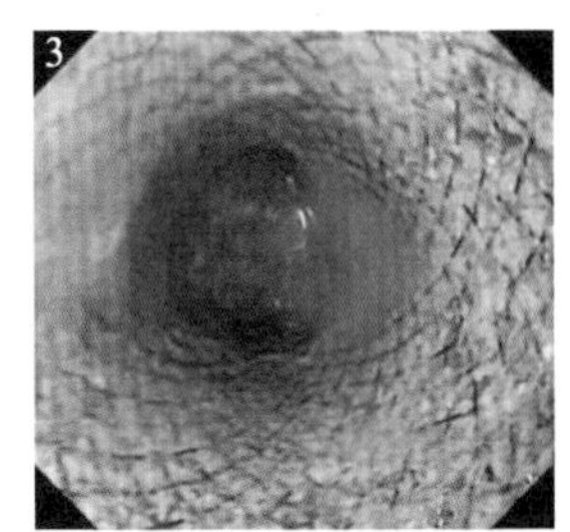

支架内

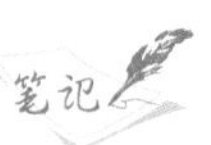

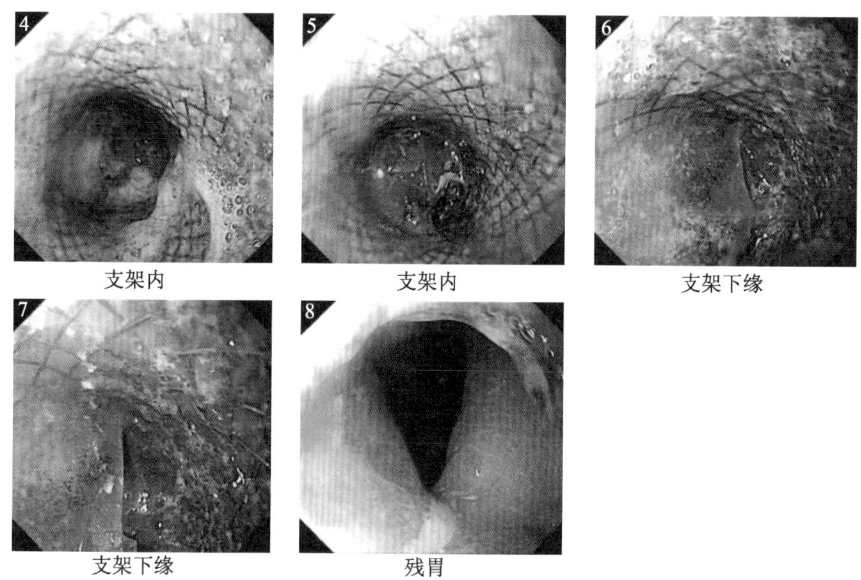

图 18－7　术后 8 个月复查胃镜：食管及残胃腔内支架位置良好

病例分析

吻合口狭窄表现为胃癌术后不能进食，或虽能进食但有吞咽梗阻症状，是胃癌术后常见并发症之一，发生率为 1.2%～4.9%。大多数患者狭窄程度较轻、无明显表现，明显的吻合口狭窄可有腹胀、腹痛、吞咽困难、呕吐等症状，上消化道造影或胃镜检查可确诊并评估狭窄部位及程度。

吻合口狭窄的常见原因：①圆形吻合器管径选择过小或使用不当，周围组织钉合过多导致吻合口狭窄甚至完全闭锁。②使用直线切割闭合器关闭共同开口时，夹闭过多组织导致输出袢狭窄。③吻合口发生并发症，如吻合口缺血、瘘、溃疡等，导致炎性反应、瘢痕组织增生，引起吻合口狭窄。④手工吻合时黏膜内翻过多，或术中加固缝合时缝合到对侧黏膜。⑤因个体差异，个别患者术后吻合口水肿，阻碍食物通过。对于某些近端胃癌术后患者，长期反流性

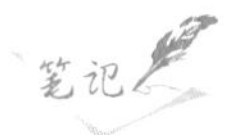

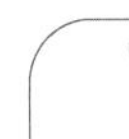

食管炎的刺激会造成食管残胃吻合口炎性狭窄。

根据国内专家共识，吻合口狭窄依据严重程度分为以下几级。Ⅰ级：无特殊干预；Ⅱ级：药物干预，拔出胃管后重新放置胃管或全肠外营养＞1周；Ⅲa级：空肠营养管或其他局麻下操作（如局麻下内镜下操作）；Ⅲb级：全麻下干预；Ⅳa级：至少导致1个器官功能衰竭；Ⅳb级：脓毒症或多脏器功能衰竭；Ⅴ级：死亡。

由于吻合口狭窄多与手术操作相关，因此规范术中操作是降低术后狭窄的关键。主要措施：①根据吻合肠管直径选用适合吻合器，一般25 mm的圆形吻合器能满足术中吻合需要。②术前改善胃肠道的组织条件，减轻水肿。③正确使用吻合器，避免吻合口两端黏膜对合不齐或吻合口周围肠管组织被钉合到吻合口中。④积极预防及治疗吻合口并发症，保证吻合口无张力、无血运障碍等。⑤吻合口缝合结扎不宜过紧，浆肌层加固时避免内翻过多。⑥吻合完成后，检查吻合口通畅性及有无薄弱处。⑦术中冰冻病理学检查保证切缘阴性，降低吻合口肿瘤复发率。

吻合口狭窄的治疗遵循先保守治疗再考虑手术治疗的原则，须根据吻合口狭窄的病因及程度予以治疗。通常情况下，术后炎性水肿性狭窄治疗效果优于瘢痕性狭窄，应予以禁食、留置胃管、补充白蛋白、给予抑酸剂、黏膜保护剂、高渗盐水洗胃等措施来减轻水肿，症状可快速得到缓解。轻中度的瘢痕性狭窄通过足够时间的保守治疗也可获得缓解，重度狭窄者考虑行内镜下球囊扩张术或狭窄瘢痕内镜下切开术，多在手术后3～4周后施行。若扩张效果不佳，可考虑行支架植入术等。如系吻合口肿瘤复发导致的狭窄，在条件允许时可考虑切除复发肿瘤并重新吻合，肿瘤如无法切除可考虑短路手术、造口手术或内镜支架等姑息治疗以缓解症状，提高患者生存质量。对于合并全身营养障碍的患者，建议在内镜下放置鼻空肠营养管进行肠内营养支持。

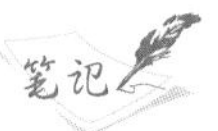

专家点评

胃癌术后消化道重建是胃癌手术的重要步骤，正确处理吻合相关并发症是每位胃肠外科医生都必须面对的问题。因吻合口狭窄多与手术操作有关，所以术中规范操作、选择合适的吻合器械及消化道重建方式是预防吻合口狭窄的关键。在围术期管理阶段，应及早识别吻合口狭窄，注意鉴别胃肠道功能恢复障碍及机械性梗阻，针对病因采取不同治疗措施。

病例提供者：孙崇源　白晓枫

点评专家：孙跃民

参考文献

1. FETZNER U K, HÖLSCHER A H. A prospective randomized controlled trial of semi-mechanical versus hand-sewn or circular stapled esophagogastrostomy for prevention of anastomotic stricture. World J Surg, 2013, 37(9): 2246 - 2247.

2. 黄昌明, 郑朝辉, 林建贤, 等. 胃癌全胃切除术后食管空肠吻合口并发症防治中国专家共识(2020 版). 中国实用外科杂志, 2021, 41(2): 121 - 124.

3. 中国胃肠肿瘤外科联盟, 中国抗癌协会胃癌专业委员会. 中国胃肠肿瘤外科术后并发症诊断登记规范专家共识(2018 版). 中国实用外科杂志, 2018, 38(6): 589 - 595.

4. 胡建昆, 杨昆. 胃癌术后吻合口相关并发症防治. 中国实用外科杂志, 2017, 37(4): 362 - 366.

5. LEE H J, PARK W, LEE H, et al. Endoscopy-guided balloon dilation of benign anastomotic strictures after radical gastrectomy for gastric cancer. Gut Liver, 2014, 8(4): 394 - 399.

6. 张铁群, 周平红. 内镜技术在胃癌手术并发症诊治中的应用价值. 中华胃肠外科杂志, 2017, 20(2): 160 - 165.

7. 胡建昆, 张维汉. 重视胃癌术后吻合口相关并发症的防治. 中华消化外科杂志, 2020, 19(9): 946 - 950.

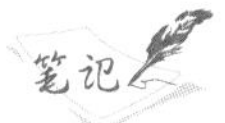

病例 19 胃癌术后肠梗阻腹腔镜下粘连松解 1 例

病历摘要

患者男性，60 岁。主因“上腹不适 2 年，加重 1 月余”入院。患者 2 年前出现间断性上腹部不适，于外院以“胃炎”行药物治疗。近 1 个月来症状加重，药物治疗缓解不明显。胃镜：胃角溃疡型胃癌。病理：腺癌，Lauren 分型：肠型。既往长期吸烟饮酒史，腹部查体无阳性体征。肿瘤标志物：CA199 54.7 U/mL、CA242 33.5 U/mL 升高，CEA、AFP、CA724 在正常范围内。腹部 CT：胃腔充盈扩张欠佳；胃窦小弯侧近胃角周围可见局限性胃壁不规则增厚强化，边界欠清，直径约 3.1 cm，最厚约 1.2 cm，浆膜面欠清；胃左区多发肿大淋巴结，不均匀强化，大者短径约 1.0 cm（图 19－1）。

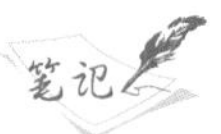

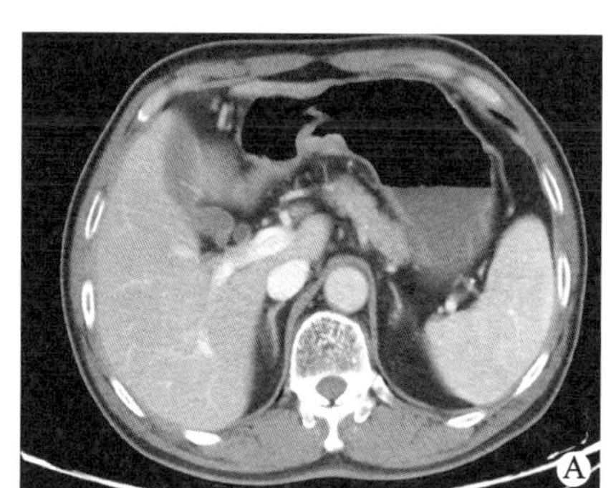

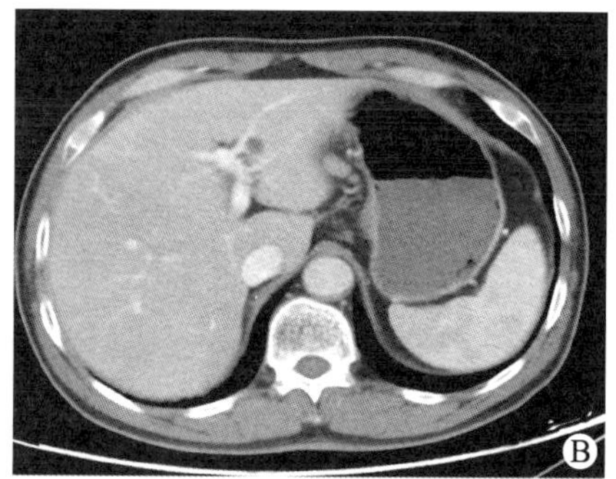

A：腹部 CT 可见胃窦部胃壁增厚，符合胃癌表现；
B：胃周见肿大淋巴结。
图 19－1　腹部 CT

诊断：胃癌（cT4N＋M0）。

治疗经过

入院完善相关检查，未见手术禁忌证。常规术前准备，行全腹腔镜远端胃癌根治术（Billroth Ⅱ式＋Braun 吻合）。术后鼓励患者早期床上活动，术后第 2 天拔除胃管，术后第 4 天拔除腹腔引流管，术后第 6 天进流食，术后第 7 天出院。

病理：胃局限溃疡型中—低分化腺癌，Lauren 分型：肠型，部分呈乳头结构（30%）及微乳头结构（5%），肿瘤小灶侵及浆膜，未累及幽门、十二指肠及大网膜，可见神经侵犯、脉管癌栓及静脉侵犯，上下切缘均未见癌。淋巴结转移性癌（5/21）。TNM 分期：pT4aN2M0，Ⅲ期。

患者出院十余天突然出现腹胀、腹痛，伴有呕吐，停止排气排便。急诊腹部 CT 可见胃部积液，肠吻合口近端扩张积液，考虑肠梗阻（图 19－2A）。给予胃肠减压，胃管每日抽出胃液约 400 mL。复查胃镜，见食管胃交界线距门齿约 40 cm。残胃黏膜充血、水肿。

笔记

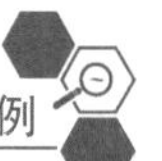

胃肠吻合口距门齿约57 cm，吻合口黏膜充血、水肿，吻合口处未见明显肿物及溃疡，吻合口未见明显狭窄，内镜通过顺利。肠间吻合口距门齿约80 cm，吻合口局部充血、水肿。行内镜下营养管植入。给予肠内营养后，见营养液从胃管内吸出，考虑肠内营养管未通过梗阻点，予以拔除。复查上消化道造影，口服碘海醇对比剂约10分钟后，吻合口远端十二指肠显影浅淡，远端空肠输出袢仍未见明确显影（图19－2B）。行积极保守治疗2周后，肠梗阻未见缓解，决定行腹腔镜手术探查。手术过程如下。

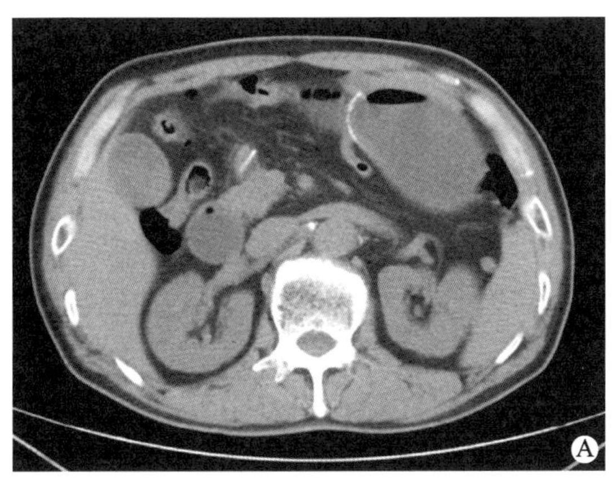

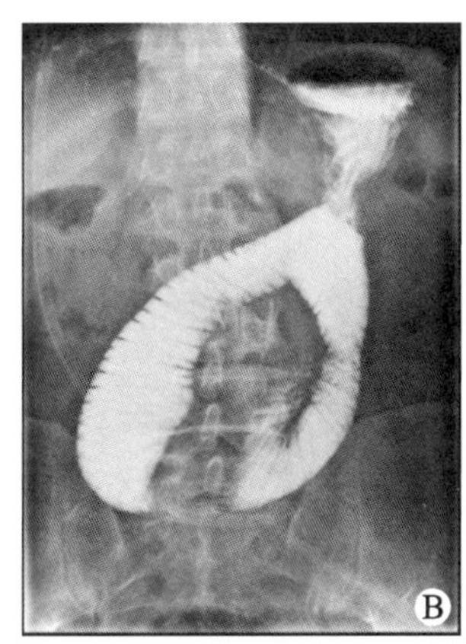

A：术后腹部CT可见肠吻合口近端扩张积液；
B：造影提示远端空肠输出袢未见明确显影。

图19－2　术后腹部CT及上消化道造影

患者行全身麻醉，改良截石位。常规消毒铺巾，行脐上3 cm切口，开放法逐层入腹，确认脐下无粘连，建立气腹，作为观察孔。另取右下腹部脐与髂前上棘连线中点，放置12 mm Trocar，作为主操作口，取原右侧平脐穿刺口，放入5 mm Trocar。

常规进行腹腔探查，原手术区域轻度粘连，Braun吻合口与下腹结肠系膜成纽扣样粘连，其后方形成约10 cm疝环。吻合口以远小肠从右侧疝入左侧，导致Braun吻合口远端小肠形成扭转。其余远端小肠与盆腔也存在散在粘连点，限制小肠活动。将疝入左侧小

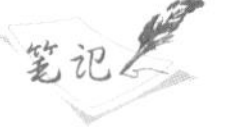

肠拉向右侧，缓解粘连小肠压力，直视下松解粘连点，去除病理性疝环。顺次检查 Braun 吻合口至回盲部小肠，排除可疑粘连。术中于内镜下再次检查胃肠吻合口及 Braun 吻合口均通畅。连续缝合 Petersen 间隙和 Braun 吻合口后方肠肠间隙，术毕。

患者术后恢复顺利，第 2 天进流食，第 7 天出院。出院后未再出现肠梗阻。

病例分析

腹内疝是指腹腔内脏器或组织通过腹膜或肠系膜正常或异常的孔道、裂隙等离开原有位置而进入腹腔内的某一解剖间隙。胃癌术后由于正常解剖的改变，会形成异常隐窝、裂孔或缺损，腹腔内脏器和组织疝入后容易形成腹内疝，肠管进入间隙可能会发生嵌顿、系膜扭转，导致肠管绞窄、坏死。Kang 等分析 6474 例胃癌患者术后腹内疝的发生率为 1.7%，开腹和腹腔镜的发生率分别为 0.9% 和 2%。其他研究报道的胃癌手术后内疝的发生率在 0.19%~5% 不等。胃手术后内疝主要包括系膜裂孔疝、Petersen 疝、膈肌裂孔疝、粘连型疝、吻合口后方疝等类型，其中发生较多的为系膜裂孔疝。

1. 胃癌术后腹内疝的影响因素

影响胃癌腹内疝发生的因素较多，如手术入路（开腹或腹腔镜）、手术方式（胃部分切除或全胃切除）、吻合方式、肠系膜缺损的处理（是否关闭系膜间隙）、术后体重下降等。

腹腔镜胃切除术已广泛用于治疗胃癌，其手术创伤小，术后粘连风险低，肠蠕动恢复快，可减少住院时间。然而，虽然腹腔镜手术可以减少组织损伤和粘连，但这也会导致小肠与邻近结构的黏附较少、活动性增加，使其更容易进入肠系膜缺损部位，导致内疝发

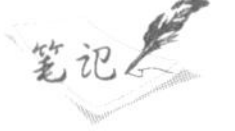

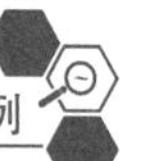

生率升高。研究表明，在内疝的发生率上，腹腔镜胃切除术明显高于开放胃切除，完全腹腔镜胃切除术高于腹腔镜辅助胃切除，而多孔腹腔镜高于单孔腹腔镜。

BMI 指数与内疝具有一定相关性。BMI 较低的患者肠系膜脂肪较薄，因此肠系膜缺损较大，这会增加内疝的可能性。Han 等研究结果显示，低 BMI（$<23\ kg/m^2$）、全胃切除、Roux-en-Y 吻合术及腹腔镜手术与腹内疝的发生具有相关性。多因素分析显示，较低的 BMI 和腹腔镜手术是腹内疝发生的独立危险因素。

不同重建方式导致内疝的发生率也存在差别。国外研究报道，Roux-en-Y 重建和 Uncut-Roux-en-Y 重建较 Billroth Ⅱ重建的患者内疝的发生率明显更高。可能是因为 Roux-en-Y 重建具有两个缺口（肠肠吻合的肠系膜缺孔和 Petersen 缺孔），而 Billroth Ⅱ重建仅具有 Petersen 缺孔。

胃癌术后腹内疝，还与肠管功能改变、蠕动紊乱有关，如暴饮暴食、餐后剧烈活动、腹泻等。胃肠功能紊乱导致肠管活动失去规律，从而使肠管更容易疝入腹腔存在的间隙引起腹内疝。

2. 胃癌术后腹内疝的诊断

腹内疝的临床表现不一，上腹部疼痛是其主要表现之一。轻者表现为间歇性腹痛，可自行缓解；中度疼痛者表现为阵发性腹部绞痛，伴恶心、呕吐，停止肛门排气、排便；重者出现寒战、发热、休克、腹膜炎等肠坏死表现。内疝诊断较为困难，体格检查或实验室检查结果不足以诊断内疝并决定是否手术治疗。因此，如果怀疑有内疝存在，必须立即进行腹部 CT 扫描检查。腹部 CT 表现为小肠环聚、小肠梗阻、肠系膜脂肪和血管充血水肿，“漩涡征”是 CT 特征性征象。尽管如此，有研究报道，通过 CT 扫描诊断内疝仍具有一定困难，其特异性和敏感性分别为 77% 和 63%，术前仅有 2/3

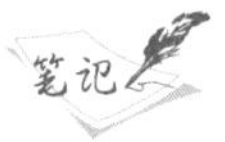

的内疝患者得到诊断。因此，内疝的诊断不应依靠任何特定的症状或单独某项检查，而应结合患者的症状和各种检查，包括 CT、造影、内镜检查等来更迅速地确定适当的治疗方法。

3. 腹内疝的处理

一旦怀疑发生腹内疝，早期干预者的结局好于晚期干预者。有研究结果显示，尽管接受早期和晚期干预的患者肠切除率、术后并发症及病死率没有统计学差异，但晚期干预组的手术结局相对较差。该结果表明，当怀疑有腹内疝时，早期手术治疗可以减少手术并发症。

关于发生腹内疝后手术入路的选择，有研究比较 Petersen 裂孔疝采用腹腔镜和开腹手术处理的结果，其中 15 例采用腹腔镜入路，25 例采用开腹手术。结果显示腹腔镜手术在手术时间、并发症发生率上同开腹手术无显著差异，而术后恢复时间较开腹手术更短。因此，初步认为腹腔镜手术处理内疝是安全的，但是也要结合具体情况，如果腹腔粘连较为严重，采用开腹手术更为安全，腹腔镜下处理内疝对手术医生的操作技巧是更高的考验。腹腔镜探查也可作为一种检查和诊断手段，根据术中情况、病情严重程度，决定手术入路及手术方式，例如，内疝复位，小肠切除，必要时行肠造瘘。

术中需做好以下几点：①术中精细操作，尽量减少手术粘连。②常规关闭系膜裂孔。当系膜裂孔较小时，往往更易发生内疝。③输入袢不宜过长，结肠前 8 ~ 12 cm 为宜，结肠后 4 ~ 8 cm 为宜。

胃癌术后腹内疝多见于数月至数年内，Kang 等报道的病例中发生内疝距胃切除手术的中位间隔时间为 450 天，而本例患者在术后 10 余天即出现，属于短期并发症，起病较急，可能与患者术后饮食不当存在一定相关性。

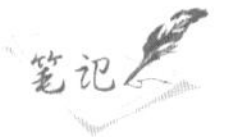

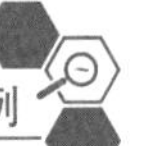

专家点评

胃癌术后内疝是一个严重并发症，术前诊断存在困难，如延误诊治可能导致严重后果，甚至死亡。因此，如果怀疑腹内疝，必须尽早进行外科手术干预。在胃癌手术中，为预防和减少腹内疝的发生，建议使用不可吸收线连续缝合关闭肠吻合系膜间隙、Petersen裂孔和横结肠系膜缺损等潜在的内疝形成空间，以减少内疝的发生。

病例提供者：周红　郭春光

点评专家：赵东兵

参考文献

1. KANG K M, CHO Y S, MIN S H, et al. Internal hernia after gastrectomy for gastric cancer in minimally invasive surgery era. Gastric Cancer, 2019, 22(5): 1009 – 1015.

2. KELLY K J, ALLEN P J, BRENNAN M F, et al. Internal hernia after gastrectomy for cancer with Roux-Y reconstruction. Surgery, 2013, 154(2): 305 – 311.

3. MIYAGAKI H, TAKIGUCHI S, KUROKAWA Y, et al. Recent trend of internal hernia occurrence after gastrectomy for gastric cancer. World J Surg, 2012, 36(4): 851 – 857.

4. YOSHIKAWA K, SHIMADA M, KURITA N, et al. Characteristics of internal hernia after gastrectomy with Roux-en-Y reconstruction for gastric cancer. Surg Endosc, 2014, 28(6): 1774 – 1778.

5. GUNABUSHANAM G, SHANKAR S, CZERNIACH D R, et al. Small-bowel obstruction after laparoscopic Roux-en-Y gastric bypass surgery. J Comput Assist Tomogr, 2009, 33(3): 369 – 375.

6. Han W H, Eom B W, Yoon H M, et al. Clinical characteristics and surgical outcomes of internal hernia after gastrectomy in gastric cancer patients: retrospective

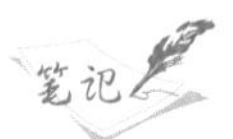

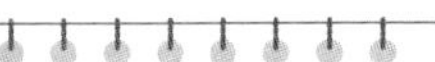
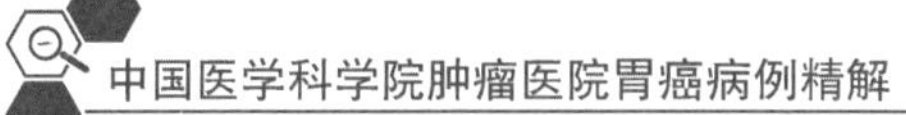

case control study. Surg Endosc, 2019, 33(9): 2873 – 2879.

7. 魏法才，杨道贵，于俊秀，等. 手术后腹内疝 27 例. 中国现代普通外科进展，2007，10(1)：92 – 封三.

8. BLACHAR A, FEDERLE M P, BRANCATELLI G, et al. Radiologist performance in the diagnosis of internal hernia by using specific CT findings with emphasis on transmesenteric hernia. Radiology, 2001, 221(2): 422 – 428.

9. MIN J S, SEO K W, JEONG S H, et al. A comparison of postoperative outcomes after open and laparoscopic reduction of Petersen's Hernia: a multicenter observational cohort study. BMC Surg, 2021, 21(1): 195.

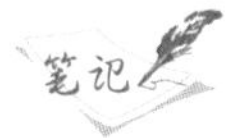

病例 20 胃癌围术期快速康复 1 例

病历摘要

患者女性，26 岁。主因“上腹部隐痛 2 个月，加重 1 周”入院。患者 2 个月前出现上腹隐痛，间断性，伴轻度恶心、反酸，与进食无明显关系。当地医院就诊，以“胃溃疡”行不规律药物治疗。近 1 周来症状加重，药物治疗不缓解。5 天前复查胃镜，示“胃窦癌”，病理为印戒细胞癌。腹部查体无阳性体征。肿瘤标志物：CEA 32. 50 U/mL，AFP、CA724、CA199、CA242 皆在正常范围内。胃镜：胃癌，病变位于胃角，浅表凹陷 + 隆起型病变，大小约 2. 5 cm × 3. 0 cm（图 20 – 1）。腹部增强 CT：胃角处胃壁局限性增厚，最厚处约 0. 8 cm，黏膜面略不均匀强化，浆膜面尚光整；腹盆腔、腹膜后、双侧腹股沟区未见明确肿大淋巴结（图 20 – 2）。

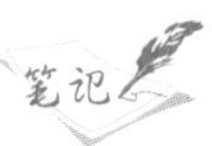

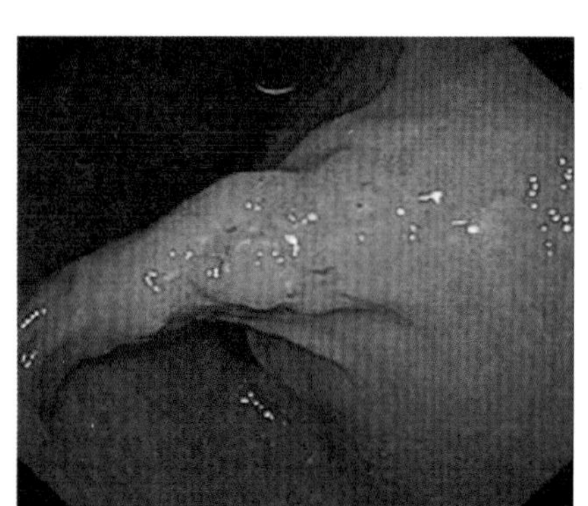
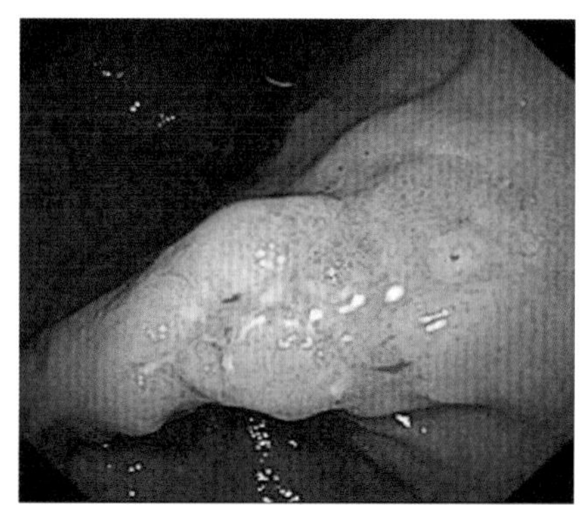

图 20－1　胃镜：胃癌，病变位于胃角，浅表凹陷＋隆起型病变

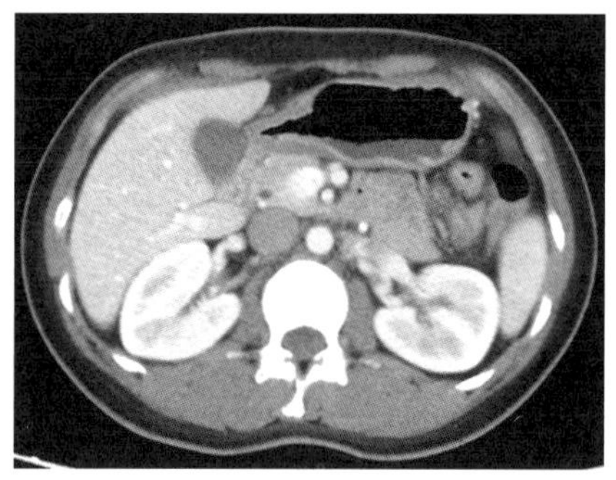

图 20－2　腹部增强 CT：胃角处胃壁局限性增厚，黏膜面略不均匀强化，浆膜面尚光整

诊断：胃癌（cT2N1M0，Ⅱ期）。

治疗经过

入院完善相关检查，未见手术禁忌证。围术期采用快速康复外科法，向患者进行术前宣教，包括术前 1 日不禁食水，不备皮，不做肠道准备。术前不放置胃管。择期行全腹腔镜远端胃癌根治术（三角吻合）。术后第 1 天饮水，鼓励患者下床活动；第 3 天清流，第 4 天进流食，术后第 6 天出院。

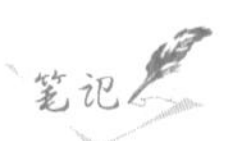

病理：（大标本）远端胃大部切除标本，胃大弯长 13 cm，小弯

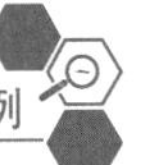

长8 cm，十二指肠长0.6 cm，宽5 cm，小弯侧距上切缘2.5 cm，可见一浅表溃疡型肿物，肿物大小3.0 cm×1.5 cm×0.2 cm，未累及幽门。（镜下诊断）胃局限溃疡型低分化腺癌，Lauren分型：弥漫型，部分呈印戒细胞癌形态。肿瘤侵及固有肌层，可见神经侵犯，未见明确脉管瘤栓。肿瘤未累及幽门及十二指肠壁。淋巴结未见转移癌（0/20），TNM分期：pT2N0M0，Ⅰ期。

病例分析

加速康复外科（enhanced recovery after surgery，ERAS）是指在一系列具有证据支持的围术期措施实施下，旨在减少手术创伤和加速术后恢复的多学科治疗理念。1997年，Kehlet首次提出ERAS概念，以循证医学证据为基础，采用多种模式优化围手术期的一系列处理措施，减轻应激反应，促进术后康复，最终使患者获益。

经典ERAS方案包括术前宣教、术前营养支持治疗、减少禁食时间、避免肠道准备、优化麻醉方案、减少胃管和腹腔引流及早期活动和早期恢复进食，其优势在于缩短住院时间、降低手术并发症发生率及促进术后康复。中国《胃癌胃切除手术加速康复外科专家共识（2016版）》中，将胃癌围术期管理分为术前准备阶段、术中规划及术后管理三个阶段，通过外科、护理、麻醉及营养团队的多学科协作，促进患者术后的快速康复，为开展胃癌术后ERAS提供了依据。术前准备阶段包括术前对患者和家属宣教ERAS的主要目的和项目，减少患者和家属对手术及康复过程的焦虑情绪，增加依从性。术前营养支持治疗方式首选肠内营养，调整患者的营养不良状态，避免术前肠道准备及禁食禁饮。术中规划推荐对肿瘤浸润深度<T4a病例行腹腔镜或机器人的微创手术，不常规放置鼻胃管和

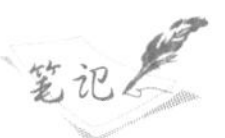

腹腔引流管，但需根据具体情况考虑。避免术中低体温。术后管理包括多模式镇痛，早期下床活动、早期恢复经口进食以及促进胃肠动力恢复。

目前，ERAS 在胃癌外科领域已经得到了越来越多的应用。一项最新有关胃癌快速康复的荟萃分析中，共纳入了 18 项研究，结果显示 ERAS 能够显著降低住院时间，降低住院费用，缩短首次排气、排便、活动及进食时间，减少术后肺部感染的发生。但 ERAS 显著增加了患者的再入院率。因此，尽管 ERAS 在患者术后康复中存在诸多优势，但 ERAS 措施也可能带来一些弊端，困扰着临床医生。其中之一是术后是否留置腹腔引流管。在一项纳入 4 项随机对照试验的 Meta 分析中，438 例患者分为两组，其中 220 例留置引流管，218 例不放置引流管。结果显示两组在围术期死亡率、二次手术率、恢复进食时间及术后并发症发生率方面并无显著差异，但留置腹腔引流管会延长手术时间及术后住院时间，并且引发引流管相关并发症。因此有学者认为，对于早期或进展期胃癌患者行胃癌根治术，不建议常规留置腹腔引流管。然而由于胃癌手术淋巴结清扫范围较大，术后创面渗出较多，并且胃癌手术后并发症发生率虽然不高，但其严重性不容忽视。因此，指南建议根据具体情况选择使用腹腔引流管。有研究提示，对于合并术中高危因素的病例，如术中大量失血、手术时间较长者，预防性留置腹腔引流管者可能获益。因此，对于 ERAS 理念下的胃癌手术是否应留置腹腔引流管，应根据循证医学证据及临床具体情况进行把握，结合实际医疗环境逐步推进。

专家点评

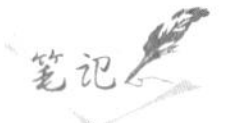

随着腹腔镜技术的成熟和普及，ERAS 理念也得到越来越多医

学中心的认可。ERAS 是一种多学科诊疗思维，利用多种维度的加速康复手段，减少患者围术期损伤、促进快速康复的现代医疗模式的建立。随着外科微创理念的进步，ERAS 势必能够进一步发挥微创手术的优势，使胃癌患者获益。

病例提供者：王童博　郭春光

点评专家：赵东兵

参考文献

1. WILMORE D W, KEHLET H. Management of patients in fast track surgery. BMJ, 2001, 322(7284): 473 - 476.
2. 中国研究型医院学会机器人与腹腔镜外科专业委员会. 胃癌胃切除手术加速康复外科专家共识(2016 版). 中华消化外科杂志, 2017, 16(1): 14 - 17.
3. LEE Y, YU J, DOUMOURAS A G, et al. Enhanced recovery after surgery(ERAS) versus standard recovery for elective gastric cancer surgery: a meta-analysis of randomized controlled trials. Surg Oncol, 2020, 32: 75 - 87.
4. WANG Z, CHEN J Q, SU K, et al. Abdominal drainage versus no drainage post gastrectomy for gastric cancer. Cochrane Database Syst Rev, 2011, (8): CD008788.
5. 马宇桥, 陈吉祥. 加速康复外科理念在胃癌患者中的应用进展. 中国肿瘤外科杂志, 2020, 12(3): 276 - 280.
6. HIRAHARA N, MATSUBARA T, HAYASHI H, et al. Significance of prophylactic intra-abdominal drain placement after laparoscopic distal gastrectomy for gastric cancer. World J Surg Oncol, 2015, 13: 181.

笔记

病例 21 近端胃癌外科治疗 1 例

病历摘要

患者女性，60 岁。主因“上腹部隐痛半年，加重 1 个月”入院。患者于入院半年前出现间断性上腹部隐痛，与进食无明显关系，休息后缓解。患者 1 个月前自感进食后腹痛加重，就诊于当地医院，行胃镜检查，提示贲门胃底癌。活检病理：低分化腺癌。于我院查 CEA、AFP、CA724、CA199、CA242 皆在正常范围。胃镜：贲门癌，距门齿 38 ~43 cm，侵及食管下段及胃底（图 21 –1）。增强 CT：贲门癌，侵犯外膜。贲门处胃壁不规则增厚，最厚处约 1.8 cm，增强扫描呈现中度欠均匀强化，外膜面模糊；贲门周围及胃左区可见多发淋巴结，大者短径约 0.5 cm（图 21 –2）。

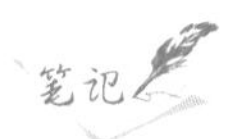

诊断：贲门癌（cT3N0M0）。

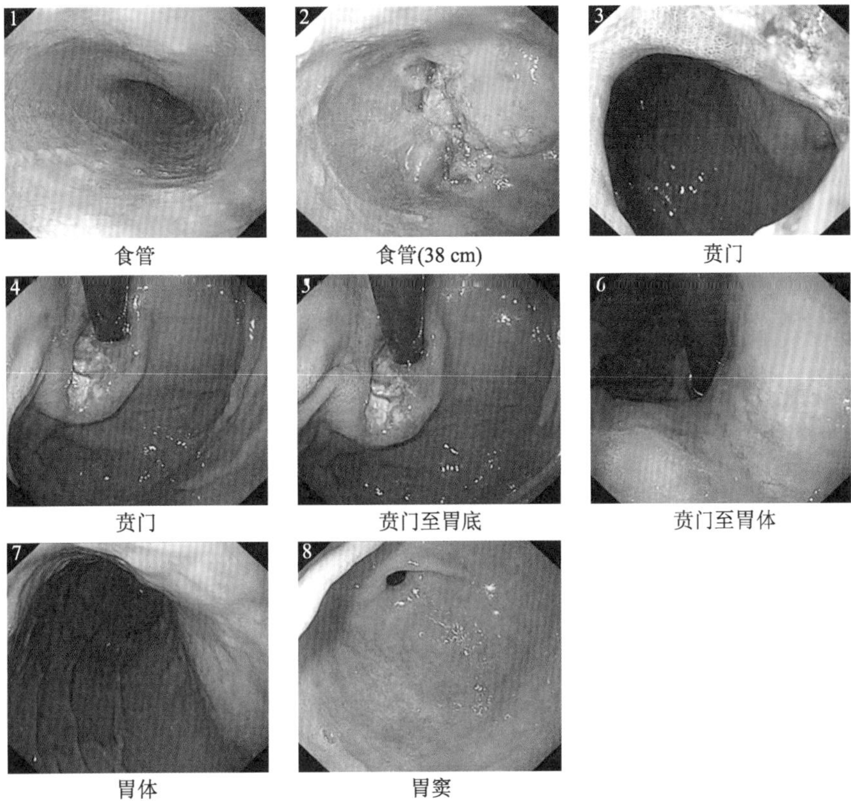

图 21 -1　胃镜见贲门癌，距门齿 38 ~43 cm，侵及食管下段及胃底

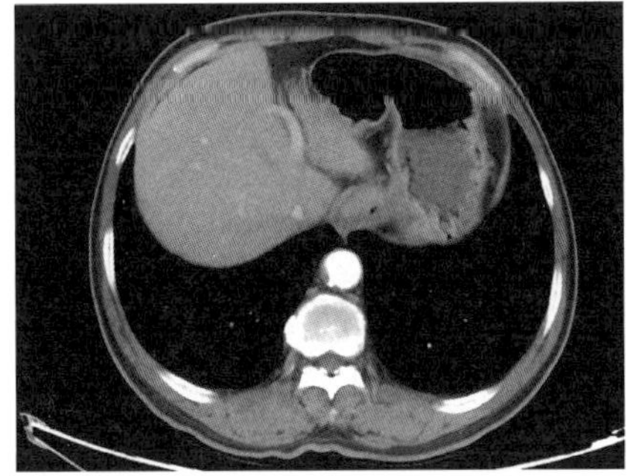

图 21 -2　增强 CT 示贲门癌，侵犯外膜

笔记

治疗经过

入院完善相关检查，未见手术禁忌证。围手术期采用快速康复外科法，术前 1 日不禁食水，不备皮，不做肠道准备。术前不放置胃管。择期行腹腔镜近端胃癌根治术（双通道吻合）。术后第 1 天拔除胃管，饮水，鼓励患者下床活动。第 3 天清流，第 5 天进流食，上消化道造影未见异常。第 6 天拔除腹腔引流管，第 9 天出院。

病理：（近端胃）食管—胃交界处溃疡型低分化腺癌（Lauren 分型：肠型），局灶伴黏液分泌。肿瘤浸润胃壁达到浆膜下脂肪，浸润食管壁达纤维膜，间质可见较多淋巴细胞浸润，可见神经侵犯，未见脉管瘤栓。大网膜、上下切缘未见癌。淋巴结未见转移癌（0/33）。

pTNM 分期：pT3N0M0，Ⅱa 期。

病例分析

胃癌是世界范围内最常见的恶性肿瘤之一，也是癌症相关死亡的常见原因。尽管胃癌常见于中远端胃，但近端胃癌（proximal gastric cancer，PGC）发病率却呈逐年递增趋势。美国 SEER 数据库数据显示，1970—2010 年贲门癌发病率明显增加（1.22/10 万～1.94/10 万）。近端胃癌发病率增加的机制尚不清楚，但有证据表明可能与广泛应用抗 Hp 药物、胃食管反流疾病、过度肥胖及饮食等因素相关。

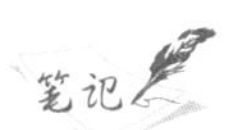

食管胃结合部腺癌（adenocarcinoma of esophagogastric junction，

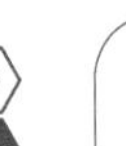

AEG）泛指肿瘤中心位于距离食管胃结合部（esophagogastric junction，EGJ）5 cm 范围以内的肿瘤。目前，多采用 Siewert 法对 AEG 进行分型。Siewert Ⅰ型为肿瘤中心位于 EGJ 以上 1 ~ 5 cm，Siewert Ⅱ型为肿瘤中心位于 EGJ 以上 1 cm 到 EGJ 以下 2 cm，Siewert Ⅲ型为肿瘤中心位于 EGJ 以下 2 ~ 5 cm。目前认为，近端胃癌是指发生于胃上 1/3 部分的胃癌，其中包括食管胃结合部上 1 cm 至下 5 cm（即 Siewert 分型Ⅱ型和Ⅲ型）、胃底及胃小弯上 1/3 区域的肿瘤。

近端胃癌预后较差。2001 年，意大利单中心数据显示，近端胃癌患者 5 年总生存率为 17.7%，显著低于远端胃癌组患者 36.4%（$P<0.01$）。多因素分析中，近端胃癌是不良预后的独立影响因素。但在某些研究的亚组分析中，如果同处相同病理分期，近端胃癌与远端胃癌的生存并无统计学差异。本中心数据显示，胃癌部位与预后无明显关系（$HR=0.94$，95% CI：0.88 ~ 1.00，$P=0.058$）。而基于美国国家癌症数据库（National Cancer Database，NCDB）的分析显示，对于早期和局部进展期胃癌患者，近端胃癌预后差于远端胃癌，但在晚期胃癌患者中，近端胃癌预后较好。因此，我们推测近端胃癌生存预后的差异可能和地域、人种及不同基因等密切相关，这需要大型临床试验进一步验证。

近端胃癌通常采用全胃切除或近端胃切除。全胃切除术后容易导致维生素 B_{12} 吸收障碍，出现术后低体重、营养性贫血等。近端胃切除保留了部分胃腔和胃激素的分泌功能，有效减轻术后贫血症状，改善营养状态。不足之处是破坏了食管胃结合部的解剖结构，容易产生反流、吻合口狭窄等并发症，严重影响患者的生活质量。

为平衡营养状态和肿瘤的根治性，近端早期胃癌和进展期胃癌的治疗策略略有不同。对于近端早期胃癌，大量证据表明近端胃切

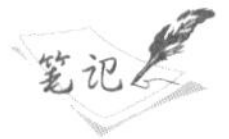

除与全胃切除长期生存无明显差异。因此，新版日本《胃癌治疗指南》推荐近端胃切除术适用于部分早期近端胃癌患者，以保持术后良好的营养状态。尽管大量回顾性研究表明近端切除局部进展期胃癌与全胃切除生存结果相似，但在临床指南和实践中，仍多选择全胃切除治疗近端进展期胃癌。

近端胃切除术后的消化道重建方式较多，常用吻合方式包括食管胃吻合术（esophagogastrostomy，EG）和双通道吻合（double-tract reconstruction，DTR）。食管胃吻合技术简单，但吻合口狭窄、反流性食管炎发生率高。DTR 被认为是改善近端胃术后反流性食管炎最有效的重建方法。优点是在残胃和食道之间插入空肠，增加了食物反流距离，同时保留残胃十二指肠通路，利于存储食物。有 Meta 研究发现，近端胃切除 DTR 者反流症状、反流性食管炎及吻合口狭窄发生率与全胃切除相似。但是该项技术吻合口多，增加了术后吻合口瘘的风险。正在进行中的韩国 KLASS-05 研究对比了腹腔镜 DTR 和全胃切除的远近期效果，其结果值得期待。

有研究报道，空肠间置（jejunal interposition，JI）重建也可用于反流性食管炎，效果优于 EG。在此消化道吻合过程中，将一段空肠连接食管与残胃，构造预防反流的屏障，降低胃食管直接吻合的张力、安全性高。有研究者提倡将 JI 作为保持胃正常消化功能的技术。但 JI 手术后患者有时会感到胃部不适，这可能与空肠段折叠、食物运动减慢相关。

专家点评

流行病学资料显示，近端胃肿瘤的发病率呈上升趋势，其临床病理特征及预后异于远端胃癌。特别是在手术入路、切除范围、重

笔记

建方式等问题上仍有争议，亟须高级别临床研究的证实。随着外科技术的进步，以及提高生活质量的需要，外科手术正在向精准化、微创化、个体化的方向发展。

病例提供者：赵璐璐　陈应泰

点评专家：赵东兵

参考文献

1. SANO T. Gastric cancer: Asia and the world. Gastric Cancer, 2017, 20 (Suppl 1): 1 – 2.

2. KUSANO C, GOTODA T, KHOR C J, et al. Changing trends in the proportion of adenocarcinoma of the esophagogastric junction in a large tertiary referral center in Japan. J Gastroenterol Hepatol, 2008, 23(11): 1662 – 1665.

3. BUAS M F, VAUGHAN T L. Epidemiology and risk factors for gastroesophageal junction tumors: understanding the rising incidence of this disease. Semin Radiat Oncol, 2013, 23(1): 3 – 9.

4. LIU K, YANG K, ZHANG W, et al. changes of esophagogastric junctional adenocarcinoma and gastroesophageal reflux disease among surgical patients during 1988—2012: a single-institution, high-volume experience in China. Ann Surg, 2016, 263(1): 88 – 95.

5. AHN H S, LEE H J, YOO M W, et al. Changes in clinicopathological features and survival after gastrectomy for gastric cancer over a 20-year period. Br J Surg, 2011, 98(2): 255 – 260.

6. ZHAO L, NIU P, ZHAO D, et al. Regional and racial disparity in proximal gastric cancer survival outcomes 1996—2016: results from SEER and China National Cancer Center database. Cancer Med, 2021, 10(14): 4923 – 4938.

7. MUKAISHO K, NAKAYAMA T, HAGIWARA T, et al. Two distinct etiologies of gastric cardia adenocarcinoma: interactions among pH, Helicobacter pylori, and bile acids. Front Microbiol, 2015, 6: 412.

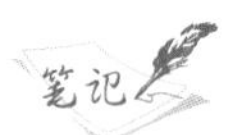

8. 季加孚，季科. 食管胃结合部腺癌外科治疗进展. 中国普外基础与临床杂志，2019，26(9)：1021－1024.

9. 刘凤林，秦新裕. 回眸2019：聚焦胃肿瘤的研究进展. 中华胃肠外科杂志，2020，23(1)：10－14.

10. SIEWERT J R，HÖLSCHER A H，BECKER K，et al. [Cardia cancer：attempt at a therapeutically relevant classification]. Chirurg，1987，58(1)：25－32.

11. PACELLI F，PAPA V，CAPRINO P，et al. Proximal compared with distal gastric cancer：multivariate analysis of prognostic factors. Am Surg，2001，67(7)：697－703.

12. PISO P，WERNER U，LANG H，et al. Proximal versus distal gastric carcinoma—what are the differences?. Ann Surg Oncol，2000，7(7)：520－525.

13. PARK J C，LEE Y C，KIM J H，et al. Clinicopathological features and prognostic factors of proximal gastric carcinoma in a population with high Helicobacter pylori prevalence：a single-center，large-volume study in Korea. Ann Surg Oncol，2010，17(3)：829－837.

14. ZHAO L L，HUANG H，ZHAO D，et al. Clinicopathological characteristics and prognosis of proximal and distal gastric cancer during 1997—2017 in China national cancer center. J Oncol，2019，2019：9784039.

15. WANG X，LIU F F，LI Y M，et al. Comparison on clinicopathological features，treatments and prognosis between proximal gastric cancer and distal gastric cancer：a national cancer data base analysis. J Cancer，2019，10(14)：3145－3153.

16. YURA M，YOSHIKAWA T，OTSUKI S，et al. Oncological safety of proximal gastrectomy for T2/T3 proximal gastric cancer. Gastric Cancer，2019，22(5)：1029－1035.

17. ZHAO L，LING R，MA F，et al. Clinical outcomes of proximal gastrectomy versus total gastrectomy for locally advanced proximal gastric cancer：a propensity score matching analysis. Transl Cancer Res，2020，9(4)：2769－2779.

18. 中国抗癌协会胃癌专业委员会青年委员会. 第5版日本《胃癌治疗指南》临床

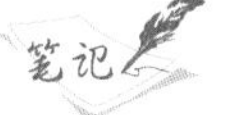

问题解读. 中国实用外科杂志, 2019, 39(1): 53－69, 84.

19. ROSA F, QUERO G, FIORILLO C, et al. Total vs proximal gastrectomy for adenocarcinoma of the upper third of the stomach: a propensity-score-matched analysis of a multicenter western experience(On behalf of the Italian Research Group for Gastric Cancer-GIRCG). Gastric Cancer, 2018, 21(5): 845－852.
20. SUN K K, WU Y Y. Current status of laparoscopic proximal gastrectomy in proximal gastric cancer: technical details and oncologic outcomes. Asian J Surg, 2021, 44(1): 54－58.
21. ZHAO L L, LING R, CHEN J H, et al. clinical outcomes of proximal gastrectomy versus total gastrectomy for proximal gastric cancer: a systematic review and meta-analysis. Dig Surg, 2021, 38(1): 1－13.
22. DU N, WU P, WANG P, et al. Reconstruction methods and complications of esophagogastrostomy and jejunal interposition in proximal gastrectomy for gastric cancer: a meta-analysis. Gastroenterol Res Pract, 2020, 2020: 8179254.

笔记

病例 22 食管胃结合部腺癌外科治疗 1 例

病历摘要

患者男性，72 岁。主因“呕血 1 月余”入院。患者 1 个月前无明显诱因呕血，伴恶心、反酸。于外院接受对症补液、抑酸治疗后不再呕血，但上腹仍觉不适，不伴呕吐、进食哽咽感、腹痛、腹胀。腹部查体无阳性体征。肿瘤标志物：CEA 32.35 ng/mL，CA242、CA199、CA724、AFP 均在正常范围内。红细胞 3×10^{12}/L，血红蛋白 93 g/L。胃镜:贲门至食管下段及胃底可见一隆起型肿物(上界距门齿约 39 cm)，病变基底无活动性，病变表面黏膜粗糙糜烂，贲门略狭窄，内镜可通过（图 22 -1）。病理：中分化腺癌。腹部增强 CT：贲门至胃底见不规则肿物，最大界面 7.6 cm×5.1 cm，局部浆膜面模糊，食管下段受累，增强扫描呈明显不均匀强化，凸向胃腔生长（图 22 -2）。

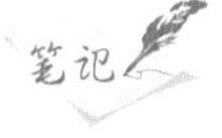

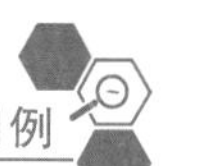

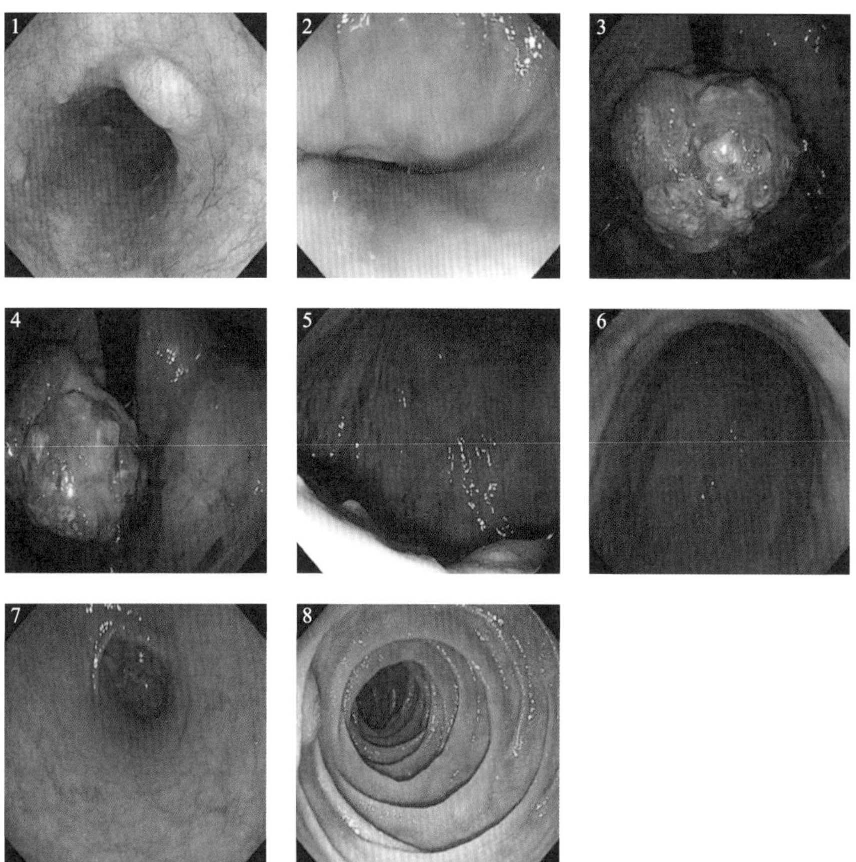

图 22－1　胃镜：贲门至食管下段及胃底可见一隆起型肿物

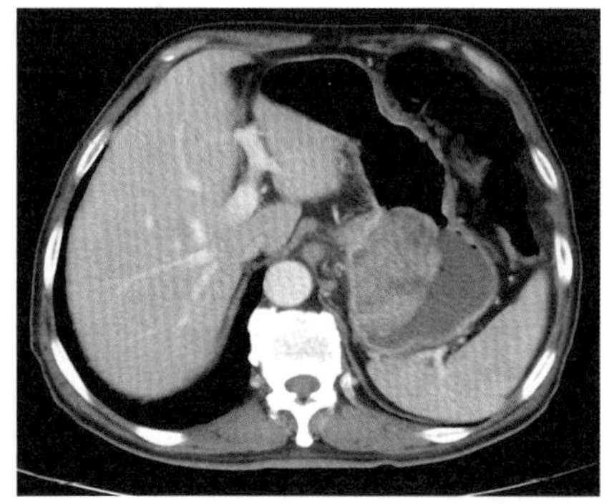

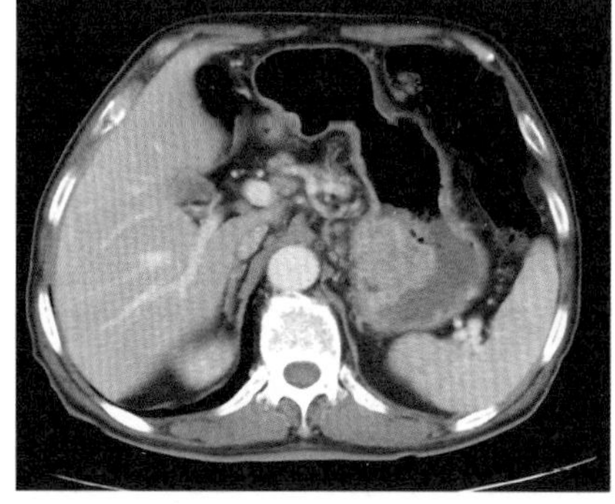

图 22－2　腹部增强 CT：贲门至胃底见不规则肿物，增强扫描呈明显不均匀强化，凸向胃腔生长

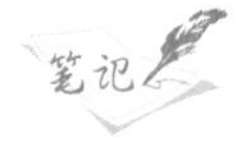

诊断：食管胃结合部腺癌（cT4aN1M0）。

治疗经过

入院完善相关检查，行腹腔镜辅助全胃切除术（D2，Roux-en-Y）。术后恢复顺利，第 4 天排气，第 6 天拔胃管，第 9 天拔引流管，第 11 天出院。

病理：（大体标本）全胃切除标本，胃小弯长 17 cm，胃大弯长 30 cm，十二指肠长 2 cm，宽 6 cm，食管长 2.2 cm，宽 3 cm。胃底近贲门部可见一隆起型肿物，肿物大小 8.0 cm×7.5 cm×2.5 cm，局灶紧邻浆膜，肿瘤中心距食管胃交界 4.5 cm。（镜下诊断）胃隆起型中低分化腺癌（Lauren 分型：肠型），伴大量坏死。肿瘤侵透肌层达胃浆膜层，累及食管胃交界。可见神经侵犯及脉管瘤栓，肿瘤未累及十二指肠、上下切缘及大网膜。淋巴结未见转移（0/61）。TNM 分期：pT4aN0M0。

病例分析

食管胃结合部腺癌(adenocarcinoma of the esophagogastric junction，AEG）泛指发生于食管胃结合部（esophagogastric junction，EGJ）上下 5 cm 范围的腺癌。需要强调的是解剖交界线不等同于齿状线，而是食管下段栅栏状血管末梢或胃黏膜皱襞的近侧缘，齿状线则是食管鳞状上皮与胃柱状上皮的组织学交界线。近年来，世界范围内 AEG 的发病率逐年上升。我国 AEG 的发病率增加尤为明显，目前占到全部胃癌的 26.7% 。原因可能与肥胖、饮酒导致的胃食管反流疾病有关。

1. AEG 分型及分期

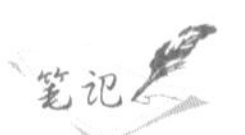

目前国际上广泛采用 Siewert 分型。肿瘤首先需接触或跨越食

管胃结合部，然后根据肿瘤中心位置分为Ⅰ、Ⅱ、Ⅲ型。Ⅰ型AEG肿瘤中心位于EGJ以上1～5 cm；Ⅱ型AEG肿瘤中心位于EGJ以上1 cm至以下2 cm；Ⅲ型AEG肿瘤中心位于EGJ以下2～5 cm。日本则采用1973年提出的Nishi分型：EGJ上下2 cm称为食管胃结合部，根据肿瘤中心与EGJ关系分为5型：E型（主要位于食管侧），EC型（偏食管侧），E＝G型（横跨食管胃交界），GE型（偏胃侧），G型（主要位于胃侧）。既往，AEG分期方法一直存有争议。经过多次修订，东西方分期标准最终达成统一。第八版AJCC分期系统中，SiewertⅠ、Ⅱ型AEG采用食管癌分期，SiewertⅢ型采用胃癌分期。

2. AEG的术前分期

AEG位于胸腹交界，其手术方式取决于肿瘤的分期、分型、肿瘤大小、侵犯食管长度等因素。术前影像学诊断要求较高。除目前常规的胃镜、内镜下超声外，消化道造影可提高判断食管受侵长度和肿瘤浸润中心点位置的准确性，必要时加做CT三维重建。

3. AEG手术入路的选择

SiewertⅠ型和Ⅲ型AEG手术入路较为明确，SiewertⅠ型参照食管癌，推荐经右胸入路。SiewertⅢ型参照胃癌，采用经腹食管裂孔入路。而SiewertⅡ型AEG手术入路争议较大。国内华西医院的回顾性研究显示，SiewertⅡ型AEG经腹入路和经胸入路术后3年总生存率分别为78.1%和46.3%，$P=0.001$，经腹入路更具有生存优势。在循证医学证据较高的Ⅲ期临床研究中，2002年发表的荷兰研究和日本JCOG9502研究更值得关注。荷兰研究中，经胸入路围术期并发症发生率高，术后短期生活质量差，两者五年生存率分别为36%和34%，无明显差异。亚组分析中，SiewertⅠ型经胸和经腹入路五年生存率分别为51%和37%，其中N1期患者经胸入路

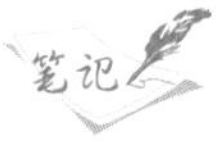

更具有生存优势。日本 JCOG9502 研究以侵犯食管小于 3 cm 的进展期 AEG（T2～T4）为研究对象，比较两种手术入路的优劣势。结果显示，经腹入路具有更好的远期预后，两者 5 年生存率分别为 52.3% 和 37.9%，10 年生存率分别为 37% 和 24%。AEG 手术入路还受到食道侵犯长度的影响。Nunobe 等发现，食管受累长度 <2 cm 时，下纵隔淋巴结转移率为 2%。食管受累 2～3 cm 时，下纵隔淋巴结转移率为 17.8%。考虑到经腹食管裂孔入路较经胸或胸腹联合入路并发症发生率低，目前，Siewert Ⅱ型 AEG 的手术入路方式基本达成共识，侵犯食管≤2 cm 者推荐经腹入路，>2 cm 者推荐经胸入路。

4. 淋巴结清扫

进展期 AEG（T2～T4）淋巴结转移率为 77.6%，其中淋巴结转移阳性者几乎都存在腹腔淋巴结转移，而纵隔淋巴结转移率在 Siewert Ⅰ、Ⅱ、Ⅲ型中分别为 46.0%、29.5%、9.3%。因此，Siewert Ⅰ型 AEG 在行食管癌纵隔淋巴结清扫基础上，还需常规清扫腹部第 16～20 组淋巴结。Siewert Ⅱ型 AEG 根据肿瘤大小及切除范围选择 D1/D1+或 D2 淋巴结清扫。Siewert Ⅲ型需行 D2 淋巴结清扫。日本 JCOG0110 研究提示，未侵犯胃大弯的 AEG 无须常规清扫脾门淋巴结。对于可疑脾门淋巴结转移者，鉴于第 10 组和第 4s 组淋巴引流区域相关，可根据第 4s 组淋巴结术中活检结果决定是否行脾门淋巴结清扫。

5. AEG 的切缘选择

经胸入路的 Siewert Ⅰ型、Ⅱ型手术推荐食道上切缘≥5 cm，经腹入路的 Siewert Ⅱ型 AEG 推荐食道上切缘≥2 cm，术中冰冻病理切缘阴性最具判断价值。就切除范围而言，Siewert Ⅰ型推荐切除下段食管+近端胃，Siewert Ⅲ型推荐切除全胃。而 Siewert Ⅱ型 AEG 切除全胃还是近端胃需要考虑远端胃周淋巴结转移风险及术后食管

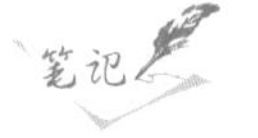

反流。研究显示，近端胃切除术后食管反流率高，患者生活质量差，建议行全胃切除术。近年，随着消化道重建方式的改进，近端胃切除术后的食管反流率较前降低。也有学者推荐 Siewert Ⅱ型 AEG 肿瘤长径≤4 cm 时可行近端胃切除，>4 cm 时则推荐全胃切除术。

专家点评

食管胃结合部腺癌解剖位置特殊，发病率逐年增加，近年受到更多关注。因为 AEG 的复杂性，常需要胃肠外科、胸外科、内镜科、肿瘤科和放疗科在内的多学科协作。结果显示，多学科诊疗已明显改善 AEG 的诊疗效果。尽管如此，在肿瘤分期、手术入路、切除范围、放化疗时机方面，AEG 尚存争议，还需在临床实践中不断探索。未来，提高 AEG 的规范化和个体化诊疗水平，改善患者预后，提高患者生活质量仍是努力方向。

病例提供者：白晓枫　李泽锋

点评专家：白晓枫

参考文献

1. BUAS M F, VAUGHAN T L. Epidemiology and risk factors for gastroesophageal junction tumors: understanding the rising incidence of this disease. Semin Radiat Oncol, 2013, 23(1): 3-9.

2. LIU K, YANG K, ZHANG W, et al. Changes of esophagogastric junctional adenocarcinoma and gastroesophageal reflux disease among surgical patients during 1988—2012: a single-institution, high-volume experience in China. Ann Surg, 2016, 263(1): 88-95.

3. 王玮，孙哲，邓靖宇，等. 基于多中心大样本数据库的胃癌外科治疗相关数据的整合与分析. 中华胃肠外科杂志，2016，19(2)：179-185.

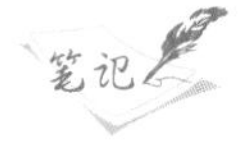

4. 陈志峰. 食管胃结合部腺癌流行趋势、病因及防治. 中国实用外科杂志, 2012, 32(4): 267-270.

5. RÜDIGER SIEWERT J, FEITH M, WERNER M, et al. Adenocarcinoma of the esophagogastric junction: results of surgical therapy based on anatomical/topographic classification in 1, 002 consecutive patients. Ann Surg, 2000, 232(3): 353-361.

6. Japanese Gastric Cancer Association. Japanese classification of gastric carcinoma: 3rd English edition. Gastric Cancer, 2011, 14(2): 101-112.

7. Amin M B, Edge S, Green F L, et al. AJCC cancer staging manual. 8th ed. New York: Springer, 2017.

8. 唐磊, 李佳铮. 食管胃结合部腺癌浸润范围的影像学评价. 中华胃肠外科杂志, 2019, 22(2): 119-125.

9. 杨世界, 袁勇, 胡皓源, 等. Siewert Ⅱ型食管胃结合部腺癌经胸与经腹入路手术的预后比较: 胸外科与胃肠外科联合数据分析. 中华胃肠外科杂志, 2019, 22(2): 132-142.

10. OMLOO J, LAGARDE S, HULSCHER J, et al. Extended transthoracic resection compared with limited transhiatal resection for adenocarcinoma of the mid/distal esophagus: five-year survival of a randomized clinical trial. Ann Surg, 2007, 246(6): 992-1001.

11. HULSCHER J B, VAN SANDICK J W, DE BOER A G, et al. Extended transthoracic resection compared with limited transhiatal resection for adenocarcinoma of the esophagus. N Engl J Med, 2002, 347(21): 1662-1669.

12. DE BOER A G, VAN LANSCHOT J J, VAN SANDICK J W, et al. Quality of life after transhiatal compared with extended transthoracic resection for adenocarcinoma of the esophagus. J Clin Oncol, 2004, 22(20): 4202-4208.

13. SASAKO M, SANO T, YAMAMOTO S, et al. Left thoracoabdominal approach versus abdominal-transhiatal approach for gastric cancer of the cardia or subcardia: a randomised controlled trial. Lancet Oncol, 2006, 7(8): 644-651.

14. KUROKAWA Y, SASAKO M, SANO T, et al. Ten-year follow-up results of a

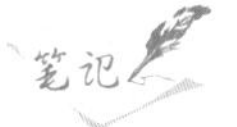

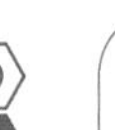

randomized clinical trial comparing left thoracoabdominal and abdominal transhiatal approaches to total gastrectomy for adenocarcinoma of the oesophagogastric junction or gastric cardia. Br J Surg, 2015, 102(4): 341 – 348.

15. NUNOBE S, OHYAMA S, SONOO H, et al. Benefit of mediastinal and para-aortic lymph-node dissection for advanced gastric cancer with esophageal invasion. J Surg Oncol, 2008, 97(5): 392 – 395.
16. SASAKO M, SANO T, YAMAMOTO S, et al. Left thoracoabdominal approach versus abdominal-transhiatal approach for gastric cancer of the cardia or subcardia: a randomised controlled trial. Lancet Oncol, 2006, 7(8): 644 – 651.
17. 王胤奎，李子禹. 食管胃结合部腺癌手术的腹部外科观. 国际外科学杂志，2020, 47(8): 510 – 513.
18. 郭春光，田艳涛. 食管胃结合部腺癌的外科治疗与争议. 中国医学前沿杂志（电子版），2017, 9(5): 1 – 5.
19. PEDRAZZANI C, DE MANZONI G, MARRELLI D, et al. Lymph node involvement in advanced gastroesophageal junction adenocarcinoma. J Thorac Cardiovasc Surg, 2007, 134(2): 378 – 385.
20. 国际食管疾病学会中国分会食管胃结合部疾病跨界联盟，中国医师协会内镜医师分会腹腔镜外科专业委员会，腹腔镜外科专业委员会，等. 食管胃结合部腺癌外科治疗中国专家共识（2018 年版）. 中华胃肠外科杂志，2018, 21(9): 961 – 975.
21. SANO T, SASAKO M, MIZUSAWA J, et al. Randomized controlled trial to evaluate splenectomy in total gastrectomy for proximal gastric carcinoma. Ann Surg, 2017, 265(2): 277 – 283.
22. 陈凛，边识博. 应该选择性、个体化地进行脾门淋巴结清扫. 中华胃肠外科杂志，2016, 19(2): 172 – 173.
23. TOKUNAGA M, OHYAMA S, HIKI N, et al. Endoscopic evaluation of reflux esophagitis after proximal gastrectomy: comparison between esophagogastric anastomosis and jejunal interposition. World J Surg, 2008, 32(7): 1473 – 1477.

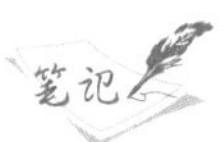

病例 23 全胃联合胰体尾加脾切除术 1 例

病历摘要

患者男性，49 岁。主因“进食后腹胀 2 月余”入院。患者于 2 个月前出现进食后饱腹感，间断性，不伴恶心、反酸，进食后无腹痛等。无黑便，无呕血。曾于当地医院就诊，行胃镜检查示“胃恶性肿瘤”，活检病理为“腺癌”。近 1 个月患者进食饱腹感明显，进食困难，以流食为主。腹部查体无阳性体征。肿瘤标志物：CEA、AFP、CA724、CA199、CA242 皆在正常范围。胃镜：浸润性胃癌，皮革胃，病变累及贲门、胃体及部分胃窦（图 23－1）。增强 CT：①胃壁弥漫不规则增厚，符合胃癌，②胃周多发淋巴结，考虑转移（图 23－2）。

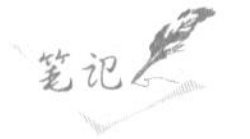

诊断：胃癌（cT4N＋M0，Ⅲ期）。

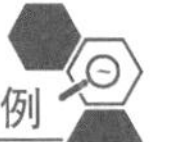

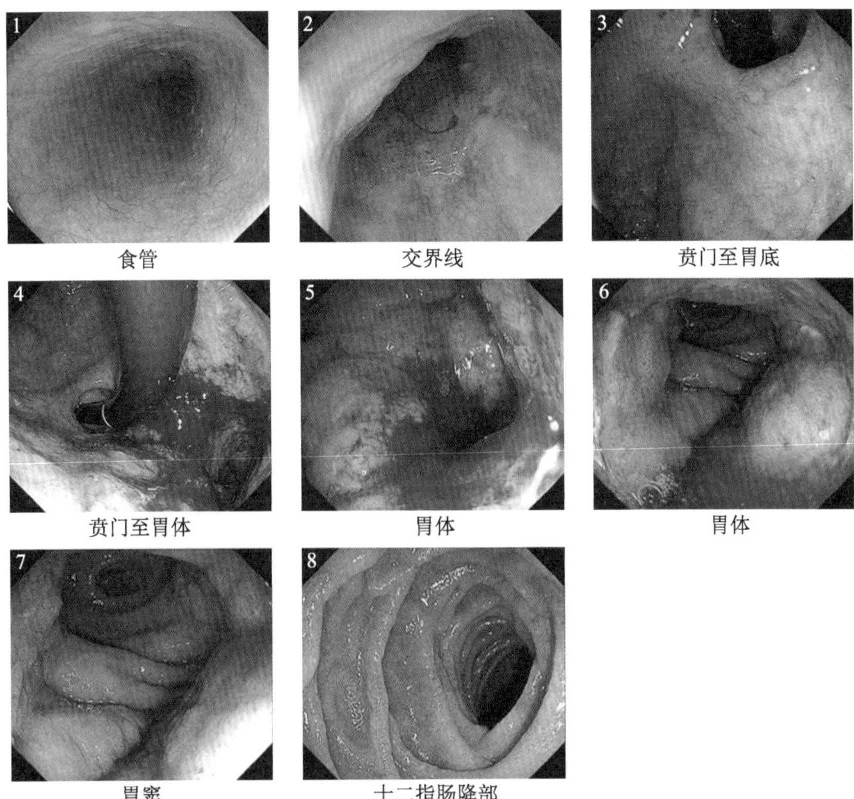

贲门至胃体小弯、前壁、后壁可见一溃疡型肿物。肿物周围胃体及部分胃窦胃壁肿胀、隆起，胃壁僵硬、蠕动欠佳、胃腔变形、狭窄。

图 23 －1　胃镜：食管胃交界线距门齿约 42 cm

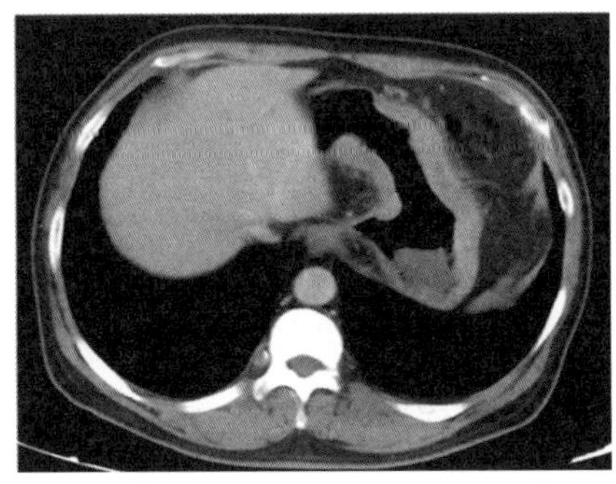

胃体部胃壁弥漫不规则增厚，最厚处约 1.9 cm，胃壁僵硬，局部胃腔狭窄，浆膜面模糊，周围脂肪间隙多发条索影、斑片影。

图 23 －2　增强 CT

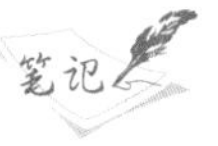

治疗经过

入院完善相关检查，未见手术禁忌证。考虑本例为皮革胃，存在梗阻症状，进食困难，决定手术治疗。术前禁食水，给予全肠外营养，置胃管，高渗盐水洗胃。

常规进行腹腔镜探查，术中探查见肿瘤位于贲门、胃体，侵透浆膜，侵及胰腺。肝脏及腹膜未见明确转移。术中与家属沟通，告知手术风险及预后不良，家属商议后，要求行全胃联合胰体尾+脾脏切除术（图 23 -3），愿意承担相关手术风险。中转开放手术，术程顺利。

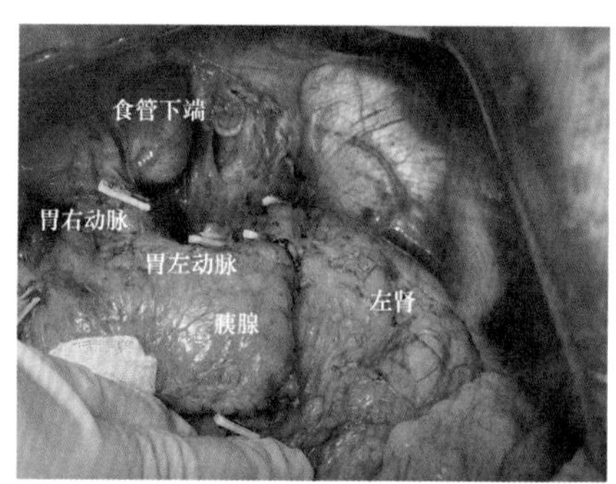

图 23 -3 全胃联合胰体尾+脾脏切除术后腹腔图像

术后第 4 天拔除胃管，饮水，下床活动。第 5 天清流，第 7 天进流食。第 9 天拔除腹腔引流管，第 10 天出院。出院后行内科药物治疗。

病理：（大体标本）全胃切除标本，小弯长 12 cm，大弯长 19 cm，上附食管，长 1 cm，宽 2.5 cm，下附十二指肠，长 1 cm，宽 4 cm，于大弯侧贲门处见一弥漫浸润型肿物，大小 8.5 cm × 8.0 cm × 1.5 cm，切面灰白、实性、质硬、界不清，累及全层，侵及胰腺面积 4 cm × 1 cm，周围胃黏膜灰红、质硬。胰腺组织及脾

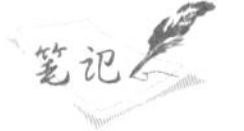
笔记

脏。(镜下诊断)胃弥漫浸润型低分化腺癌(Lauren 分型:弥漫型),肿瘤侵犯浆膜,可见脉管瘤栓及神经侵犯。肿瘤未累及食管、幽门及十二指肠。大网膜、上下切缘未见癌。(胰体尾+脾)胰腺周围脂肪组织及局部胰腺实质可见低分化腺癌浸润。脾组织未见癌累及。胰腺切缘未见癌。淋巴结可见转移性癌(20/34),累及淋巴结被膜外脂肪组织,另见多枚癌结节。pTNM 分期:pT4bN3b,Ⅲc 期。

病例分析

胃癌联合脏器切除是指胃原发肿瘤直接侵及胃周脏器(T4b),尚可根治性切除的扩大手术,以达到 R0 切除肿瘤的目的。根据侵犯器官,常见的联合脏器切除包括联合肝部分切除术、联合切除横结肠系膜或部分横结肠、联合切除胰体尾+脾或单纯脾脏切除、胰十二指肠切除术等。如果肿瘤存在远处转移,无法 R0 切除,则不建议联合脏器切除。

既往观点认为联合切除手术创伤大,并发症多,围术期病死率高,对预后改善有限。近年来,随着手术技巧的提高和围术期管理的进步,联合脏器切除手术安全性已有明显提高,甚至有腹腔镜联合脏器切除的报道。理论上,胃起源于前肠,经过旋转定位于上腹部,下方为横结肠及系膜,背侧形成胰腺和脾脏,腹侧形成肝,胃居中心而被包围。如果胃癌转移仅局限于上述局部区域,则有可能实现肿瘤的 R0 切除。Carboni 等回顾性分析联合脏器切除治疗 T4 期胃癌的远期疗效。结果显示,术后 5 年总生存率为 21.8%,R0 切除组优于 R+切除组(30.6% 和 0,$P<0.001$)。多因素分析表明,R0 切除是最强的预后保护性因素($P<0.002$)。日本 Maehara

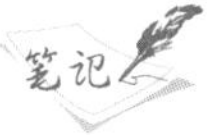

等也得出相似结论。通过回顾性分析 150 例胃癌多脏器联合切除病例，结果显示 R0 切除可以改善患者长期生存情况。第 4 版日本《胃癌治疗指南》中，对于胃癌侵犯胰腺体尾者，建议行联合累及脏器的胃癌扩大切除术。

胃癌联合脏器切除可以最大限度地去除肿瘤负荷，缓解出血、梗阻等症状，提高生活质量，为辅助治疗创造条件。在手术过程中，应重视解剖平面，利用组织间隙锐性分离，减少术中出血，避免对周围组织损伤和对肿瘤的挤压。遵循无瘤原则，由浅入深、由易到难。在明确 R0 切除前，不要盲目切断胃肠，避免陷入两难境地。在第二站淋巴结清扫基础上，可适度扩大淋巴清扫范围至联合脏器切除范围的第三站淋巴结，不宜盲目扩大。总而言之，对于 T4b 胃癌，应严格把握手术适应证，根据患者具体情况，结合化疗、放疗及手术等方法，制定个体化治疗方案。

专家点评

侵犯周围脏器的局部进展期胃癌总体预后差，目前通常建议术前行新辅助化疗，以求肿瘤降期，获得 R0 切除。但对于存在梗阻、出血等严重合并症的患者，则建议首先手术切除，缓解生命危险，创造治疗机会。手术应力争 R0 切除，未达到 R0 切除者预后较差。

病例提供者：任虎　郭春光

点评专家：白晓枫

参考文献

1. ZHANG M, ZHANG H F, MA Y, et al. Prognosis and surgical treatment of gastric cancer invading adjacent organs. ANZ J Surg, 2010, 80(7/8): 510 - 514.

2. AZAGRA J S, GOERGEN M, DE SIMONE P, et al. Minimally invasive surgery for

笔记

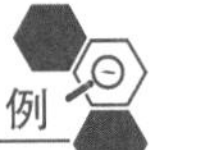

gastric cancer. Surg Endosc, 1999, 13(4): 351-357.

3. UYAMA I, SUGIOKA A, FUJITA J, et al. Laparoscopic total gastrectomy with distal pancreatosplenectomy and D2 lymphadenectomy for advanced gastric cancer. Gastric Cancer, 1999, 2(4): 230-234.

4. CARBONI F, LEPIANE P, SANTORO R, et al. Extended multiorgan resection for T4 gastric carcinoma: 25-year experience. J Surg Oncol, 2005, 90(2): 95-100.

5. MAEHARA Y, OIWA H, TOMISAKI S, et al. Prognosis and surgical treatment of gastric cancer invading the pancreas. Oncology, 2000, 59(1): 1-6.

6. Japanese Gastric Cancer Association. Japanese gastric cancer treatment guidelines 2014(ver.4). Gastric Cancer, 2017, 20(1): 1-19.

笔记

病例 24 进展期胃癌新辅助化疗 1 例

病历摘要

患者男性，72 岁。主因“上腹部隐痛 3 年余”入院。患者 3 年前无明显诱因自觉上腹部隐痛，就诊于当地医院，抑制胃动力及抑酸治疗后好转。患者后自感隐痛反复发作，开始出现厌食、食欲缺乏、胃胀、反酸，自行对症治疗未见明显缓解。当地胃镜检查：胃窦癌。就诊于我院，腹部查体无阳性体征。肿瘤标志物：CEA、AFP、CA724、CA199、CA242 皆在正常范围。我院胃镜：①胃窦至幽门溃疡性病变，Hp（－）；②贲门黏膜充血、粗糙明显（距门齿 41～43 cm），警惕早期贲门癌或癌前病变（图 24－1）。活检病理：腺癌。增强 CT：胃窦及幽门区胃壁增厚，约 2.0 cm×1.9 cm，浆膜面略毛糙，可见多发条索影，符合恶性（图 24－2）。

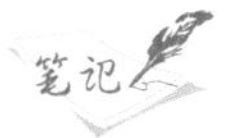

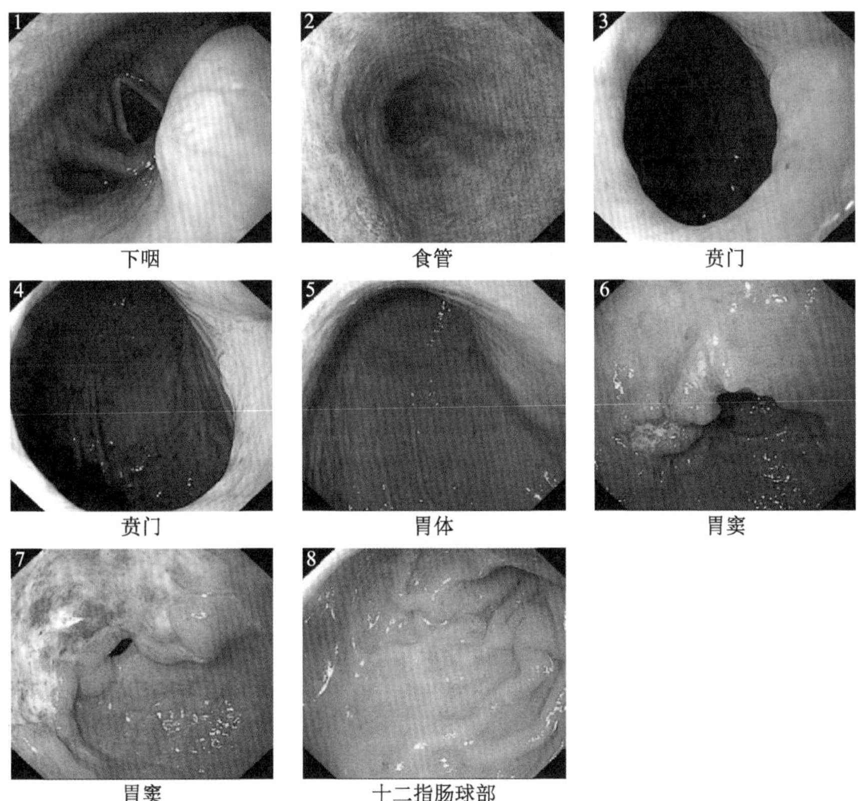

图 24-1 胃镜见胃窦至幽门溃疡性病变，考虑胃癌

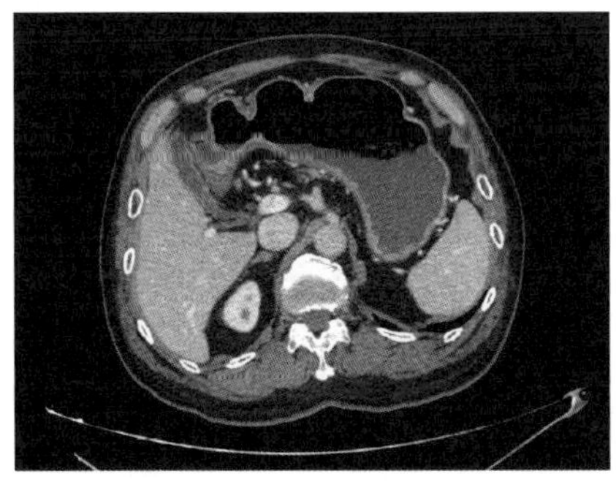

图 24-2 增强 CT：胃窦及幽门区胃壁增厚，约 2.0 cm×1.9 cm，浆膜面略毛糙，可见多发条索影，符合恶性

诊断：胃癌（cT4NxM0）。

治疗经过

患者行2个周期DOS方案化疗（多西他赛100 mg ivgtt d1 + 奥沙利铂180 mg ivgtt d2 + 替吉奥60 mg bid po d1 ~ d14 q21d）。化疗后出现轻度胃肠道反应，疗效评估为SD。替吉奥减量后开始第3、4个周期化疗（多西他赛100 mg ivgtt d1 + 奥沙利铂180 mg ivgtt d2 + 替吉奥早40 mg晚60 mg bid po d7 ~ d21 q28d）。患者出现肝功能受损，于当地医院行保肝治疗，后逐渐恢复正常。4个周期新辅助化疗后评估，胃镜：①胃窦及幽门溃疡性病变，警惕残留，与最初胃镜比较，病变局部好转；②贲门黏膜充血、粗糙；③胃体后壁充血、水肿、粗糙（图24－3）。疗效评估为SD。择期行开腹远端胃癌根治术。

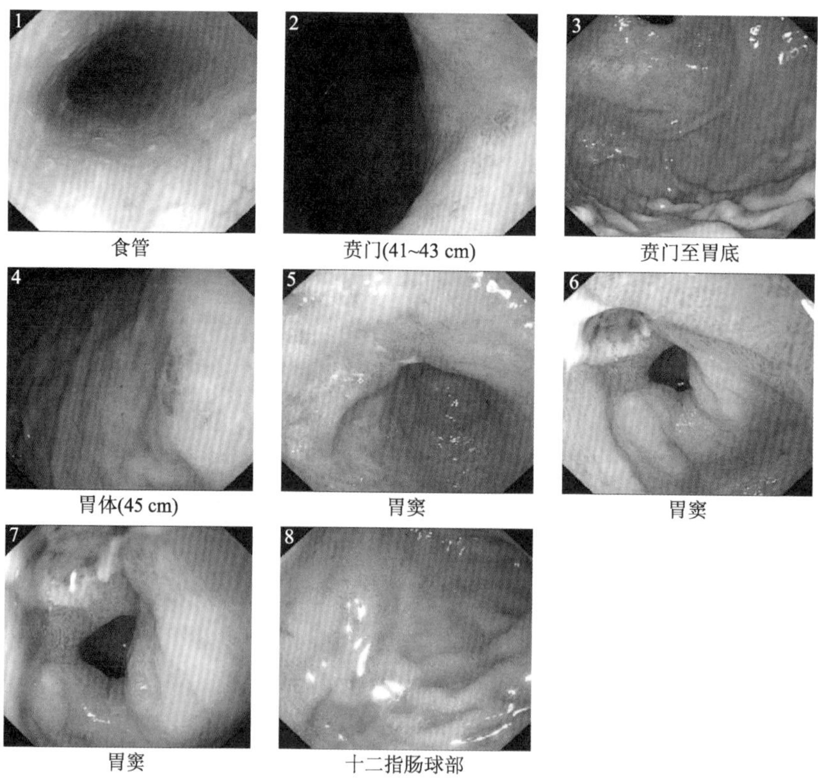

图24－3　4周期新辅助化疗后胃镜

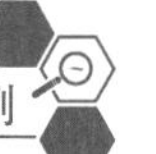

病理：经充分取材，胃壁组织黏膜固有层仅见极少量异型腺体，考虑胃残存腺癌（Lauren 分型：肠型）。肿瘤细胞重度蜕变，伴间质轻度纤维增生及较多炎细胞浸润，符合重度治疗后改变（Mandard TRG 分级：2 级）。周围胃黏膜伴肠化生及轻中度异型增生。肿瘤未累及幽门及十二指肠。上切缘、下切缘未见癌。淋巴结未见转移癌（0/22）。pTNM 分期：ypT1aN0。

病例分析

1. 西方国家胃癌新辅助化疗理念

胃癌是我国常见的恶性肿瘤，位列国内恶性肿瘤发病率第三，死亡率第三。根治性手术（R0）是进展期胃癌最主要的治疗方式，但单纯手术治疗和传统手术联合术后辅助治疗效果均不理想。近年进展期胃癌治疗的重要进展是术前新辅助治疗的应用，具有降低分期、减小原发灶、消除微转移、减少术中播散和肿瘤复发，以及提高胃癌可切除率的优点。

1982 年，Feri 等首次提出新辅助化疗概念，新辅助化疗即为术前化疗，主要用于实体肿瘤的综合治疗。2006 年，MAGIC 研究成为胃癌新辅助化疗的里程碑试验。首次证明，围手术期 ECF 方案化疗（表柔比星、顺铂和氟尿嘧啶）较单纯手术明显改善胃癌患者的 5 年总生存率（36.3 个月 *vs.* 26.0 个月）。2007 年，法国 FNCLCC-FFCD 试验再次证实围术期化疗的有效性。试验组 CF 方案（顺铂联合氟尿嘧啶）明显提高胃癌 R0 切除率（84% *vs.* 73%，$P=0.04$），5 年总生存率（overall survival，OS）（38% *vs.* 24%，$P=0.02$）和 5 年无病生存期（disease-free survival，DFS）（34% *vs.* 19%，$P=0.02$）。由此，上述研究奠定了新辅助化疗在胃癌综合治

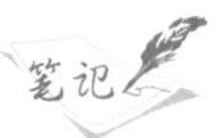

疗中的重要地位。

2017 年，德国 FLOT4 试验结果发布，相较传统 ECX 或 ECF 方案（表柔比星、顺铂联合氟尿嘧啶/卡培他滨），FLOT 方案（氟尿嘧啶、亚叶酸钙、奥沙利铂联合多西紫杉醇）可显著提高局部进展期胃癌患者的中位总生存期。因此，最新版美国国家综合癌症网络（National Comprehensive Cancer Network，NCCN）指南中，推荐 T2 + NxM0 分期以上胃癌患者首选新辅助化疗。遗憾的是，上述试验目标对象均为欧美人群，由于种族间肿瘤生物学差异，上述研究方案在亚洲人群应用中受到一定限制，存在剂量应用差异、不良反应较多等问题。

2. 东亚地区胃癌新辅助化疗的理念

亚洲胃癌新辅助治疗方案的探索多借鉴胃癌术后辅助治疗方案。日本 JCOG0002 试验、JCOG0210 试验和 JCOG0501 研究分别探索了伊立替康、S-1 单药和或联合顺铂用于局部进展期胃癌新辅助化疗的效果评价。出乎意料的是，上述三项试验的长期生存结果均为阴性。基于入组人群分析发现，肿瘤较大但 N 分期较早（N0/N1）的胃癌患者可能并非新辅助化疗的最佳获益人群。由于未能证实优于传统手术 + 术后辅助化疗模式，术前新辅助化疗在日本的推荐力度并不强。值得一提的是，日本 JCOG0405 单臂试验数据明确了新辅助化疗的受益人群，即广泛淋巴结转移（Bulky N）的局部进展期胃癌。该群体术前行 2 ~ 3 个周期 S-1 联合顺铂后接受胃癌根治术，R0 切除率 82. 35%，5 年总生存率及 5 年无复发生存率（recurrent free survival，RFS）分别为 53% 和 50%。由此达成局部进展期胃癌新辅助化疗目标人群的基本共识。中国临床肿瘤学会（CSCO）胃癌指南推荐临床Ⅲ期胃癌及临床Ⅱ ~ Ⅲ期食管胃结合部癌患者为新辅助化疗的适合人群。

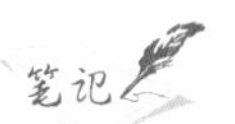

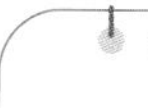

2019 年 ESCO 年会公布了韩国 PRODIGY 试验和中国 RESOLVE 试验的 3 年随访数据。PRODIGY 试验纳入 530 例局部进展期（cT2，3/N + M0 或 cT4/NxM0）胃癌或食管胃结合部腺癌患者，1：1 随机分组为 DOS（多西他赛 + 奥沙利铂 + 替吉奥）+ D2 手术 + 替吉奥模式，或 D2 手术 + 替吉奥模式，3 年无进展生存时间（progression free survival，PFS）分别为 66.3% 和 60.2%（P = 0.023）。我国 RESOLVE 试验是迄今为止设计最复杂的围术期化疗的多中心临床研究，与 PRODIGY 研究同时启动入组，在 5 年入组时间内，将 1094 例患者（cT4a/N + M0 或 cT4bNxM0）随机分成 3 组：A 组为 D2 手术 + XELOX 模式，B 组为 D2 手术 + SOX 模式，C 组为 SOX + D2 手术 + SOX 模式，3 年 RFS 分别为 54.78%、60.29% 和 62.02%（P = 0.045）。对比中韩两项研究可见，虽然化疗方案不同，但均显示新辅助化疗能够实现肿瘤降期、改善生存的目标，甚至两者 3 年 DFS 数据也相似，分别为 6% 和 7%。因 RESOLVE 试验主要纳入中国患者，预期围术期 SOX 方案可能成为国内局部进展期胃癌治疗的新模式。

专家点评

胃癌新辅助化疗时机及筛选有效的化疗方案是目前的研究重点。在临床应用中，应充分考虑患者体力状况、手术难易、外科医师手术水平、HER-2 表达及微卫星不稳定等因素，采取个体化治疗方案，根据患者情况不断调整。

病例提供者：赵璐璐　陈应泰

点评专家：赵东兵

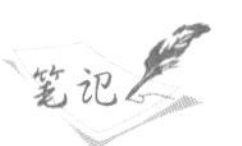

参考文献

1. DAS M. Neoadjuvant chemotherapy: survival benefit in gastric cancer. Lancet Oncol, 2017, 18(6): e307.

2. 赵璐璐，赵东兵，陈应泰. 局部进展期胃癌的新辅助治疗. 中华肿瘤杂志, 2020, 42(11), 907 – 911.

3. CATS A, JANSEN E P M, VAN GRIEKEN N C T, et al. Chemotherapy versus chemoradiotherapy after surgery and preoperative chemotherapy for resectable gastric cancer(CRITICS): an international, open-label, randomised phase 3 trial. Lancet Oncol, 2018, 19(5): 616 – 628.

4. SMYTH E C, WOTHERSPOON A, PECKITT C, et al. Mismatch repair deficiency, microsatellite instability, and survival: an exploratory analysis of the Medical Research Council Adjuvant Gastric Infusional Chemotherapy(MAGIC) trial. JAMA Oncol, 2017, 3(9): 1197 – 1203.

5. YCHOU M, BOIGE V, PIGNON J P, et al. Perioperative chemotherapy compared with surgery alone for resectable gastroesophageal adenocarcinoma: an FNCLCC and FFCD multicenter phase Ⅲ trial. J Clin Oncol, 2011, 29(13): 1715 – 1721.

6. AL-BATRAN S E, HOMANN N, PAULIGK C, et al. Perioperative chemotherapy with fluorouracil plus leucovorin, oxaliplatin, and docetaxel versus fluorouracil or capecitabine plus cisplatin and epirubicin for locally advanced, resectable gastric or gastro-oesophageal junction adenocarcinoma(FLOT4): a randomised, phase 2/3 trial. Lancet, 2019, 393(10184): 1948 – 1957.

7. KINOSHITA T, SASAKO M, SANO T, et al. Phase Ⅱ trial of S-1 for neoadjuvant chemotherapy against scirrhous gastric cancer(JCOG0002). Gastric Cancer, 2009, 12(1): 37 – 42.

8. IWASAKI Y, SASAKO M, YAMAMOTO S, et al. Phase Ⅱ study of preoperative chemotherapy with S-1 and cisplatin followed by gastrectomy for clinically resectable type 4 and large type 3 gastric cancers(JCOG0210). J Surg Oncol, 2013, 107(7): 741 – 745.

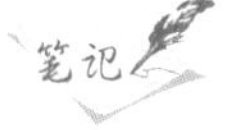

9. TERASHIMA M, IWASAKI Y, MIZUSAWA J, et al. Randomized phase Ⅲ trial of gastrectomy with or without neoadjuvant S-1 plus cisplatin for type 4 or large type 3 gastric cancer, the short-term safety and surgical results: Japan Clinical Oncology Group Study(JCOG0501). Gastric Cancer, 2019, 22(5): 1044 – 1052.

10. YOSHIKAWA T, SASAKO M, YAMAMOTO S, et al. Phase Ⅱ study of neoadjuvant chemotherapy and extended surgery for locally advanced gastric cancer. Br J Surg, 2009, 96(9): 1015 – 1022.

11. 中国临床肿瘤学会指南工作委员会. 中国临床肿瘤学会(CSCO)胃癌诊疗指南(2020). 北京: 人民卫生出版社, 2020: 1 – 175.

12. IMANO M, FURUKAWA H, YOKOKAWA M, et al. Phase Ⅱ study of preoperative radiotherapy combined with S-1 plus cisplatin in clinically resectable type 4 or large type 3 gastric cancer: OGSG1205. Jpn J Clin Oncol. 2013, 43(4): 431 – 435.

13. ZHANG X T, LIANG H, LI Z Y, et al. Perioperative or postoperative adjuvant oxaliplatin with S-1 versus adjuvant oxaliplatin with capecitabine in patients with locally advanced gastric or gastro-oesophageal junction adenocarcinoma undergoing D2 gastrectomy (RESOLVE): an open-label, superiority and non-inferiority, phase 3 randomised controlled trial. Lancet Oncol, 2021, 22(8): 1081 – 1092.

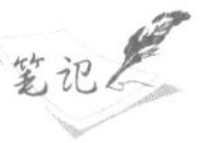

病例 25 胃癌新辅助放化疗后病理完全缓解 1 例

病历摘要

患者女性，37 岁。主因“进食哽噎半月余”入院。患者于入院前半个月出现进食哽噎感，伴有间断性上腹部不适，无恶心、呕吐等。当地医院胃镜提示贲门胃底隆起性病变。病理活检：贲门腺癌。我院检验：CA199 149.20 U/mL，其余肿瘤标志物未见异常。胃镜：贲门癌，侵及食管下段、胃底（图 25－1）。增强 CT：贲门癌，贲门胃小弯侧胃壁增厚，最厚处约 2.6 cm，病变累及胃壁长度约 5.1 cm，内部可见溃疡面，增强扫描可见明显不均匀强化（图 25－2A）。

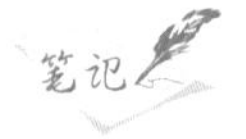

诊断：食管胃结合部癌（cT4aN2M0）。

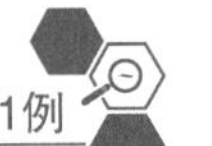

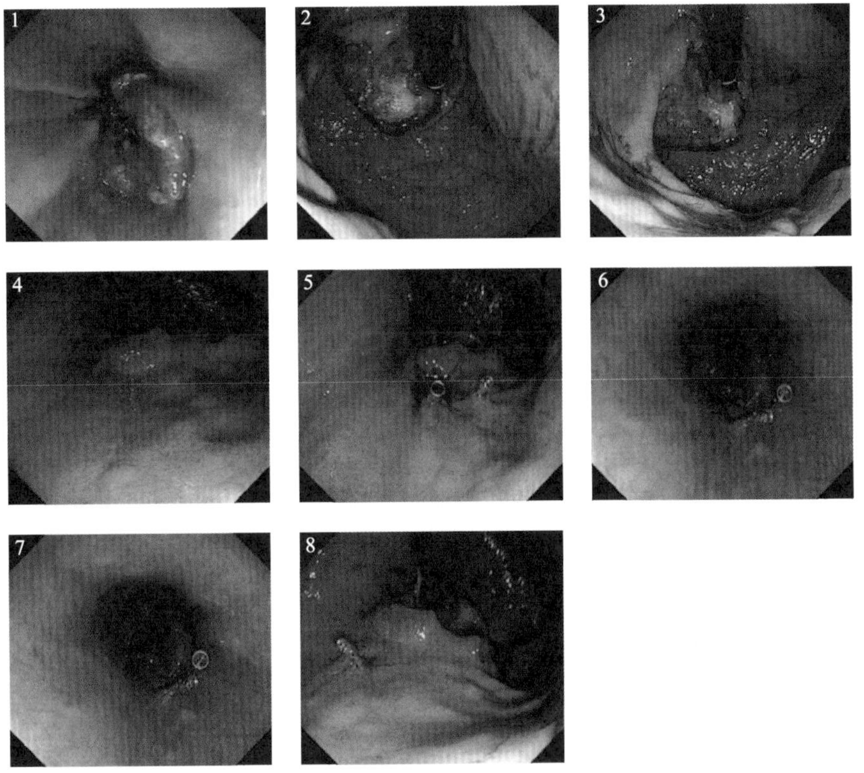

图25－1　胃镜：贲门癌，侵及食管下段、胃底

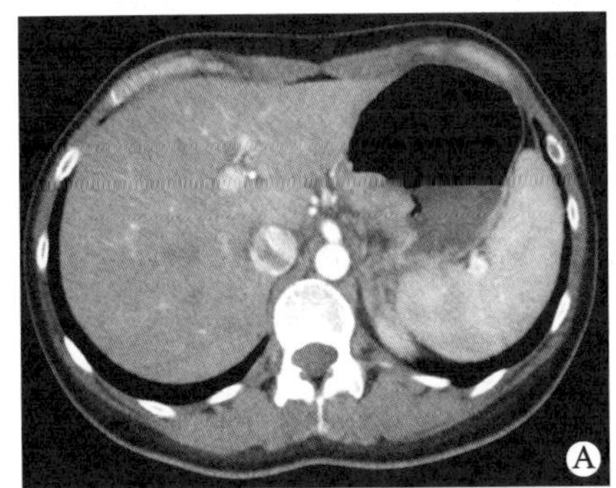

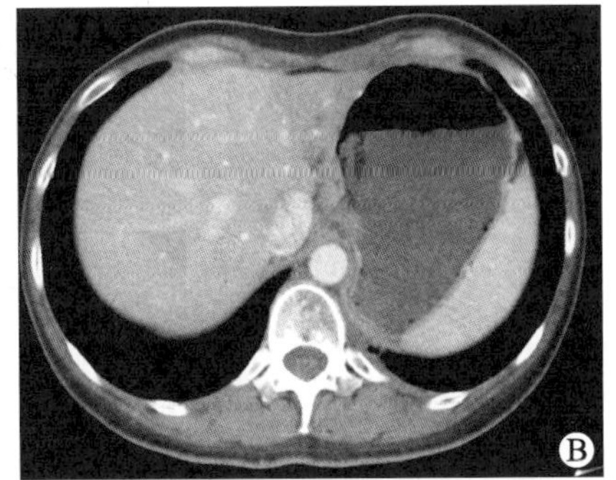

A：贲门癌，贲门胃小弯侧胃壁增厚，最厚处约2.6 cm，病变累及胃壁长度约5.1 cm，内部可见溃疡面；B：治疗后，贲门小弯侧胃壁增厚，较前减轻。

图25－2　治疗前后CT对比

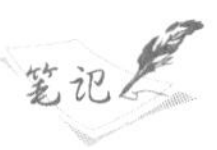

治疗经过

经多学科会诊，决定行同步放化疗（95% PTV 45 Gy/1.8 Gy/25 f，放疗日口服替吉奥 60 mg bid 同步化疗），序贯奥沙利铂 + 替吉奥 3 个周期，后行单药替吉奥 2 个周期。治疗结束后复查 CT 示贲门小弯侧胃壁增厚，最厚处约 1.1 cm，较前减轻。胃小弯侧多发淋巴结影，大者短径约 0.6 cm（图 25 - 2B）。胃镜示贲门至食管下段及胃底、胃体上部黏膜成瘢痕样改变，局部可见溃疡性病变（距门齿 40 ~ 43 cm），考虑病变残留（图 25 - 3）。完善术前检查，全麻下行腹腔镜辅助根治性全胃切除术。

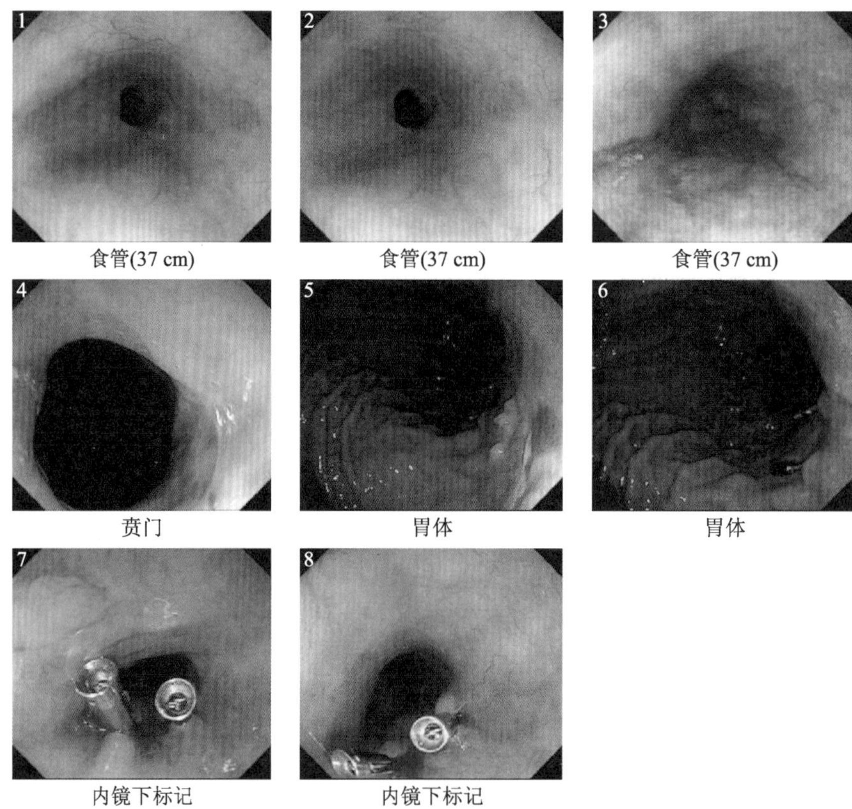

图 25 - 3　胃镜示贲门至食管下段及胃底、胃体上部黏膜成瘢痕样改变

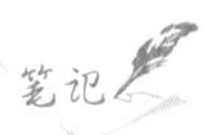
笔记

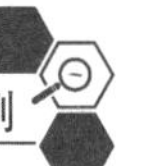

病理："胃癌放化疗后"（全胃）食管—胃间未见明确癌组织残存，仅见胃管壁及胃壁组织内多量炎细胞浸润、散在钙化、多核巨细胞及间质纤维组织增生，符合重度治疗后反应（Mandard TRG 1级）。周围胃黏膜慢性非萎缩性炎。幽门环、十二指肠、大网膜、上下切缘未见癌。淋巴结未见转移癌（0/25）。ypTNM 分期：ypT0N0M0。

病例分析

1. 放射治疗在胃癌新辅助治疗中的应用

放疗，即放射治疗。它利用放射源设备产生的高能量射线（α、β、γ 射线，X 射线，电子线，质子束及其他粒子束等）照射并杀伤局部肿瘤组织，抑制肿瘤的生长及转移。但射线杀伤癌变组织时并不能辨别细胞的好坏，对正常组织也会产生损伤和不良反应，如过敏、溃疡，甚至骨髓抑制等。

1998 年，中国医学科学院肿瘤医院率先报道了一项关于新辅助放疗联合手术对比单纯手术的临床试验，证明了新辅助放疗在局部进展期胃癌治疗中的潜力。研究中纳入 370 例贲门癌患者，结果表明新辅助放疗（40 Gy）可提高手术 R0 切除率（81.0% *vs.* 60.8%，$P<0.001$）和 10 年总生存率（20.3% *vs.* 13.3%，$P=0.0094$）。该研究开启了术前新辅助放疗的探索历程，此后新辅助治疗的研究多关注放化疗联合的临床效果，且目标人群为食管胃结合部癌患者。

荷兰的 CROSS 试验为新辅助放化疗在胃癌临床中的应用奠定了重要地位。366 例 cT1N1M0 或 $cT_{2-3}N_{0-1}M_0$ 食管癌或食管胃结合部癌患者（包括 275 例腺癌、84 例鳞状细胞癌）被随机分至新辅助

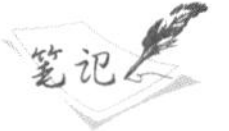

放化疗组或单纯手术组，随访发现新辅助放化疗可使患者中位生存期得以改善（49.4 个月 *vs*. 24.0 个月，$P=0.003$）。但该试验中看到的生存获益可能很大程度上来源于对放疗敏感的鳞状细胞亚型。进一步分析发现，单纯腺癌组没有生存获益。

2009 年，POET 试验结果公布，126 例局部进展期（T3 ~ T4）食管胃结合部腺癌患者被随机分配至新辅助化疗组或放化疗组，随后接受手术治疗。尽管放疗有更高的病理完全缓解率（pathologic complete response，pCR）(15.6% *vs*. 2.0%，$P=0.03$)，且将胃癌患者 3 年生存率从 27.7% 提高到 47.4%，但未见统计学差异（$P=0.07$）。澳大利亚的Ⅱ期临床研究得到类似结论。基于上述研究，NCCN 指南和 ESMO 指南表明，食管胃结合部腺癌患者在新辅助化疗和放化疗中的生存获益是等效的，增加术前放疗不能改善局部进展期胃癌的预后。但上述研究的不足之处在于入组患者多数未行标准 D2 淋巴结清扫，而手术根治性却明显影响胃癌患者预后。

2. 靶向治疗在胃癌新辅助治疗中的应用

曲妥珠单抗是重组人源化抗 Her-2 的单克隆抗体，能够选择性作用于高表达 Her-2 的细胞，起到抑制信号传导作用。2010 年 ToGA 试验结果公布，曲妥珠单抗成为最早应用于胃癌临床治疗的靶向药物，目标人群为无手术可能且 Her-2 表达阳性的晚期胃癌患者。此后，NCCN 指南指出以肿瘤组织 Her-2 表达状态为依据的胃癌分子分型是选择抗 Her-2 靶向药物治疗的重要依据，化疗联合曲妥珠单抗已被认为是晚期胃癌治疗的重要手段。

自 1971 年证实肿瘤生长有赖于血管生成以来，抗血管生成靶向药物一直是肿瘤靶向药物中的“明星”。2014 年 NCCN 指南推荐雷莫芦单抗用于晚期胃癌的二线治疗。抗血管药物在胃癌新辅助治疗的应用也有报道，Ma 等研究了贝伐单抗（VEGF 单抗）联合

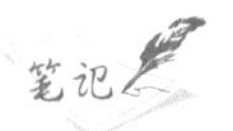

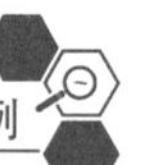

DOF（多西他赛/奥沙利铂/5-FU）化疗与单纯化疗应用于胃癌新辅助治疗的临床效果。该研究表明试验组 R0 切除率明显提高（75% *vs*. 50%，$P=0.0209$），DFS 明显延长（15.2 个月 *vs*. 12.3 个月，$P=0.013$），但总体生存率无差异（$P=0.776$）。ST03 试验也未发现贝伐单抗提高胃癌生存期，且伴发伤口愈合延迟、吻合口瘘发生率增加等问题。基于上述结果，贝伐单抗未能获批用于胃癌的新辅助治疗。

阿帕替尼是全球第一个在晚期胃癌被证实安全有效的小分子抗血管生成药物。2020 年，Zheng 等报道了阿帕替尼联合 SOX 化疗应用于胃癌新辅助治疗的试验结果：单臂试验的病理总有效率（pathologic response rate，pRR）高达为 89.7%。此外，该研究也是阿帕替尼首次用于局部进展期胃癌新辅助模式的探索，但是否可以改善患者的长期生存情况还需进一步验证。

3. 免疫治疗在胃癌新辅助治疗中的应用

与传统治疗手段不同，免疫治疗是通过激活人体自身免疫系统和解除免疫抑制来达到对抗肿瘤的效果，现已经成为重要的肿瘤治疗手段。2017 年一项基于晚期胃癌或食管胃结合部腺癌患者的Ⅲ期临床试验（ATTRACTION-2）表明，相比安慰剂，纳武利尤单抗（PD-1 单抗）明显提高了患者的中位生存期（5.26 个月 *vs*. 4.14 个月，$P<0.001$）。后续生存分析中，其 1 年和 2 年总生存率分别为 27.3% *vs*. 11.6% 和 10.6% *vs*. 3.2%，再次证明晚期胃癌患者在 PD-1 单抗治疗中获益。基于上述结果，纳武利尤单抗正式获批用于晚期胃癌的三线治疗，这也是首个获批用于胃癌治疗的肿瘤免疫药物。与 PD-1 不同，PD-L1 单抗（德瓦鲁单抗）未能实现研究目标，中位生存期无明显差异。

遗憾的是，上述试验的目标人群仅关注无手术可能性的晚期胃

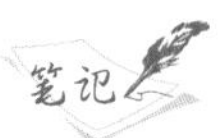

癌患者。近期研究表明，化疗和放疗可影响胃癌相关分子靶点的表达水平。研究显示，新辅助化疗后胃癌 PD-1 和 PD-L1 的总体表达呈上调趋势，意味着新辅助治疗可能改善胃癌患者对免疫治疗的反应率。

截至目前，尚无明确的临床试验证明免疫治疗用于胃癌的新辅助治疗获益。但在基因检测下指导免疫药物的应用已经成为胃癌新辅助治疗的趋势，如 MSI-H 胃癌患者、PD-1 CPS 评分≥1 分、TMB-H 胃癌患者等。

专家点评

根治性手术是治疗进展期胃癌的主要方式，但术后辅助治疗效果并不理想。术前新辅助治疗具有降低肿瘤分期、缩小肿瘤大小、消除微转移、减少术中播散和术后复发、提高胃癌 R0 切除率的优势，近年已明显改变了局部进展期胃癌的治疗模式。基于靶向、免疫药物的快速进展，局部晚期胃癌的治疗前景可能会有进一步的改观。

病例提供者：赵璐璐　陈应泰

点评专家：赵东兵

参考文献

1. ZHANG Z X, GU X Z, YIN W B, et al. Randomized clinical trial on the combination of preoperative irradiation and surgery in the treatment of adenocarcinoma of gastric cardia (AGC)—report on 370 patients. Int J Radiat Oncol Biol Phys, 1998, 42(5): 929 – 934.

2. VAN HAGEN P, HULSHOF M C, VAN LANSCHOT J J, et al. Preoperative chemoradiotherapy for esophageal or junctional cancer. N Engl J Med, 2012,

笔记

366(22): 2074-2084.

3. STAHL M, WALZ M K, STUSCHKE M, et al. Phase Ⅲ comparison of preoperative chemotherapy compared with chemoradiotherapy in patients with locally advanced adenocarcinoma of the esophagogastric junction. J Clin Oncol, 2009, 27(6): 851-856.
4. BURMEISTER B H, THOMAS J M, BURMEISTER E A, et al. Is concurrent radiation therapy required in patients receiving preoperative chemotherapy for adenocarcinoma of the oesophagus? a randomised phase Ⅱ trial. Eur J Cancer, 2011, 47(3): 354-360.
5. PENTHEROUDAKIS G, ESMO Guidelines Committee. Recent eUpdates to the ESMO Clinical Practice Guidelines on hepatocellular carcinoma, cancer of the pancreas, soft tissue and visceral sarcomas, cancer of the prostate and gastric cancer. Ann Oncol, 2019, 30(8): 1395-1397.
6. BANG Y J, VAN CUTSEM E, FEYEREISLOVA A, et al. Trastuzumab in combination with chemotherapy versus chemotherapy alone for treatment of HER2-positive advanced gastric or gastro-oesophageal junction cancer(ToGA): a phase 3, open-label, randomised controlled trial. Lancet, 2010, 376(9742): 687-697.
7. MA J X, YAO S, LI X S, et al. Neoadjuvant therapy of dof regimen plus bevacizumab can increase surgical resection ratein locally advanced gastric cancer: a randomized, controlled study. Medicine(Baltimore), 2015, 94(42): e1489.
8. CUNNINGHAM D, STENNING S P, SMYTH E C, et al. Peri-operative chemotherapy with or without bevacizumab in operable oesophagogastric adenocarcinoma(UK Medical Research Council ST03): primary analysis results of a multicentre, open-label, randomised phase 2—3 trial. Lancet Oncol, 2017, 18(3): 357-370.
9. ZHENG Y, YANG X, YAN C, et al. Effect of apatinib plus neoadjuvant chemotherapy followed by resection on pathologic response in patients with locally advanced gastric adenocarcinoma: a single-arm, open-label, phase Ⅱ trial. Eur J

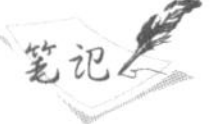

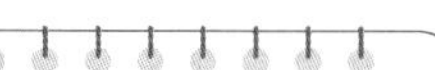
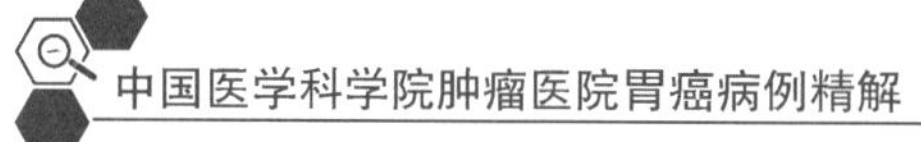

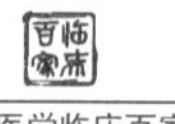

Cancer, 2020, 130: 12 – 19.

10. KANG Y K, BOKU N, SATOH T, et al. Nivolumab in patients with advanced gastric or gastro-oesophageal junction cancer refractory to, or intolerant of, at least two previous chemotherapy regimens (ONO- 4538- 12, ATTRACTION- 2): a randomised, double-blind, placebo-controlled, phase 3 trial. Lancet, 2017, 390(10111): 2461 – 2471.
11. CHEN L T, SATOH T, RYU M H, et al. A phase 3 study of nivolumab in previously treated advanced gastric or gastroesophageal junction cancer (ATTRACTION- 2): 2-year update data. Gastric Cancer, 2020, 23(3): 510 – 519.
12. BANG Y J, RUIZ E Y, VAN CUTSEM E, et al. Phase Ⅲ, randomised trial of avelumab versus physician's choice of chemotherapy as third-line treatment of patients with advanced gastric or gastro-oesophageal junction cancer: primary analysis of JAVELIN Gastric 300. Ann Oncol, 2018, 29(10): 2052 – 2060.
13. VRÁNA D, MATZENAUER M, NEORAL Č, et al. From tumor immunology to immunotherapy in gastric and esophageal cancer. Int J Mol Sci, 2018, 20(1): 13.
14. YU Y, MA X P, ZHANG Y J, et al. Changes in expression of multiple checkpoint molecules and infiltration of tumor immune cells after neoadjuvant chemotherapy in gastric cancer. J Cancer, 2019, 10(12): 2754 – 2763.

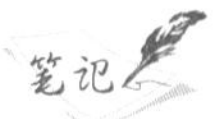

病例 26 进展期胃癌腹腔热灌注化疗 1 例

病历摘要

患者男性，62 岁。主因“进食后腹胀 2 个月”入院。患者 2 个月前无明显诱因出现进食后腹胀。腹部查体无阳性体征。CEA 8.26 ng/mL，CA199 38.78 U/mL，CA724 15.68 U/mL。胃镜：胃小弯不规则肿物，质硬。病理：中低分化腺癌。腹部 CT：贲门、胃体大小弯侧胃壁不均匀增厚，局部浆膜面毛糙，周围脂肪间隙模糊，符合胃癌；贲门旁、胃左区、腹腔干旁、腹膜后多发淋巴结，大者短径 1.2 cm，转移可能性大（图 26－1）。

诊断：胃癌（cT4aN1M0）。

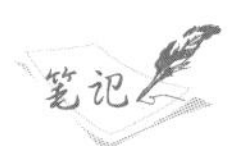

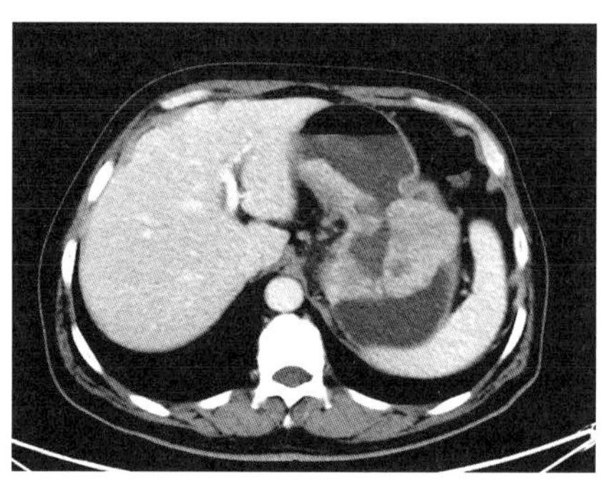

图 26－1　腹部 CT 见贲门、胃体大小弯侧胃壁不均匀增厚

治疗经过

完善术前检查，因肿瘤分期较晚，建议患者行新辅助治疗。经过商议，患者及家属拒绝术前治疗，强烈要求手术切除病变。术中腹腔镜探查，上腹部轻度粘连，腹盆腔少许腹水，未见种植转移。肿瘤位于胃体，大小约 12 cm × 10 cm，胃体大弯侧肿瘤侵及胰体尾部，胃周多发肿大淋巴结，部分融合，大者大小约 3 cm × 3 cm，侵及脾门。遂开腹，行全胃切除，联合胰体尾、脾脏切除术（左上腹联合脏器切除术）。术毕，于腹腔留置两根腹腔热灌注化疗管，左侧腹壁置一根腹腔引流管。逐层关腹后，行腹腔热灌注治疗 60 分钟。灌注化疗药物：5% 葡萄糖注射液 250 mL + 注射用洛铂 90 mg。灌注过程顺利。

术后第 2 天、第 5 天分别再次行腹腔热灌注化疗，化疗方案同前。术后第 6 天排气，进流食。术后第 12 天拔除引流管，各肿瘤标志物均降至正常。术后第 14 天出院。

病理：（大体标本）全胃 + 脾 + 胰体尾切除标本，小弯长 14 cm，大弯长 20 cm，胰腺大小 8 cm × 4 cm × 3 cm，距贲门残端 1 cm、距十

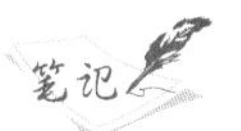

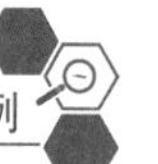

二指肠残端6 cm，胃底体部小弯侧及胃后壁见巨大溃疡型肿物，肿物大小13 cm×10 cm×5 cm，切面灰白，质中，肿物于胃小弯处与胰体尾粘连，切面灰黄；脾重600 g，大小13 cm×11 cm×7 cm，切面灰红质软；大网膜平铺面积42 cm×20 cm，未触及明显质硬结节。（镜下诊断）胃溃疡型低分化腺癌，局灶印戒细胞癌；可见广泛神经侵犯，可见血管侵犯，可见淋巴管侵犯；肿瘤侵透浆膜，侵犯胰腺组织；侵犯齿状线；未侵犯大网膜及脾；食管残端、十二指肠残端、胰腺残端及上切缘均未见癌；淋巴结可见转移癌（20/60），小弯侧淋巴结（19/23），12a组淋巴结（1/1）。免疫组化结果：CgA（－），Syn（－），CD56（－），SALL4（－），Glypican3（－），AFP（－），HER2（－），MSH2（＋），MSH6（＋），MLH1（＋），PMS2（＋），CK（＋）。TNM分期：pT4bN3M0。

病例分析

腹腔热灌注化疗（hyperthermic intraperitoneal chemotherapy，HIPEC）是通过将含化疗药物的灌注液加热到治疗温度，灌注到肿瘤患者的腹腔内并维持一定时间，以预防和治疗腹膜癌及其引起的恶性腹水的一种治疗技术。1980年，Spratt等首次应用该技术治疗腹膜假黏液瘤，术后HIPEC未见明显不良反应。随后研究显示，HIPEC在包括进展期胃癌在内的多种腹腔恶性肿瘤中有效。目前，HIPEC机械设备已能做到精准控温、精准定位、精准清除，大幅减少此前疗效不确切、灌注并发症发生率高的缺陷。

HIPEC的工作原理：①恶性肿瘤细胞与正常细胞可耐受温度不同。恶性肿瘤细胞在43 ℃持续1小时即可出现不可逆损害，正常

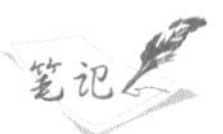

组织细胞则可耐受 47 ℃持续 1 小时。由于可耐受最高温度不同，精准控温条件下，HIPEC 可在不引起正常组织损害的条件下杀伤肿瘤细胞。②HIPEC 可使化疗药物在腹腔内富集。传统全身化疗药物由于腹膜—血浆屏障的存在及腹腔粘连隔离，腹膜肿瘤中的药物浓度通常不足。而 HIPEC 可使腹腔内化疗药物浓度比血浆水平高 20～1000 倍，有效作用于肿瘤细胞。③机械冲刷清除残存的癌细胞。与前期将灌注液吸引出腹腔相比，现阶段采用的高精度持续循环热灌注化疗法以固定流速循环冲刷腹腔，从腹腔中滤出大于 40 μm 的游离癌细胞。

目前常用 Sugarbaker 腹膜癌指数（peritoneal cancer index，PCI）分区计数法评价腹膜受累程度（图 26－2）。Sugarbaker 把腹部分为 13 个区，以肉眼可见最大结节作为代表性评分对象。未发现病灶评 0 分，发现直径≤0.5 cm 病灶评 1 分，直径 0.5～5 cm 评 2 分，直径 >5 cm 或存在病灶相互融合评 3 分，合计总分为 0～39 分。可被切除的原发或转移癌不计在内，手术前后需分别评估 PCI 指数。PCI 指数可用来预测患者预后，但其分层的具体临界值还有待进一步研究。

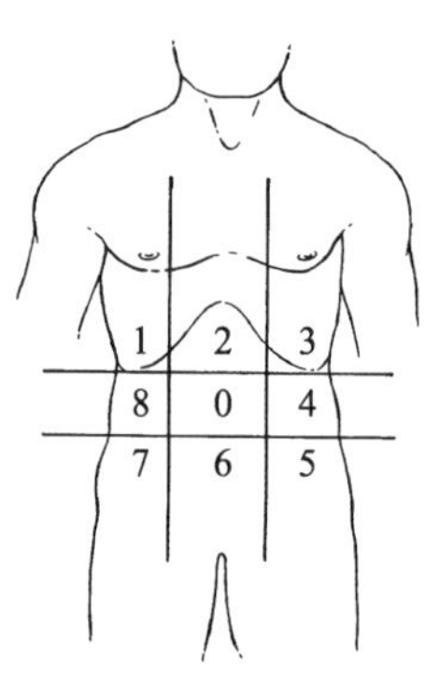

0：中心区；
1：右上腹；
2：上腹部；
3：左上腹；
4：左侧腹部；
5：左下腹；
6：盆腔；
7：右下腹；
8：右侧腹部；
9：高位空肠；
10：低位空肠；
11：高位回肠；
12：低位回肠。

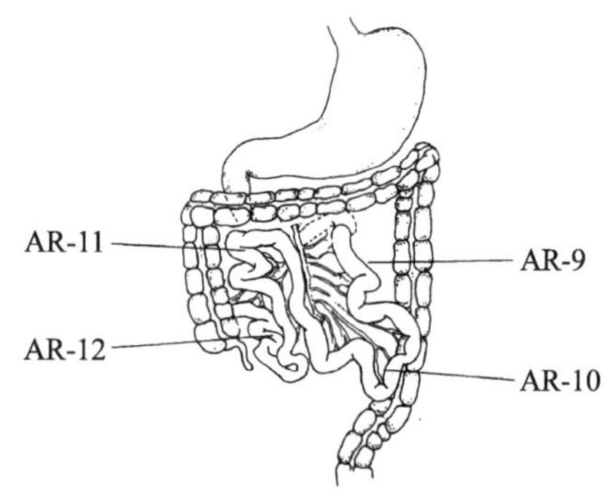

图 26－2　Sugarbaker 腹膜癌指数分区计数法

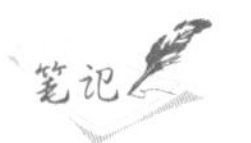

腹膜转移是胃癌术后的常见复发类型，预后不良。过去认为，胃癌腹膜转移标志疾病进入晚期，外科干预价值有限。近年来，有观点认为部分腹膜转移也可视作局部转移，积极治疗后仍能长期生存。多项研究显示，进展期胃癌术后预防性应用HIPEC可有效减低胃癌复发率，延长患者生存。胃癌HIPEC化疗药物可选择全身化疗常用的紫杉醇、多西他赛、奥沙利铂、顺铂、5-FU、表柔比星等。但全身化疗和HIPEC化疗用药特点并不完全相同，理论上分子量大、肿瘤组织穿透性好、与热疗具有协同效应的化疗药物效果更好。根据国内专家共识，HIPEC可应用于：①预防胃癌腹膜种植转移；②胃癌减瘤术后治疗腹膜种植转移；③转化或姑息治疗。经验显示，反复腹腔镜HIPEC治疗可持续追踪判断胃癌及其转移灶的进展情况及治疗效果。即使对于已经存在腹腔积液失去手术机会的患者，HIPEC也能改善患者生活质量。

专家点评

胃癌腹膜转移是晚期胃癌的终末阶段，由于腹膜—血浆屏障的存在，传统细胞毒化疗通常难以控制恶性腹水的进展。随着HIPEC在腹膜假黏液瘤治疗上的进展，胃癌HIPEC得到临床医生越来越多的关注。虽然HIPEC尚未列入胃癌的一线治疗推荐，但随着多项高级别临床研究的即将完成，相信HIPEC会在未来可以有更广阔的应用前景，改善晚期胃癌患者的预后。

病例提供者：郭春光　李泽锋

点评专家：白晓枫

参考文献

1. 中国抗癌协会腹膜肿瘤专业委员会，广东省抗癌协会肿瘤热疗专业委员会. 中

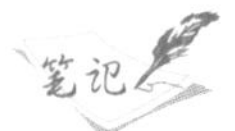

国腹腔热灌注化疗技术临床应用专家共识(2019 版). 中华医学杂志, 2020, 100(2): 89-96.

2. SPRATT J S, ADCOCK R A, MUSKOVIN M, et al. Clinical delivery system for intraperitoneal hyperthermic chemotherapy. Cancer Res, 1980, 40(2): 256-260.

3. 何建苗, 蒲永东, 曹志宇, 等. 胃癌患者腹腔游离癌细胞的监测与腹腔灌注化疗. 中国普外基础与临床杂志, 2002, 9(3): 156-158.

4. 崔书中, 巴明臣, 唐鸿生. 腹腔热灌注化疗技术方法变迁及展望. 中华临床医师杂志(电子版), 2011, 5(7): 2039-2042.

5. 崔书中, 巴明臣, 黄狄文, 等. BR-TRG-Ⅰ型体腔热灌注治疗系统安全性评估的动物实验. 中国比较医学杂志, 2009, 19(10): 27-31.

6. LU Z, WANG J, WIENTJES M G, et al. Intraperitoneal therapy for peritoneal cancer. Future oncology, 2010, 6(10): 1625-1641.

7. JACQUET P, SUGARBAKER P. Clinical research methodologies in diagnosis and staging of patients with peritoneal carcinomatosis. Cancer Treat Res, 1996, 82: 359-374.

8. YOO C H, NOH S H, SHIN D W, et al. Recurrence following curative resection for gastric carcinoma. Br J Surg, 2000, 87(2): 236-242.

9. 陈瑞云, 张琳, 刘文. 胃癌术中腹腔热灌注化疗对术后胃肠道功能恢复的影响. 中国现代普通外科进展, 2017, 20(6): 458-459.

10. 洪燕妮, 庞红霞, 朱晋峰, 等. 老年胃癌腹腔热灌注化疗联合静脉化疗治疗恶性腹水的临床疗效. 吉林医学, 2016, 37(11): 2645-2647.

11. 王启船, 屈中玉, 张辉, 等. 胃癌根治术后腹腔恒温热灌注联合全身化疗的临床疗效研究. 重庆医学, 2017, 46(15): 2134-2137.

12. BONNOT P, PIESSEN G, KEPENEKIAN V, et al. Cytoreductive surgery with or without hyperthermic intraperitoneal chemotherapy for gastric cancer with peritoneal metastases (CYTO-CHIP study): a propensity score analysis. J Clin Oncol, 2019, 37(23): 2028-2040.

13. LEMOINE L, SUGARBAKER P, VAN DER SPEETEN K. Drugs, doses, and

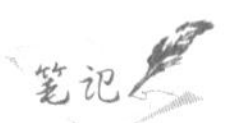

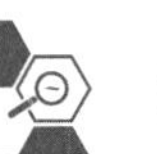

durations of intraperitoneal chemotherapy: standardising HIPEC and EPIC for colorectal, appendiceal, gastric, ovarian peritoneal surface malignancies and peritoneal mesothelioma. Int J Hyperthermia, 2017, 33(5): 582 - 592.

14. 廖国清，曲怡梅，王红梅，等. 循环热灌注化疗治疗晚期胃癌合并腹腔积液的临床研究. 中国肿瘤临床，2012，39(8): 452 - 454.

笔记

病例 27
胃癌卵巢转移综合治疗 1 例

病历摘要

患者女性，33 岁。因“上腹部疼痛 2 月余”入院。患者 2 个月前饥饿时出现上腹疼痛，进食后缓解。外院胃镜提示胃角低分化腺癌。我院腹部 CT：胃角部胃壁增厚，最厚处约 1.5 cm，可见深大溃疡，浆膜面毛糙，周围脂肪间隙多发条索影。双侧附件区饱满，边界欠清，局部强化明显，呈环形强化（图 27 - 1）。胃镜：胃癌，病变位于胃体下部至胃体窦交界及胃窦小弯侧（图 27 - 2）。

诊断：胃癌（cT4NxMx）。

治疗经过

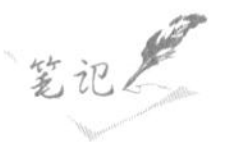

全麻下行腹腔探查术，术中见腹腔盆腔广泛转移。修正诊断为

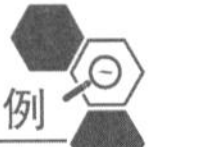

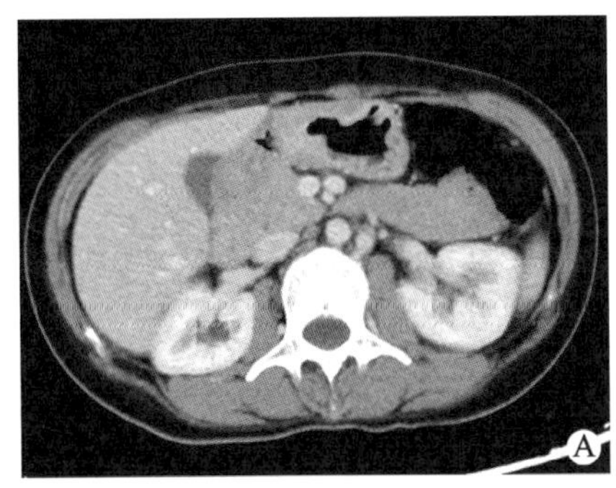

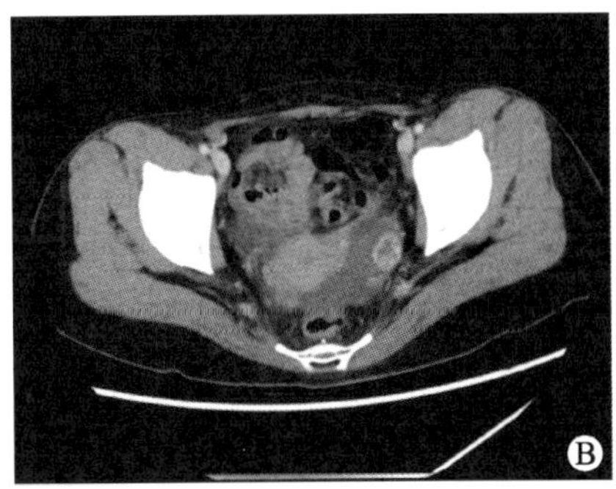

A：胃角部胃壁增厚；B：双侧附件区饱满，边界欠清，局部强化明显，呈环形强化。

图 27－1　腹部 CT

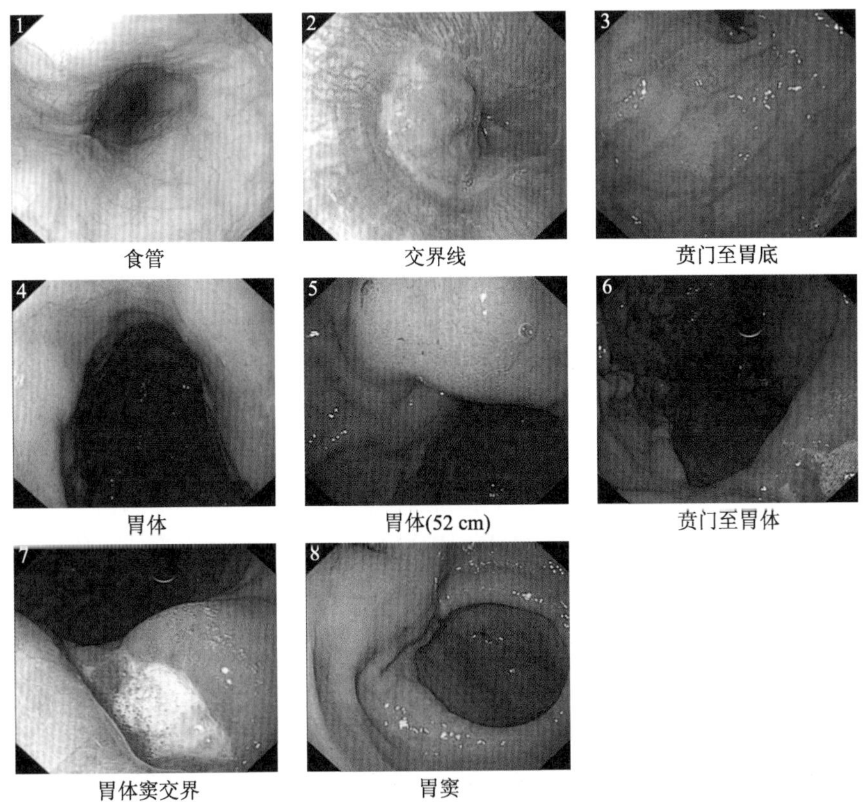

图 27－2　胃镜：胃癌，病变位于胃体下部至胃体窦交界及胃窦小弯侧

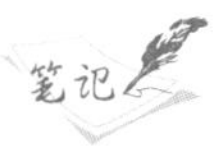

胃癌（cT4NxM1），后建议内科治疗。

初始行 8 个周期 PD-1 100 mg 免疫治疗，随后行 SOX 方案化疗 5 个周期。治疗后复查 CT：胃腔充盈可，胃角部、胃窦小弯侧胃壁稍微增厚，平扫边界不清，同前相仿；左侧附件区肿物较前缩小，现最大截图面积约 3.8 cm×2.5 cm，右侧附件区较前饱满，平扫边界欠清，与子宫及肠管分界不清楚（图 27－3）。

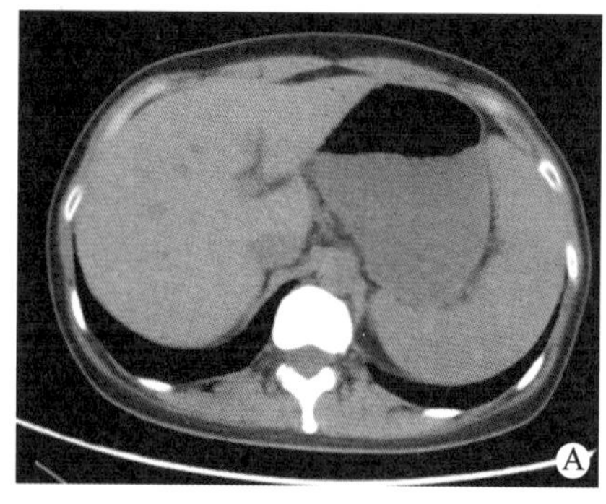

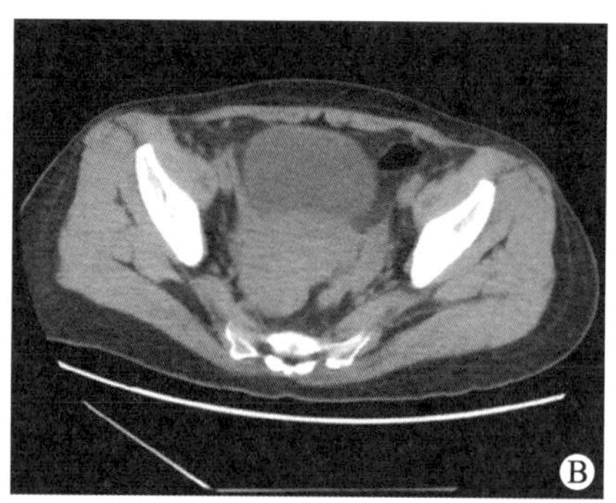

A：胃角部、胃窦小弯侧胃壁稍微增厚，平扫边界不清，同前相仿；
B：左侧附件区肿物较前缩小，右侧附件区较前饱满。

图 27－3　治疗后 CT

经多学科讨论，由于卵巢转移控制不理想，建议行姑息性减瘤手术。择期行开腹双附件切除术（图 27－4）。病理：左右卵巢可见低分化腺癌浸润，根据病史及免疫组化结果符合胃腺癌转移。左右输卵管未见癌。免疫组化：AE1/AE3(+++)，CK7(－)，CK20(+)，CDX-2(+++)，CEA(+++)，PAX8(－)，ER(－)，WT-1(－)，HER2(+)。原位杂交：EBER(－)。

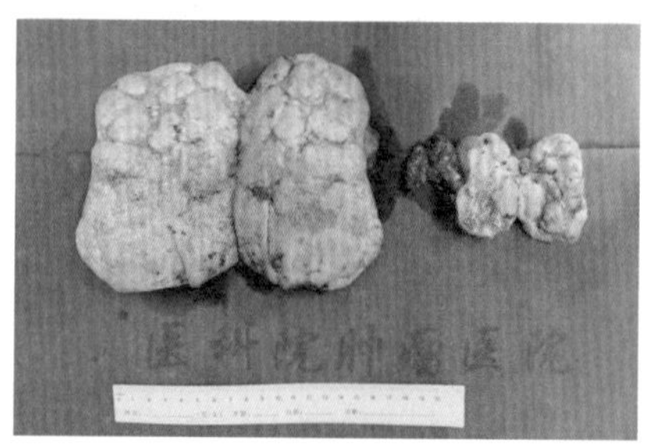

图 27－4　双侧卵巢转移瘤

笔记

术后6月余开始行PD-1+替吉奥4个周期，疗效评价SD。双附件术后8个月复查CT（图27－5）：①胃腔充盈可，胃角部、胃窦小弯侧增厚，同前大致相仿；②腹腔脂肪间隙模糊，腹腔肠系膜间、腹膜后多发小淋巴结；③盆腔术后，子宫边缘模糊，盆底筋膜增厚，可见条索影，考虑术后改变。

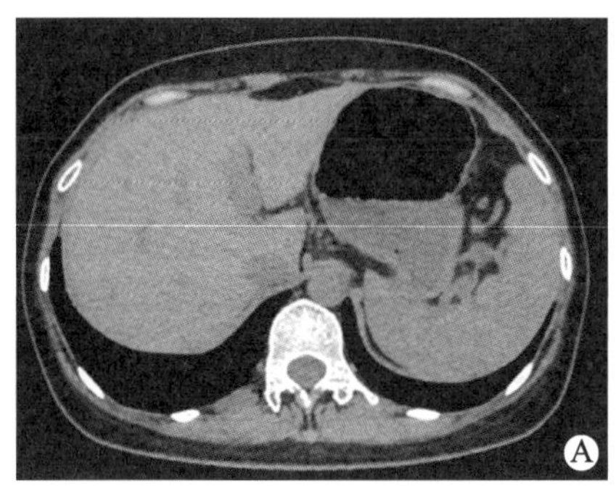

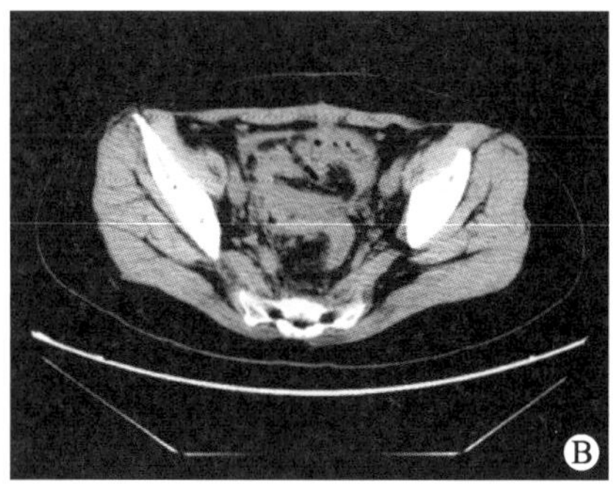

A：胃角部、胃窦小弯侧增厚；B：盆腔术后。

图27－5 双附件切除术后8个月CT

后行PD-1、白蛋白紫杉醇+呋喹替尼6个周期，疗效评价PD。双附件术后16个月复查CT（图27－6）：①胃腔充盈可，胃角部、胃窦小弯侧增厚，同前大致相仿；②腹腔脂肪间隙模糊，腹盆腔腹膜絮样及结节样增厚，部分区域较前好转，部分区域同前相仿，结节可测量最大者长径约1.4 cm，倾向转移。③子宫左侧低密度结节，边缘模糊，建议随访。诊断考虑腹膜转移。

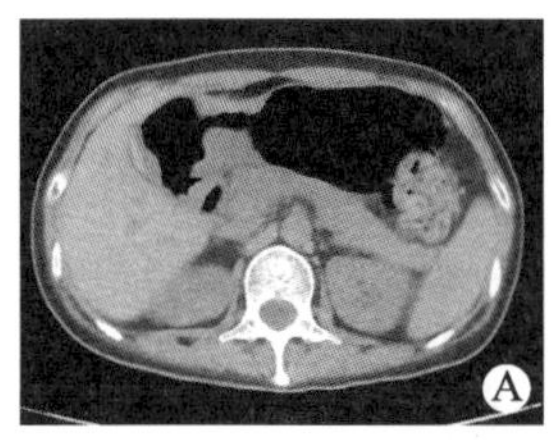

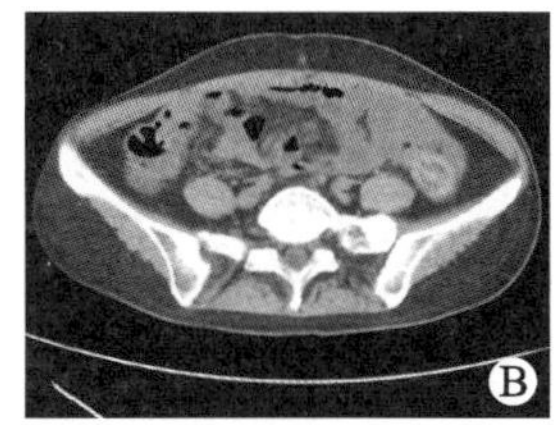

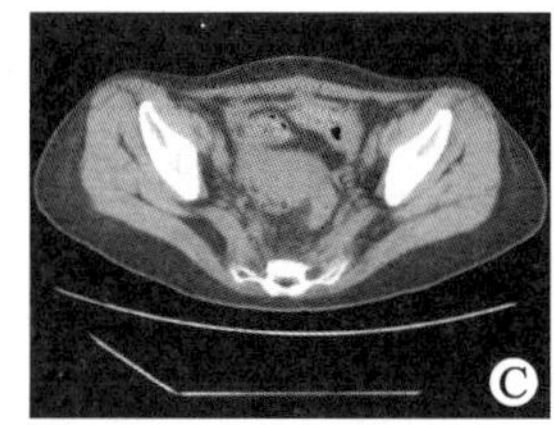

A：胃角部、胃窦小弯侧增厚；B：腹盆腔腹膜絮样及结节样增厚；C：子宫左侧低密度结节。

图27－6 双附件切除术后16个月CT

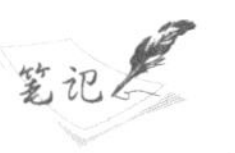

病例分析

1. 胃癌卵巢转移

卵巢是女性胃癌患者远处转移的主要靶器官之一。1896 年，德国病理学家兼妇科医生 Krukenberg 首次报道 6 例特征性的胃癌卵巢转移瘤，之后 Krukenberg 瘤由此得名。1973 年，世界卫生组织重新定义 Krukenberg 瘤的组织学标准，指肿瘤生长于卵巢内、分泌黏液的印戒细胞的肿瘤性增生、卵巢间质肉瘤样浸润。胃癌卵巢转移发生率为 0.3%～6.7%，尸检发现的转移率远高于临床统计结果，为 30%～40%，这可能表明 Krukenberg 瘤缺乏及时有效的诊断。

2. 卵巢转移的发生机制

胃癌卵巢转移机制一直是人们争议和关注的问题。最早提出种植转移学说，胃癌细胞穿透浆膜层脱落至腹腔，借助肠道蠕动，最终植入卵巢包膜生长。但有学者质疑，部分胃癌原发病灶的浸润深度并未到达浆膜层，且转移病灶多位于卵巢间质，而包膜完整。淋巴转移被认为是目前最有可能的转移途径。胃癌细胞转移至胃周淋巴结，形成癌栓，导致胃正常的淋巴回流受阻。胃癌细胞通过淋巴管逆流进入腹膜后淋巴结和盆腔淋巴结，而卵巢是盆腔内富含淋巴管网的器官，因此胃癌细胞通过逆行淋巴途径转移入卵巢内。血行转移与 Krukenberg 瘤也具有一定相关性。Krukenberg 瘤大多发生于绝经前女性，年轻女性卵巢血管化，且肿瘤主要侵及卵巢间质的特性也支持血行转移。截至目前，有研究表明，Krukenberg 瘤的发生可能是上述三种途经综合作用的结果。

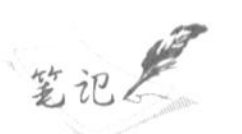

3. 胃癌卵巢转移的治疗

胃癌卵巢转移瘤的治疗主要采用以外科为主的综合治疗模式，目前尚无临床试验结果的支持。

胃癌卵巢转移的手术指征一直存在争议，焦点在于是否切除原发灶和转移灶。2020 年 CSCO 胃癌指南指出，针对胃癌单一卵巢转移人群的治疗，目前仍以系统化疗为主。但也有回顾性研究表明，经积极手术联合系统化疗治疗原发灶及转移灶使上述患者获益，中位生存期从 6 ~ 9 个月延长至 19 ~ 23.7 个月。但外科治疗的具体适合人群、手术时机及手术方法尚无明确定论。因此 CSCO 指南将此类建议划分为 2B 类证据。而美国 NCCN 指南和日本胃癌指南尚未对胃癌卵巢转移做出外科推荐。

全身化疗是复发性或转移性晚期胃癌的标准治疗方案。此外，腹腔热灌注和细胞减灭术在胃癌卵巢转移瘤中的应用也得到了广泛研究。截至目前，肿瘤减灭术能否使胃癌卵巢转移患者获益仍存在争议。对于原发性卵巢癌，最大限度的肿瘤减灭术可使患者生存获益这一观点已被广泛认可。但 Bozzetti 等认为，胃癌卵巢转移多以印戒细胞癌为主，对化疗相对不敏感，因此肿瘤减灭术难以带来明显的生存获益，多数情况以缓解症状为目的。Wu 等研究表明，行单纯肿瘤细胞减灭术的盆腔腹膜转移患者中位生存期仅 10.4 个月，但同时联合腹腔热灌注化疗，患者中位生存期可延长至 15.5 个月。鉴于上述结果，肿瘤细胞减灭术与腹腔热灌注的治疗价值尚需设计严谨的临床试验去证实。

专家点评

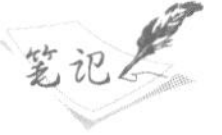

胃癌卵巢转移预后不佳，治疗的关键在于早期诊断和综合治

疗。目前，胃癌卵巢转移尚需探索规范化的诊疗程序。建立多学科协作体系，采取手术切除转移灶联合系统化疗为主的综合治疗能在一定程度上改善患者预后。

病例提供者：赵璐璐　郭春光

点评专家：赵东兵

参考文献

1. SOBIN L H. The international histological classification of tumours. Bull World Health Organ, 1981, 59(6): 813 – 819.

2. WANG J, SHI Y K, WU L Y, et al. Prognostic factors for ovarian metastases from primary gastric cancer. Int J Gynecol Cancer, 2008, 18(4): 825 – 832.

3. LIONETTI R, DE LUCA M, TRAVAGLINO A, et al. Treatments and overall survival in patients with Krukenberg tumor. Arch Gynecol Obstet, 2019, 300(1): 15 – 23.

4. SODEK K L, MURPHY K J, BROWN T J, et al. Cell-cell and cell-matrix dynamics in intraperitoneal cancer metastasis. Cancer Metastasis Rev, 2012, 31 (1/2): 397 – 414.

5. YOSHIDA M, SUGINO T, KUSAFUKA K, et al. Peritoneal dissemination in early gastric cancer: importance of the lymphatic route. Virchows Arch, 2016, 469(2): 155 – 161.

6. AL-AGHA O M, NICASTRI A D. An in-depth look at Krukenberg tumor: an overview. Arch Pathol Lab Med, 2006, 130(11): 1725 – 1730.

7. YOUNG R H. From krukenberg to today: the ever present problems posed by metastatic tumors in the ovary: part Ⅰ. historical perspective, general principles, mucinous tumors including the krukenberg tumor. Adv Anat Pathol, 2006, 13(5): 205 – 227.

8. AGNES A, BIONDI A, RICCI R, et al. Krukenberg tumors: seed, route and soil. Surg Oncol, 2017, 26(4): 438 – 445.

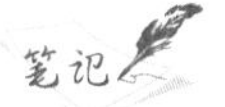

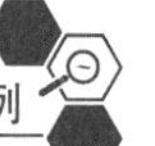

9. YOOK J H, OH S T, KIM B S. Clinical prognostic factors for ovarian metastasis in women with gastric cancer. Hepatogastroenterology, 2007, 54(75): 955-959.

10. YAMANISHI Y, KOSHIYAMA M, OHNAKA M, et al. Pathways of metastases from primary organs to the ovaries. Obstet Gynecol Int, 2011, 2011: 612817.

11. 中国临床肿瘤学会指南工作委员会. 中国临床肿瘤学会(CSCO)胃癌诊疗指南(2018. V1). 北京: 人民卫生出版社, 2018: 1-129.

12. BRIEAU B, AUZOLLE C, POZET A, et al. Efficacy of modern chemotherapy and prognostic factors in patients with ovarian metastases from gastric cancer: a retrospective AGEO multicentre study. Dig Liver Dis, 2016, 48(4): 441-445.

13. Japanese Gastric Cancer Association. Japanese gastric cancer treatment guidelines 2018 (5th edition). Gastric Cancer, 2021, 24(1): 1-21.

14. BOZZETTI F, YU W, BARATTI D, et al. Locoregional treatment of peritoneal carcinomatosis from gastric cancer. J Surg Oncol, 2008, 98(4): 273-276.

15. WU X J, YUAN P, LI Z Y, et al. Cytoreductive surgery and hyperthermic intraperitoneal chemotherapy improves the survival of gastric cancer patients with ovarian metastasis and peritoneal dissemination. Tumour Biol, 2013, 34(1): 463-469.

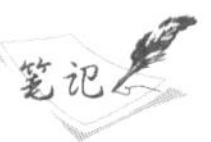

病例 28 晚期胃癌转化治疗后手术 1 例

病历摘要

患者男性，62 岁。患者 2 个月前无明显诱因出现间断性上腹不适，伴恶心，无呕吐，无反酸，与进食无明显关系。于当地医院就诊，以“胃溃疡”行药物治疗，效果欠佳，后就诊于我院。我院检验：CEA、AFP、CA724、CA199、CA242 皆在正常范围。胃镜（图 28－1）：胃体窦交界小弯侧可见一溃疡型病变，考虑为癌。病理：低分化癌。增强 CT（图 28－2）：①胃角处胃壁增厚，符合胃癌；胃窦部胃壁略增厚，以上请结合镜检。②胃窦及幽门周围散在小淋巴结，需警惕转移；肠系膜、腹膜后多发淋巴结，建议随诊。肝脏左内叶结节，需警惕转移。PET-CT：①胃角小弯侧胃壁增厚，伴代谢增高，可符合胃癌。②胃窦、幽门周围淋巴结、腹膜后多发淋巴

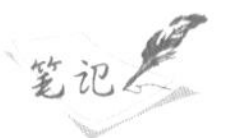

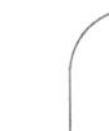

结伴代谢增高，考虑转移。左侧锁骨上区小淋巴结，伴代谢增高，转移可能大，建议结合超声，必要时穿刺活检。③肝左内叶结节，伴代谢增高，考虑转移。

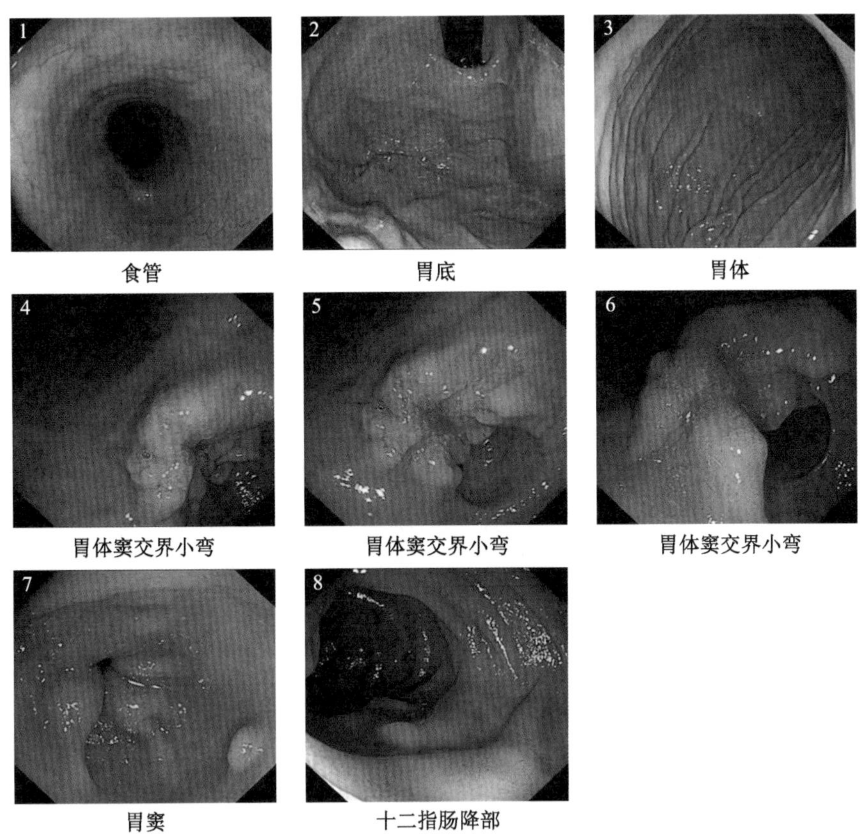

食管　胃底　胃体
胃体窦交界小弯　胃体窦交界小弯　胃体窦交界小弯
胃窦　十二指肠降部

图 28－1　胃镜：胃体窦交界小弯侧可见一溃疡型病变，考虑为癌

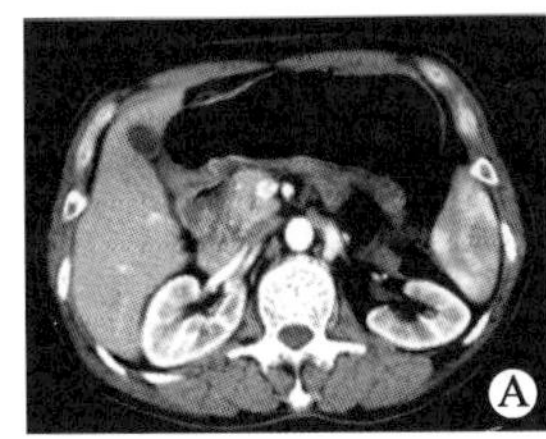

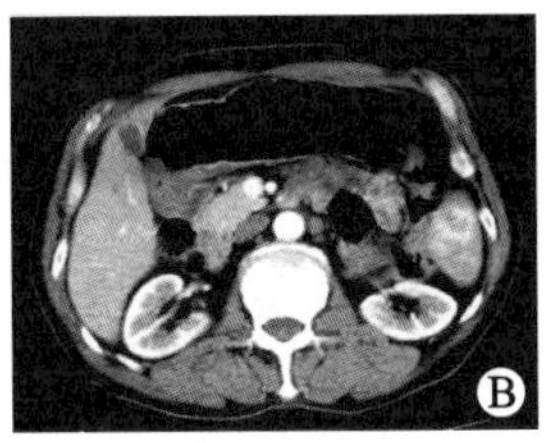

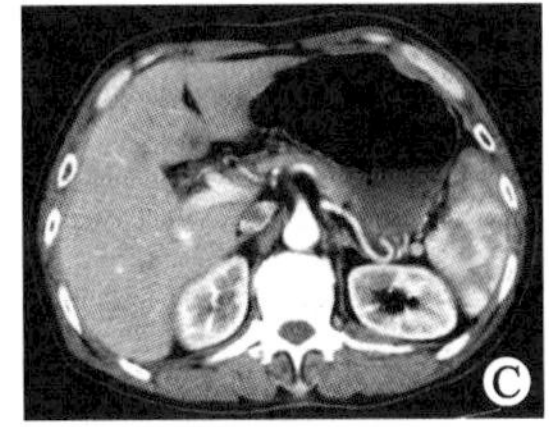

A：胃癌；B：腹膜后淋巴结转移；C：肝转移。

图 28－2　治疗前增强 CT

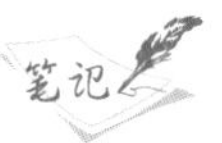

诊断：胃癌（cT4aN3M1，H1）。

治疗经过

经多学科会诊，建议DOS方案化疗（紫杉醇150 mg ivgtt d1 + 奥沙利铂150 mg ivgtt d2 + 替吉奥60 mg bid d1 ~ d10）。治疗4个周期后评估CT（图28 - 3）：①胃角处胃壁增厚程度较前减轻，现最厚处约0.8 cm，轻度强化；胃窦部胃壁略增厚，同前相仿，请结合镜检。②胃窦及幽门周围散在小淋巴结；肠系膜、腹膜后多发淋巴结，部分较前缩小，现大者短径约0.4 cm，建议随诊。③肝左内叶转移瘤较前缩小，现约0.7 cm × 0.7 cm，边缘模糊。

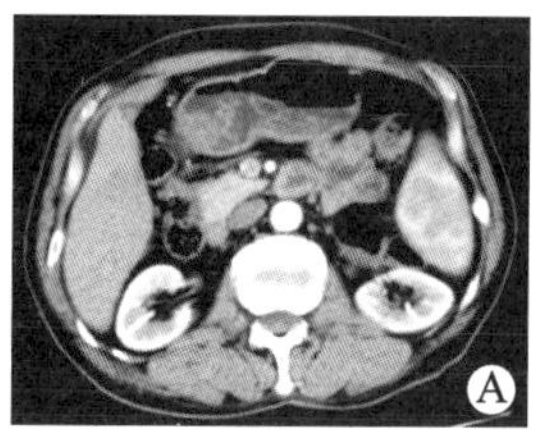

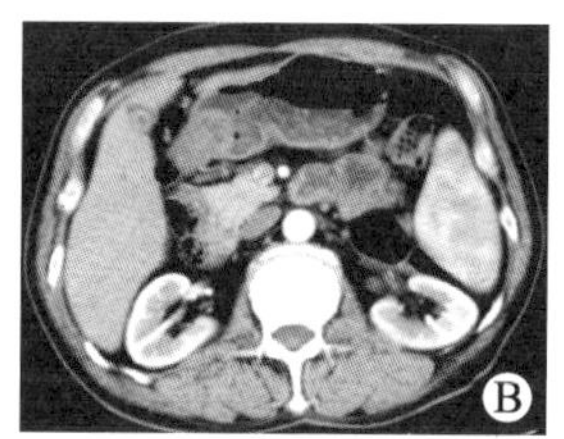

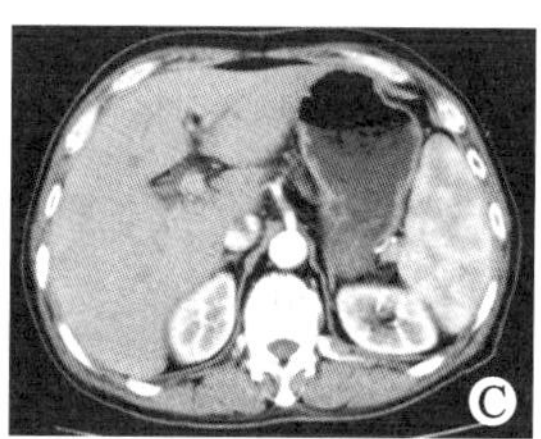

A：胃癌；B：腹膜后淋巴结转移；C：肝转移。

图28 - 3　化疗4个周期后CT

根据多学科意见，行肝脏转移灶射频消融术。后行原方案第5个周期化疗，治疗后复查CT（图28 - 4）：①胃角处胃壁增厚程度较前减轻，最厚处约0.6 cm；胃窦部胃壁略增厚，同前相仿。②胃窦及幽门周围散在小淋巴结较前略缩小；肠系膜、腹膜后多发淋巴结，部分较前缩小，部分同前相仿，现大者短径约0.6 cm，建议随诊。③肝左内叶低密度灶，边界清晰，考虑射频消融术后改变，大小约3.1 cm × 1.5 cm，请结合临床。疗效评估为PR。

因化疗后病情好转，经多学科会诊，并与家属充分沟通，行远端胃癌根治术（Billroth Ⅱ式 + Braun吻合，D3）+ No. 16b1清扫术（图28 - 5）。术后恢复顺利，术后第2天少量饮水，第3天进食少

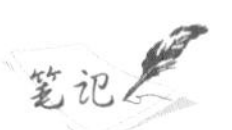

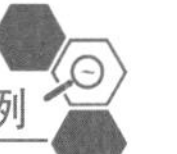

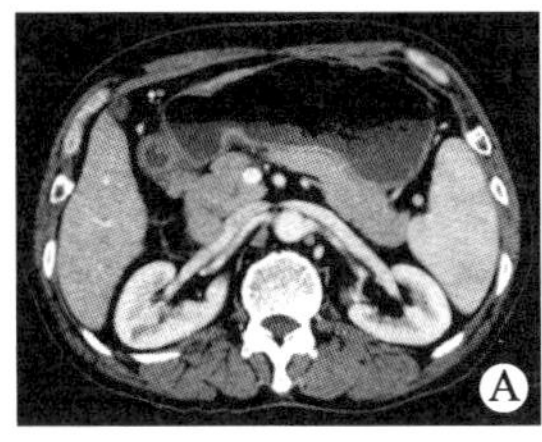
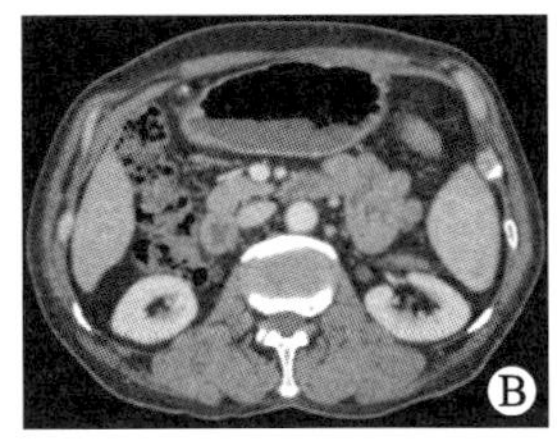
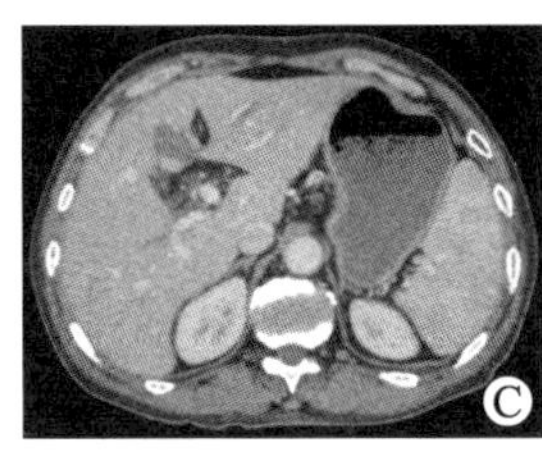

A：胃癌；B：腹膜后淋巴结转移；C：肝转移。

图 28－4　化疗 5 个周期，肝射频消融术后 CT

量米汤，第 4 天拔除胃管、尿管，进食半流食，第 7 天拔除双侧腹腔引流管及盆腔引流管，第 12 天出院。

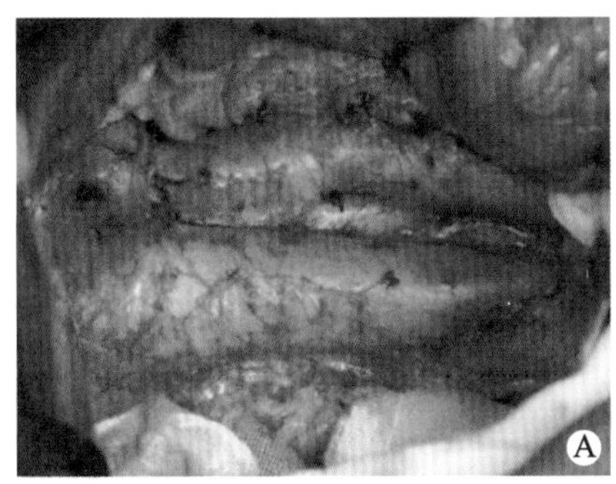
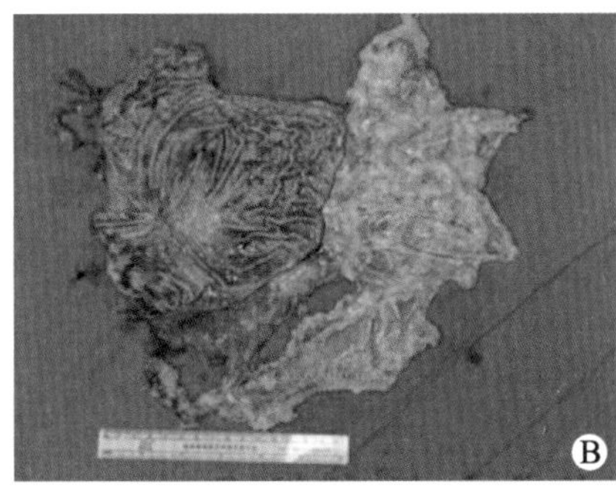

A：腹膜后 No. 16 淋巴结清扫后术野；B：标本。

图 28－5　术野照片和术后标本

病理：（大体所见）远端胃大部切除标本，小弯长 12 cm，大弯长 16 cm，距离幽门环 3.8 cm，距离上切缘 6.2 cm，于胃窦小弯侧见一瘢痕区，范围 1.5 cm × 1.5 cm × 0.3 cm，似侵及肌层。（镜下诊断）胃局限溃疡型中—低分化腺癌，Lauren 分型：肠型。肿瘤侵达浅肌层，脉管瘤栓（＋），未累及幽门，上、下切缘未见癌。轻度治疗后改变（Mandard TRG 4 级）。淋巴结转移性癌（11/51），No. 1：1/5，No. 3：1/10，No. 4sb：0/1，No. 4d：4/8，No. 5：0/1，No. 6：1/1，No. 7：0/4，No. 8a：0/5，No. 9：0，No. 11p：1/8，No. 12a：0，No. 13：0，No. 14v：1/1，No. 16b1 左：2/2，No. 16b1 右：0/5。pTNM 分期：ypT2N3。

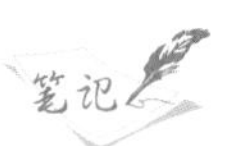

术后4个月复查CT，提示左下颈部、左侧锁骨上、纵隔1L、3A、4L、6区多发淋巴结，部分为新出现，考虑转移。后行曲妥珠单抗+伊立替康3个周期，疗效评估为PD。后改为甲磺酸阿帕替尼+卡培他滨口服1个周期。末次随访为术后12个月，患者带瘤生存。

病例分析

1. 胃癌肝转移的外科治疗

淋巴结转移、肝转移、腹膜转移是胃癌转移的三种主要类型。从解剖学角度，肝脏是胃癌远处转移的第一站，肝转移常为多发并涉及多叶，有时还伴有其他远处转移，因此肝转移手术应该慎重。

胃癌肝转移以全身治疗为主，针对肝转移灶的外科治疗策略尚未达成一致。2016年REGATTA试验证实姑息性切除原发肿瘤不能延长晚期胃癌患者生存期。因此美国NCCN指南中，仅当转移性胃癌患者伴随梗阻或出血等严重合并症时，才推荐姑息性外科治疗。鉴于Ⅳ期胃癌生物学行为多样、预后差别大的特点，Yoshida等认为应根据Ⅳ期胃癌的特点分类治疗，如手术切除孤立肝转移灶和少量的腹主动脉旁转移淋巴结等。对于某些潜在可切除的转移灶，如一个以上的肝转移灶，直径超过5 cm，靠近肝静脉、门静脉的肝转移灶，建议通过化疗降期，争取R0切除机会。在《胃癌肝转移诊断与综合治疗中国专家共识（2019版）》中，提出新分型系统（Chinese type for gastric cancer liver metastasis，C-GCLM）帮助临床决策。在该分型中，Ⅰ型定义为可切除，其包括：根据MDT的综合评估，胃原发灶和肝转移灶均可手术切除时，可选择直接手术切

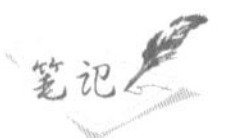

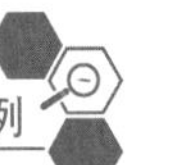

除或行术前系统治疗。系统治疗建议联合化疗，HER-2 阳性者联合靶向治疗，具体方案选择参照相关指南。胃原发灶和肝转移灶争取R0 切除。术后推荐完成 4 ~ 8 周期的系统治疗。《中国临床肿瘤学会（CSCO）胃癌诊疗指南（2020）》对于胃癌肝转移也有类似表述。第 5 版日本《胃癌治疗指南》中，首次为 M1 病例设定了治疗路线图，当肝脏转移数目少，且没有其他非治愈因素时，弱推荐外科切除。

2. No. 16 淋巴结清扫的意义

传统上，日本外科学界推崇局部进展期胃癌行腹主动脉旁淋巴结清扫（para-aortic lymph nodes dissection，PAND）。回顾性研究显示，伴腹主动脉旁转移淋巴晚期胃癌患者行 PAND 术后 5 年生存率可达 16% ~ 21%，明显高于其他Ⅳ期胃癌患者。然而，日本 JCOG9501 研究并未证实预防性 PAND 的临床价值。同时，REGATTA 试验也不推荐对包括腹主动脉旁转移淋巴结在内的Ⅳ期胃癌进行外科手术。

近年来，随着新辅助化疗有效率的提高，越来越多晚期病例经过转化治疗后获得了长期生存，也为单独 No. 16 淋巴结转移的患者带来了希望。多项研究显示，No. 16 淋巴结转移转化治疗后缓解的胃癌患者有可能从手术中获益。因此，有待未来设计更精准的临床试验来回答这一问题。

专家点评

随着外科技术的进步、新药物的出现及多学科诊疗（MDT）模式的快速发展，晚期胃癌的外科治疗也经历了理念更新和适应证扩大的不断变化。未来，伴随晚期胃癌治疗模式的优化、精准患者群

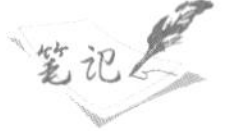

体的选择、把握合理的手术指征，相信转化治疗必将有更广泛的应用和发展。

病例提供者：赵璐璐　王童博　郭春光

点评专家：赵东兵

参考文献

1. KODERA Y, FUJITANI K, FUKUSHIMA N, et al. Surgical resection of hepatic metastasis from gastric cancer: a review and new recommendation in the Japanese gastric cancer treatment guidelines. Gastric Cancer, 2014, 17(2): 206 – 212.

2. FUJITANI K, YANG H K, MIZUSAWA J, et al. Gastrectomy plus chemotherapy versus chemotherapy alone for advanced gastric cancer with a single non-curable factor (REGATTA): a phase 3, randomised controlled trial. Lancet Oncol, 2016, 17(3): 309 – 318.

3. YOSHIDA K, YAMAGUCHI K, OKUMURA N, et al. Is conversion therapy possible in stage Ⅳ gastric cancer: the proposal of new biological categories of classification. Gastric Cancer, 2016, 19(2): 329 – 338.

4. 中国研究型医院学会消化道肿瘤专业委员会，中国医师协会外科医师分会上消化道外科医师委员会，中国抗癌协会胃癌专业委员会，等. 胃癌肝转移诊断与综合治疗中国专家共识(2019 版). 中国实用外科杂志，2019，39(5)：405 – 411.

5. 中国临床肿瘤学会指南工作委员会. 中国临床肿瘤学会(CSCO)胃癌诊疗指南(2020). 北京：人民卫生出版社，2020：1 – 175.

6. Japanese Gastric Cancer Association. Japanese gastric cancer treatment guidelines 2018 (5th edition). Gastric Cancer, 2021, 24(1): 1 – 21.

7. MORITA S, FUKAGAWA T, FUJIWARA H, et al. The clinical significance of para-aortic nodal dissection for advanced gastric cancer. Eur J Surg Oncol, 2016, 42(9): 1448 – 1454.

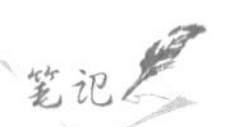

8. SASAKO M, SANO T, YAMAMOTO S, et al. D2 lymphadenectomy alone or with

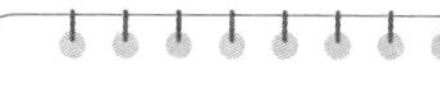

para-aortic nodal dissection for gastric cancer. New Engl J Med, 2008, 359(5): 453-462.

9. TSUBURAYA A, MIZUSAWA J, TANAKA Y, et al. Neoadjuvant chemotherapy with S-1 and cisplatin followed by D2 gastrectomy with para-aortic lymph node dissection for gastric cancer with extensive lymph node metastasis. Br J Surg, 2014, 101(6): 653-660.

10. KATAYAMA H, ITO S, SANO T, et al. A Phase Ⅱ study of systemic chemotherapy with docetaxel, cisplatin, and S-1 (DCS) followed by surgery in gastric cancer patients with extensive lymph node metastasis: Japan Clinical Oncology Group study JCOG1002. Jpn J Clin Oncol, 2012, 42(6): 556-559.

11. WANG Y, YU Y Y, LI W, et al. A phase Ⅱ trial of Xeloda and oxaliplatin (XELOX) neo-adjuvant chemotherapy followed by surgery for advanced gastric cancer patients with para-aortic lymph node metastasis. Cancer Chemother Pharmacol, 2014, 73(6): 1155-1161.

笔记

病例 29 双原发胃癌腹腔镜和内镜序贯治疗 1 例

病历摘要

患者男性，80 岁。主因“间断性上腹痛 1 年，发现胃部肿瘤 3 月余”入院。

患者 1 年前无明显诱因出现中上腹绞痛，进食后加重，无明显放射性，疼痛不剧烈，可自行缓解。就诊于当地医院行胃镜检查：发现胃体下部溃疡，侵及胃角。病理：胃体下部腺上皮高级别上皮内瘤变。乙型病毒性肝炎数年，未系统治疗。15 年前行双侧腹股沟疝修补术，20 年前行阑尾切除术。帕金森症 1 年余。查体未见阳性体征。

胃镜（图 29－1）：贲门可见一浅表平坦型病变（0～Ⅱb 型），病变局部黏膜粗糙，NBI＋放大示病变可见不规则表面微结构。胃

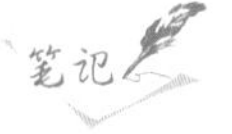

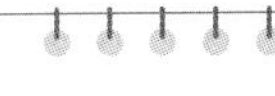

角前壁可见一溃疡型肿物，肿物溃疡底深且覆以污物，溃疡堤不规则隆起，溃疡堤质脆触之易出血。余胃窦部黏膜充血、略粗糙。诊断：胃角癌，贲门浅表平坦型病变（性质待病理，0 ~ Ⅱb 型），考虑为早期胃癌或癌前病变，建议内镜下治疗。

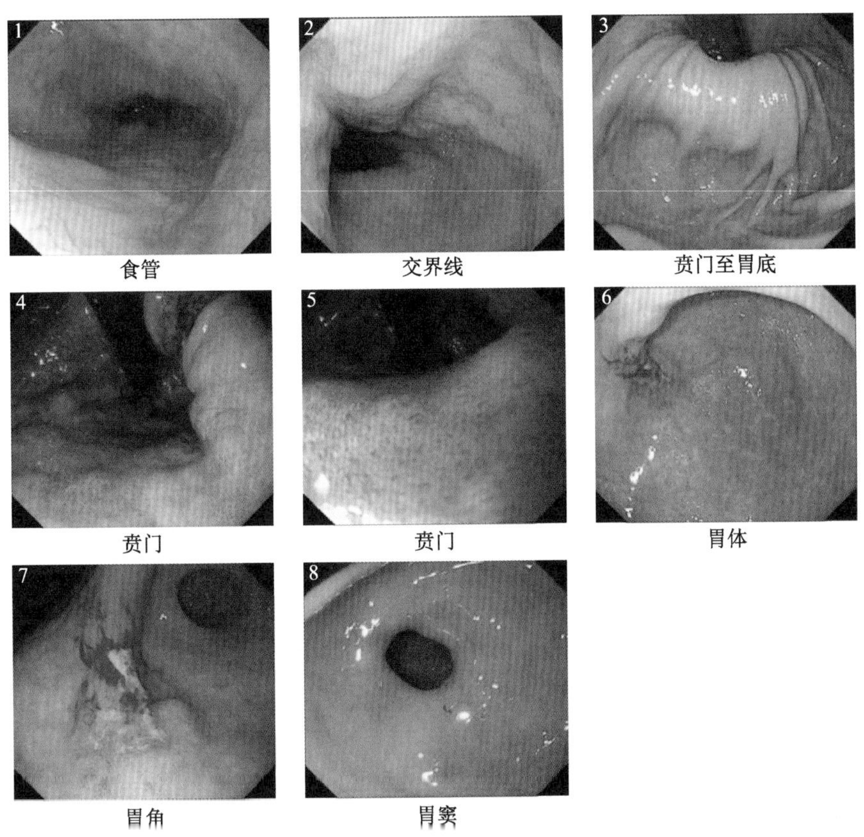

图 29 -1　胃镜：贲门浅表平坦型病变（0 ~ Ⅱb 型），胃角前壁可见一溃疡型肿物

超声内镜：距门齿约 35 cm 食管下段至交界线局部黏膜粗糙、糜烂。食管胃交界线距门齿约 38 cm。残胃贲门至胃体小弯/后壁可见一浅表平坦型病变（0 ~ Ⅱb 型，距门齿 40 ~48 cm），病变局部黏膜粗糙，NBI + 放大示病变可见不规则的表面微结构。余残胃黏膜充血、水肿。

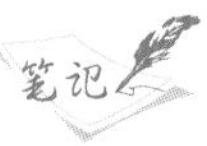

腹部增强 CT：①胃壁未见明确增厚及肿物影，建议结合镜检。②纵隔 7 区肿大淋巴结，倾向转移。食管下段旁及贲门周围多个小淋巴结，性质待定，建议追随。

PET-CT：①胃角近幽门处壁稍厚，伴代谢轻度增高；食管胃连接部代谢增高；建议结合内镜检查结果。食管下段旁、贲门旁多个小结节，未见代谢增高，性质待定，请密切随诊。腹膜后小淋巴结，伴代谢轻度增高，建议一并随诊。②双肺多个微小结节，未见代谢升高，目前结节较小，性质待定，建议随诊。双肺多发条索影，未见明显代谢增高。

诊断：双原发胃癌（cT2N1M0），乙型病毒性肝炎，帕金森病。

治疗经过

完善相关检查，提交科室多学科查房讨论。复阅 PET-CT，经讨论认为淋巴结 suv 8.4，排除转移病变，考虑肉芽肿可能。结合患者高龄等情况，建议分期治疗，先行远端胃癌根治术，二期内镜下切除贲门病变。与家属充分沟通后，行腹腔镜辅助远端胃癌根治术（D2，Billroth Ⅱ式 + Braun 吻合）。术后第 6 天恢复流质饮食。术后第 9 天半流质饮食，术后第 13 天出院。

病理：远端胃大部切除标本，小弯侧长 11.5 cm，大弯侧长 20 cm，十二指肠长 1.5 cm，切缘宽 3 cm，距十二指肠断端 6 cm，于胃角可见一溃疡型肿物，大小 1.5 cm×1.5 cm×0.3 cm，切面灰白、实性、质硬，似侵达黏膜下层，余胃黏膜光滑，未见明显异常，胃周脂肪未触及明确结节。（镜下诊断）远端胃大部胃溃疡型中—低分化腺癌，Lauren 分型：混合型，可见脉管瘤栓，未见明确神经侵犯。肿瘤侵达黏膜下层，未累及幽门、十二指肠及大网膜。

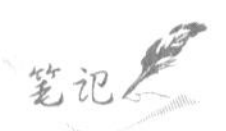

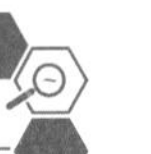

癌周胃黏膜呈慢性萎缩性炎，伴肠上皮化生。上切缘及下切缘均未见癌。淋巴结转移性癌（1/32），未累及淋巴结被膜外组织。

术后2个月，患者行内镜下ESD治疗。术前胃镜见距门齿约35 cm食管下段至交界线局部黏膜粗糙、糜烂，糜烂食管胃交界距门齿约38 cm；贲门至胃体小弯/后壁（距门齿40～48 cm）可见一浅表平坦型病变（0～Ⅱb型），病变局部黏膜粗糙，NBI+放大示病变可见不规则表面微结构（图29－2）。完善术前准备后行ESD（图29－3），术后恢复顺利，术后第7日出院。

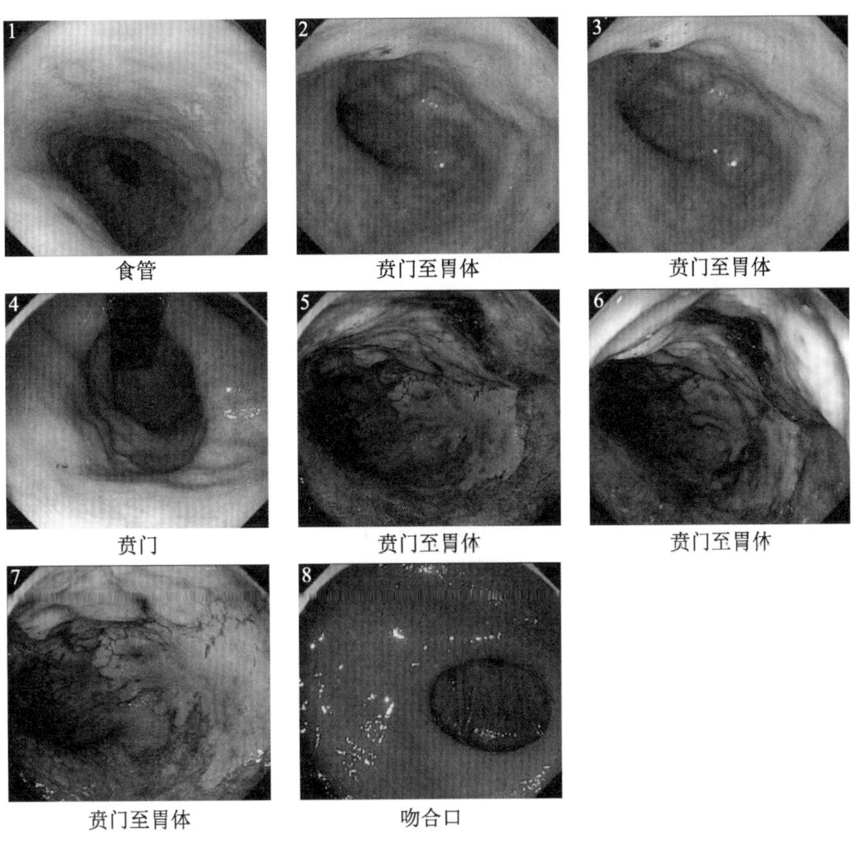

图29－2　远端胃癌术后2个月胃镜检查

病理：贲门至胃体小弯/后壁，胃黏膜腺上皮主要呈低级别上皮内瘤变，局部呈高级别上皮内瘤变，病变面积4.7 cm×3.0 cm。

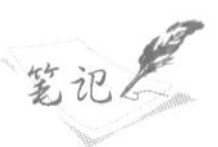
笔记

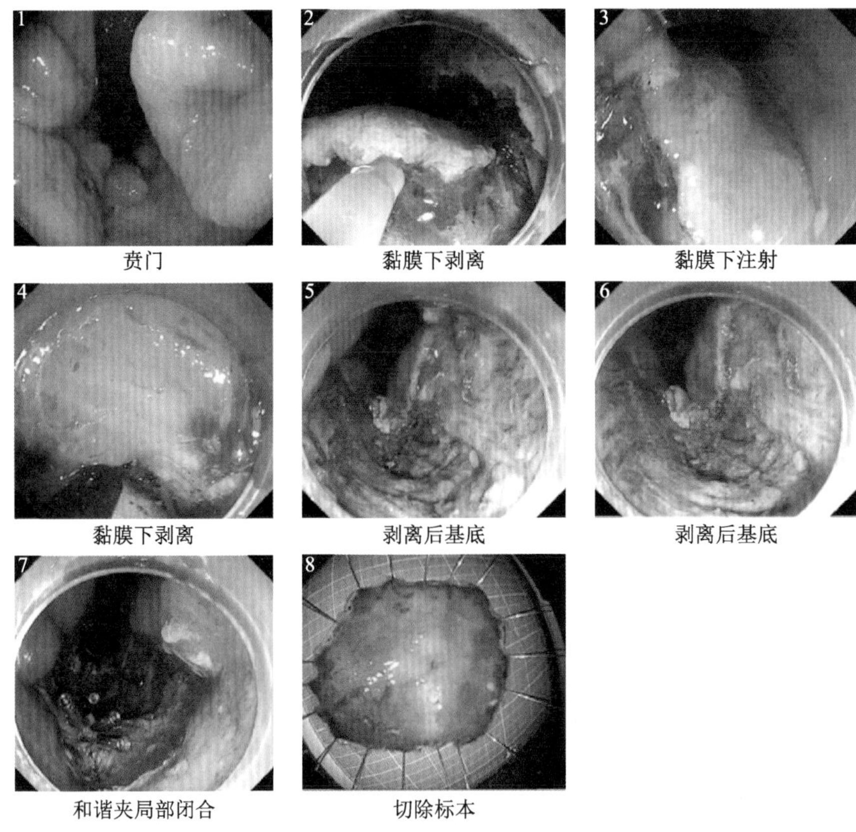

图 29－3　ESD 操作步骤

周围胃黏膜呈轻度慢性萎缩性炎，伴轻度肠上皮化生。可见超短节段性 Barrett 食管。侧切缘未见肿瘤。基底切缘局部为黏膜固有层，烧灼边缘可见小灶低级别上皮内瘤变。免疫组化结果：P53（－），Ki-67（40%）。

术后 1 年复查胃镜（图 29－4）：残胃贲门至胃体小弯/后壁局部黏膜呈瘢痕样改变，瘢痕处黏膜充血、粗糙，瘢痕处未见明显肿物及溃疡，瘢痕处管腔无明显狭窄，内镜通过顺利；距门齿约 51 cm 处可见胃肠吻合口，吻合口处黏膜充血，未见肿物及溃疡，吻合口无狭窄；距门齿约 70 cm 处可见肠间吻合口，未见肿物及溃疡，吻合口无狭窄。

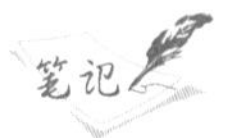

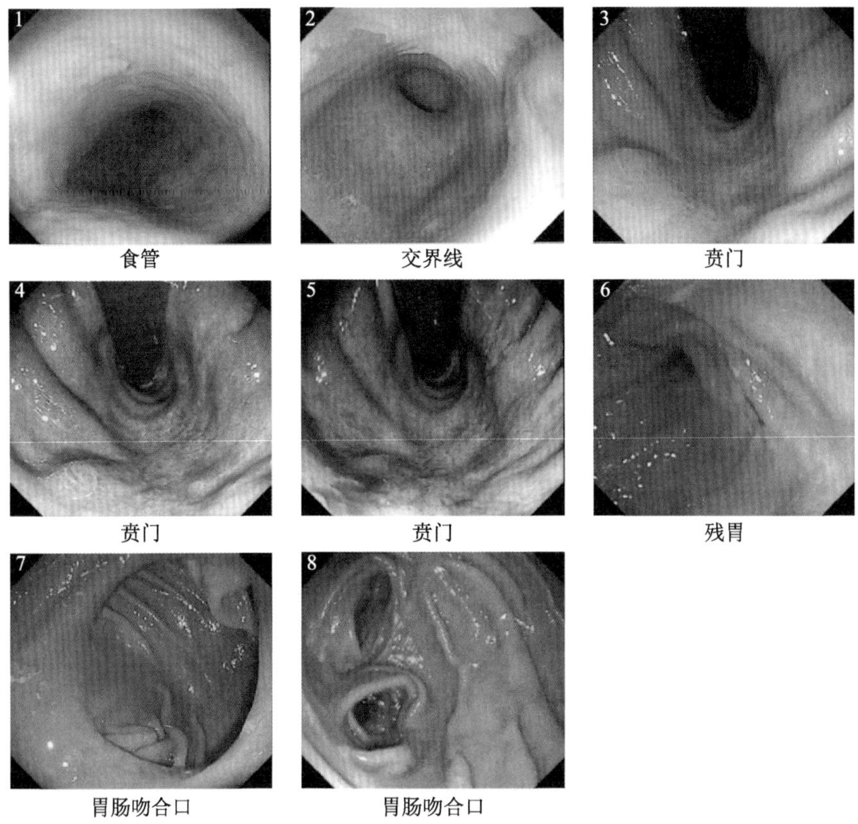

图 29－4　胃癌术后 1 年，复查胃镜未见异常

病例分析

多原发胃癌（multiple primary gastric cancer，MPGC），又称重复性胃癌，系指胃内多发的、各自独立的 2 个或 2 个以上的胃癌病灶。根据原发病灶出现的时间间隔不同，当胃内同时或 6 个月以内发现 2 个及 2 个以上的癌症病灶，称为同时性多原发胃癌（synchronous multiple gastric carcinoma，SMGC）。间隔时间大于 6 个月者，称为异时性多原发胃癌（metachronous multiple gastric carcinoma，MMGC）。多原发胃癌的诊断参考 Moertel 标准：①胃腔内有 2 个及 2 个以上肿

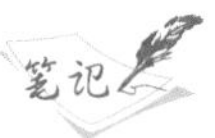
笔记

瘤，且每个肿瘤均为恶性；②每个肿瘤有各自独特的病理学形态，并非由另外1个肿瘤延伸或转移而来；③癌灶间隔有正常组织和移行带。

1. 多原发胃癌的临床特征

MPGC较为少见，发病率约占胃癌总发病率的1.7%。同时性多发胃癌的发病率低于异时性，约占多原发胃癌的13%。近年来，胃癌发病率在世界范围内呈下降趋势，另一方面，随着诊疗技术的发展，人口老龄化和胃癌整体生存期的延长，多原发胃癌发病率却逐年升高。流行病学研究显示，多原发胃癌患病年龄一般较大，男性比例高于女性，但漏诊率较高，最高可达50%。胃癌癌灶以远端胃多见，肿瘤最大直径一般较小，副病灶常位于主病灶附近。病理类型以中、高分化腺癌为主，发现时多为早期。Matsuda等的研究结果显示，即使早期多原发胃癌也可以侵犯十二指肠。

多原发胃癌的病因不清，相关研究显示可能与遗传易感性、医源性因素、免疫缺陷及环境、生活方式等因素相关。也有研究认为，胃癌属于多中心起源，即胃癌在早期时呈多中心出现，随着癌组织的不断生长，癌灶不断靠近、融合，至肿瘤进展期时难以区分癌灶是单发还是多发融合。

2. 多原发胃癌的诊断

临床诊断时，应注意鉴别多原发胃癌和复发转移性胃癌。转移性胃癌的治疗通常以改善症状、减轻患者痛苦为目的，多采用姑息性治疗，预后较差。除非缓解症状，否则不推荐姑息性胃切除术。研究显示，多原发胃癌与单发胃癌在包括组织学分类、病理分型、周围脏器侵犯程度、pTNM分期在内的多种临床病理特征方面并无明显差异，表明其生物学特点与单发胃癌相似。因此，多原发胃癌的治疗应遵循原发胃癌的处理原则，强调以手术为主的综合治疗。

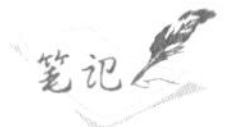

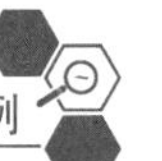

早期诊断是改善多原发胃癌预后的重要因素，详细的术前胃镜检查是诊断多灶性胃癌，减小误诊率的有效手段。此外，其他影像学检查，如增强 CT、上消化道造影等也有助于发现多个癌灶，联合检查可以有效提高多发癌灶的检出率。

3. 多原发胃癌手术方式的选择

多原发胃癌手术切除范围和淋巴结清扫数目取决于癌灶数目、位置、大小和组织病理分型。既往临床认为全胃切除术可以避免多原发胃癌的病灶残留，降低胃癌复发风险。但是，Otsuji 等发现预防性全胃切除并不能改善多原发胃癌患者的预后，且会带来更大的手术创伤和更长的术后恢复时间，因此，不建议行预防性全胃切除术。胡祥等发现，胃多发癌灶好发于幽门腺及中间带区域，以高、中分化型腺癌为主，高度异型增生常伴随存在。因此，建议切除范围包括幽门腺区域，以及含有幽门腺的中间带，避免癌残留和异时性多发癌。

较之单发恶性肿瘤，多原发胃癌的癌灶分布于不同部位，手术切除范围广泛，手术复杂。目前，各种常用外科手段中，开腹手术、腹腔镜手术和内镜手术以不同方式组合或序贯治疗多原发胃癌。内镜手术主要适用于未出现淋巴结转移，肿瘤局限在黏膜层且直径小于 2 cm 的早期胃癌。由于早期多原发胃癌的淋巴结转移风险与单原发胃癌无显著差异，Kim 等建议对于肿瘤局限于黏膜层且未发生淋巴结转移的多发癌灶可以考虑行内镜下治疗。相较开放手术，腹腔镜手术具有创伤小、术后恢复快等优势。特别是可以在不明显增加皮肤切口的情况下，完成多个解剖部位的手术。在进行治疗决策时，应充分利用各种手段的优势，减少创伤、保留器官功能和提高患者的生活质量。本例患者高龄，合并两处病变，尽管全胃切除更符合肿瘤学原则，但是创伤过大可能导致患者长期的生活质

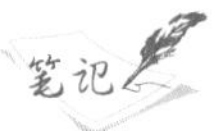

量下降。因此，根据多学科查房意见，选择了分期手术，既保证肿瘤的根治效果，也最大限度地提高患者的生活质量。

专家点评

多原发胃癌与单发胃癌的生物学特点并无显著性差异。由于其原发病灶数量多、癌灶最大直径小，多原发胃癌的漏诊率和误诊率偏高。因此，提高多原发胃癌早期诊断水平，贯穿多学科综合治疗理念，有助于改善预后、提高患者生活质量。

病例提供者：郭春光　牛鹏辉

点评专家：赵东兵

参考文献

1. MOERTEL C G, BARGEN J A, SOULE E H. Multiple gastric cancers; review of the literature and study of 42 cases. Gastroenterology, 1957, 32(6): 1095 – 1103.
2. 郭琳，杨腾飞，张萌，等. 胃多发癌 11 例的诊断及治疗分析. 中国医师杂志，2013, (3): 338 – 340.
3. KOSAKA T, MIWA K, YONEMURA Y, et al. A clinicopathologic study on multiple gastric cancers with special reference to distal gastrectomy. Cancer, 1990, 65(11): 2602 – 2605.
4. MATSUDA A, KATO S, FURUYA M, et al. Multiple early gastric cancer with duodenal invasion. World J Surg Oncol, 2007, 5: 125.
5. HAMM A, VEECK J, BEKTAS N, et al. Frequent expression loss of inter-alpha-trypsin inhibitor heavy chain (ITIH) genes in multiple human solid tumors: a systematic expression analysis. BMC Cancer, 2008, 8: 25.
6. YUAN L, LIU L X, CHE G W. The advancement of predictive diagnosis and molecular mechanism in multiple primary lung cancer. Chin J Cancer, 2010, 29(5): 575 – 578.

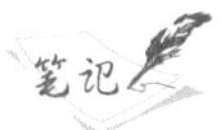

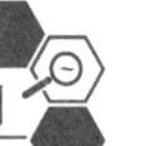

7. FENG R M, ZONG Y N, CAO S M, et al. Current cancer situation in China: good or bad news from the 2018 global cancer statistics?. Cancer Commun(Lond), 2019, 39(1): 22.

8. JI YB, JI CF, YUE L. Human gastric cancer cell line SGC-7901 apoptosis induced by SFPS-B2 via a mitochondrial-mediated pathway. Biomed Mater Eng, 2014, 24(1): 1141 - 1147.

9. 周梦婷, 何文华, 吕农华. 2018 年版韩国胃癌实践指南解读. 中华消化杂志, 2020, 40(3): 212 - 216.

10. 孙晓卫, 詹友庆, 李威, 等. 58 例多原发性胃癌分析. 中国肿瘤临床, 2007, 34(5): 261 - 265.

11. GWEON T G, PARK J M, LIM C H, et al. Trimodal imaging endoscopy reduces the risk of synchronous gastric neoplasia. Eur J Gastroenterol Hepatol, 2015, 27(3): 215 - 220.

12. OTSUJI E, KURIU Y, ICHIKAWA D, et al. Clinicopathologic characteristics and prognosis of synchronous multifocal gastric carcinomas. Am J Surg, 2005, 189(1): 116 - 119.

13. 胡祥, 毕伟, 安伟德, 等. 多发胃癌胃切除范围的研究. 中华胃肠外科杂志, 2002, 5(1): 17 - 19.

14. KIM H G, RYU S Y, LEE J H, et al. Clinicopathologic features and prognosis of synchronous multiple gastric carcinomas. Acta Chir Belg, 2012, 112(2): 148 - 153.

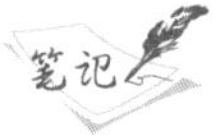

病例 30 胃癌术后切缘阳性 1 例

病历摘要

患者男性，35 岁。主因“上腹不适半个月”入院。患者半个月前无明显诱因出现腹胀，无反酸胃灼热、无恶心呕吐、无腹痛腹泻等。胃镜：胃窦幽门溃疡，边界肿胀，底部覆盖白苔（图 30－1）。病理：低分化腺癌，Lauren 分型：混合型。增强 CT：胃窦及幽门壁不规则增厚，黏膜面明显强化，浆膜面略模糊。胃窦周围多发小淋巴结，大者短径约 0.6 cm（图 30－2）。

诊断：胃癌（cT2N0M0）。

治疗经过

笔记

完善相关检查，择期行腹腔镜远端胃大部切除术（Billroth Ⅱ

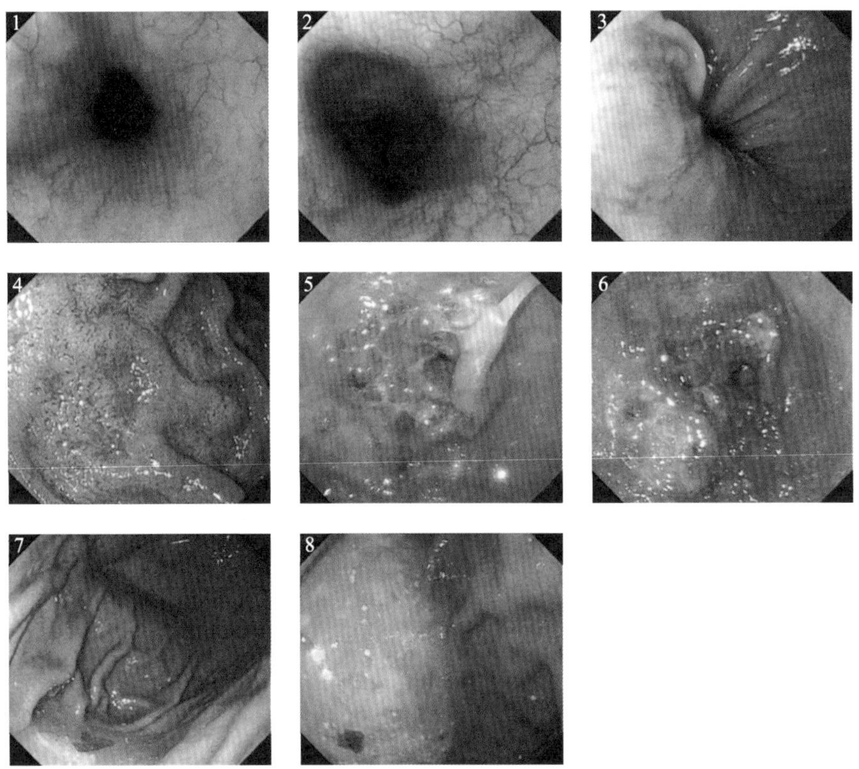

图 30－1 胃镜示胃窦幽门口溃疡，边界肿胀，底部覆盖白苔

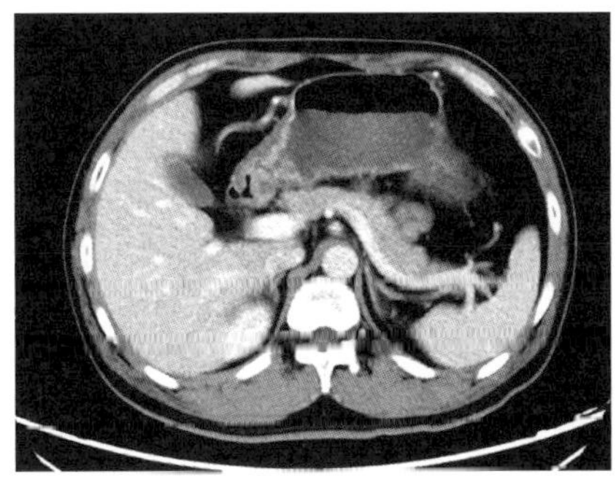

图 30－2 增强 CT 示胃窦壁增厚，可符合胃癌，胃窦周围多发小淋巴结

式＋Braun 吻合）。术中探查见肿瘤位于胃窦，大小约 3 cm×4 cm，侵犯幽门环。切除标本后，送十二指肠切缘行快速冰冻病理检查，结果提示切缘见异型细胞，不排除印戒细胞癌。再次扩大切除十二指肠残端，送病理切缘见异型细胞，不排除印戒细胞癌。术中与家

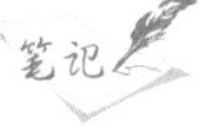

属沟通，交代病情及扩大切除手术。家属商议后拒绝行扩大切除术，选择术后行十二指肠残端放射治疗。术后患者恢复顺利，术后第 8 天出院。

病理：胃浅表溃疡型低分化腺癌，Lauren 分型：弥漫型，部分呈印戒细胞癌形态。肿瘤侵达黏膜下层，未累及固有肌层。下切缘可见异型细胞，不排除印戒细胞癌。淋巴结见转移性癌（15/39）。pTNM 分期：pT1bN3a。

病例分析

胃癌是一种常见的消化道恶性肿瘤，治疗以手术为主，包括化疗、放疗、靶向及免疫治疗在内的多学科治疗模式。根治性手术的基础是切缘阴性。研究证实，手术切缘阳性是胃癌预后差的重要因素之一。切缘阳性分为镜下切缘阳性（R1）与肉眼切缘阳性（R2）。随着术中冰冻技术的提高，术后切缘阳性发生率明显下降，但是仍然有 1.8%～5.1% 的胃癌患者术后切缘阳性。

既往研究显示，切缘阳性可出现在近端切缘（42.8%）、远端切缘（45.7%）和双侧切缘（2.9%）。一项包括 19 355 例患者的系统评价发现，切缘阳性与肿瘤较大、淋巴结转移、分期晚、Borrmann 类型和全胃切除术有关。

切缘阳性者预后较差，5 年总生存率为 13.3%～51.9%。各项研究中，切缘阳性者的生存率存在较大差异，可能与研究的异质性有关。切缘阳性对预后的影响在不同类型胃癌中略有不同。在 N0～N1 或 T1～T2 亚组患者中，切缘阳性者预后差于阴性者。而在 N2～N3 或 T3～T4 患者中，切缘是否阳性并没有预后差异。在某些特殊群体中，如腹水细胞学阳性及微卫星高度不稳定型（MSI-H）

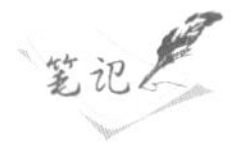

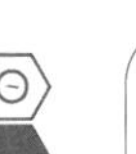

者，切缘是否阳性也没有预后差异。另外，切缘阳性者术后复发转移率明显高于切缘阴性者，尤其是pT1～pT2、pN0～pN1和Ⅰ～Ⅱ期的患者。切缘阳性者术后复发转移率在63.6%～76%，以远处转移为主。

胃癌切缘阳性患者的后续治疗意见尚不统一。NCCN指南建议切缘阳性者术后行辅助放化疗，但并无高级别循证医学证据支持。一项基于NCDB的研究显示，术后辅助放化疗较单纯化疗能够显著改善切缘阳性患者预后。但国内回顾性研究并未发现术后治疗有益，无论是放化疗还是单纯化疗。术后切缘阳性者是否值得行二次手术呢？有学者认为，如果二次手术能够切除残余肿瘤，可以考虑手术治疗；但是反对者认为，对于肿瘤分期较晚的局部进展期胃癌患者来说，肿瘤分期是影响预后的最重要因素，而切缘阳性对生存影响小，不建议再次手术。

专家点评

保证切缘阴性是可切除胃癌手术质量控制的重要组成部分，无论是对患者远期预后还是当前临床实践，都具有重要的现实意义。鉴于切缘阳性在不同胃癌亚型中的预后差异，临床医生在实践中要有所区别，特别是切缘阳性往往出现在肿瘤分期较晚的患者中，应考量扩大手术给患者带来的获益。

病例提供者：张晓杰　郭春光

点评专家：郭春光

参考文献

1. RAZIEE H R, CARDOSO R, SEEVARATNAM R, et al. Systematic review of the predictors of positive margins in gastric cancer surgery and the effect on survival.

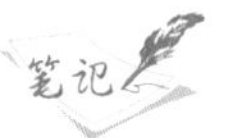

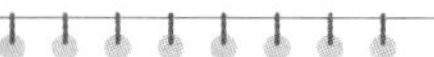
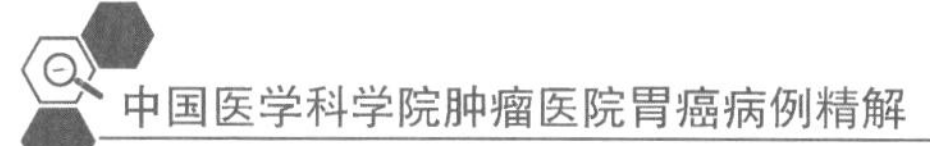

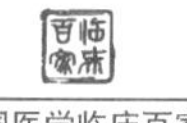

Gastric Cancer, 2012, 15 Suppl 1: S116 – S124.

2. WOO J W, RYU K W, PARK J Y, et al. Prognostic impact of microscopic tumor involved resection margin in advanced gastric cancer patients after gastric resection. World J Surgery, 2014, 38(2): 439 – 446.
3. MA L X, ESPIN-GARCIA O, LIM C H, et al. Impact of adjuvant therapy in patients with a microscopically positive margin after resection for gastric and esophageal cancers. J Gastrointest Oncol, 2020, 11(2): 356 – 365.
4. ENDO S, FUJIWARA Y, YAMATSUJI T, et al. Is it necessary to confirm negative margins in gastrectomy for peritoneal lavage cytology-positive gastric cancer?. Anticancer Res, 2020, 40(10): 5807 – 5813.
5. LIANG Y, DING X, WANG X, et al. Prognostic value of surgical margin status in gastric cancer patients. ANZ J Surg, 2015, 85(9): 678 – 684.
6. NAGATA T, ICHIKAWA D, KOMATSU S, et al. Prognostic impact of microscopic positive margin in gastric cancer patients. J Surg Oncol, 2011, 104(6): 592 – 597.
7. CHO B C, JEUNG H C, CHOI H J, et al. Prognostic impact of resection margin involvement after extended (D2/D3) gastrectomy for advanced gastric cancer: a 15-year experience at a single institute. J Surg Oncol, 2007, 95(6): 461 – 468.
8. SHEN J G, CHEONG J H, HYUNG W J, et al. Influence of a microscopic positive proximal margin in the treatment of gastric adenocarcinoma of the cardia. World J Gastroenterol, 2006, 12(24): 3883 – 3886.
9. BICKENBACH K A, GONEN M, STRONG V, et al. Association of positive transection margins with gastric cancer survival and local recurrence. Ann Surg Oncol, 2013, 20(8): 2663 – 2668.
10. POLOM K, MARRELLI D, SMYTH E C, et al. The role of microsatellite instability in positive margin gastric cancer patients. Surg Innov, 2018, 25(2): 99 – 104.
11. SUN Z, LI D M, WANG Z N, et al. Prognostic significance of microscopic positive margins for gastric cancer patients with potentially curative resection. Ann Surg Oncol, 2009, 16(11): 3028 – 3037.

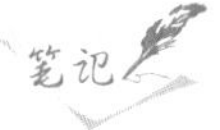

12. AJANI J A, D'AMICO T A, ALMHANNA K, et al. Gastric cancer, version 3. 2016, NCCN clinical practice guidelines in oncology. J Nat Compr Cancer Netw, 2016, 14(10): 1286 - 1312.

13. RHOME R M, MOSHIER E, SARPEL U, et al. Predictors of positive margins after definitive resection for gastric adenocarcinoma and impact of adjuvant therapies. Int J Radiat Oncol Biol Phys, 2017, 98(5): 1106 - 1115.

笔记

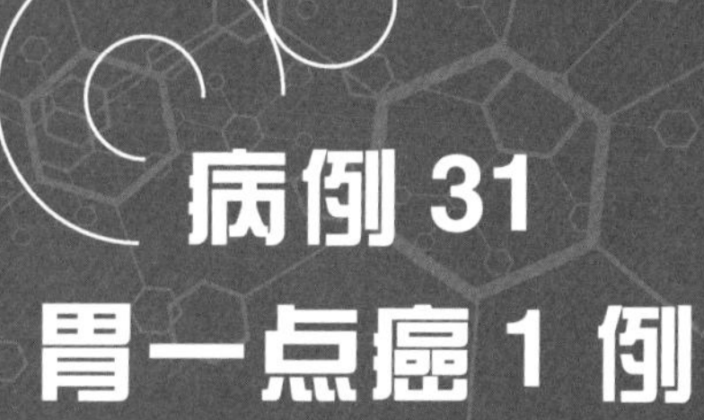

病例31 胃一点癌1例

病历摘要

患者女性，51 岁。主因“体检发现胃癌 1 个月”入院。患者 1 个月前于当地医院行胃镜检查，提示“胃体窦交界浅表病变”，病理提示“腺癌”。患者遂至我院就诊。腹部查体无阳性体征。肿瘤标志物 CEA、AFP、CA724、CA199、CA242 皆在正常范围。胃镜：胃癌，位于胃体窦交界大弯侧，浅表平坦型（图 31 －1）。病理：胃腺癌，局部呈低分化，部分为印戒细胞癌。腹部增强 CT：胃窦区胃壁不均匀增厚，浆膜面欠光整（图 31 －2A）；胃左区及胃窦周围可见小淋巴结，大者短径约 0.6 cm，建议密切追踪随访；左肾肿物，倾向恶性（图 31 －2B）。经 MDT 讨论后，建议先切除左肾肿物，再行胃切除术。患者就诊于泌尿外科行左肾切除术，病理示嗜

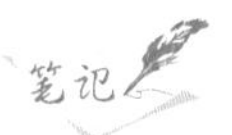

酸细胞肿瘤。现为治疗胃癌入院。

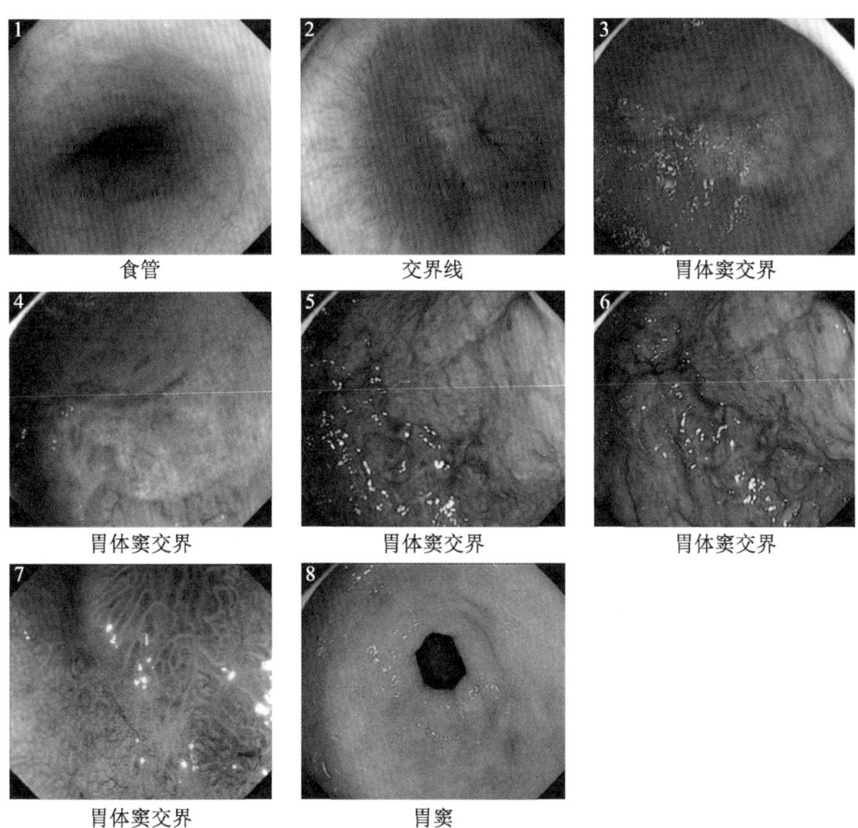

图 31 -1　胃镜：胃癌，位于胃体窦交界大弯侧，浅表平坦型

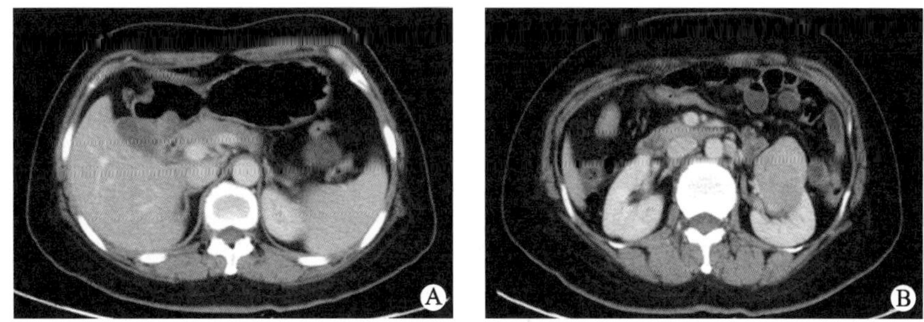

A：胃窦区胃壁不均匀增厚，浆膜面欠光整；B：左肾肿物倾向恶性。

图 31 -2　初诊腹部 CT

诊断：胃癌（cT1N0M0），左肾嗜酸细胞肿瘤切除术后。

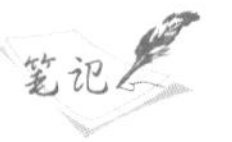

治疗经过

入院后完善相关检查，未见手术禁忌证。围手术期采用快速康复外科法，术前1日不禁食水，不备皮，不做肠道准备。术前不放置胃管。行腹腔镜辅助远端胃癌根治术（Billroth Ⅱ式 + Braun 吻合），手术过程顺利，安返病房。术后第1天鼓励患者咳痰，床上活动。术后第2天拔除胃管，饮水，鼓励患者下床活动。术后第3天进食清流，术后第5天排气，进食半流食，术后第7天拔除腹腔引流管，第9天出院。

病理：（大标本）大弯长14 cm，小弯长10 cm，幽门结构清晰，下附少许十二指肠长0.6 cm，切缘宽4.5 cm，距幽门5 cm处，见一隆起型肿物，大小2.0 cm×1.0 cm×0.3 cm，切面灰白、实性、质硬，似累及肌层。（镜下诊断）远端胃及十二指肠经充分取材，局灶见高级别上皮内瘤变（中—重度异型增生），局部呈萎缩性胃炎及肠上皮化生。淋巴结未见转移性肿瘤（0/32）。TNM 分期：pTisN0M0。

病例分析

"一点癌"概念由中国医科大学胃癌研究室于1984年首次提出，属于微小胃癌范畴，定义为胃黏膜活检病理诊断为癌，然而手术切除标本不仅肉眼未见癌灶（有时可伴有良性溃疡或糜烂），经大量系列切片后仍未发现癌组织，病变以浅表溃疡和糜烂为主。本例患者经外院胃镜活检取材、本院病理会诊明确胃腺癌，活检局部呈低分化，部分为印戒细胞癌。并且经由本院胃镜复检，胃镜下明

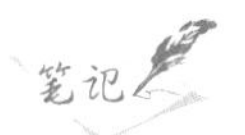

确显示胃体窦交界大弯侧病变。遂决定行腹腔镜下远端胃癌根治术。手术后经病理充分取材，未发现癌组织，仅局灶见高级别上皮内瘤变，不伴有淋巴结转移。因此，此例符合胃一点癌。

近年随着内镜筛查的普及，一点癌的检出率呈现逐年增高的趋势，有报道显示胃一点癌占全部早期胃癌检出的4.2%。国内文献报道，一点癌以胃窦部多见，其次为胃小弯、胃体前后壁、贲门、胃角、胃底。多数一点癌病灶大小平均约为0.5 cm×0.6 cm，但也有个别较大病灶者（大于1 cm）。一点癌在内镜下有浅表溃疡、糜烂、小片出血等表现，其中以糜烂最为常见，其次为隆起型、浅表溃疡、黏膜粗糙型以及充血水肿型等。病理以腺癌多见。

胃镜下黏膜活检是发现和确诊早期胃癌最关键的诊断手段，有报道称内镜和多点活检胃黏膜病变的准确性分别为86.5%和94.9%，而二者结合准确性可高达98.8%。然而，由于一点癌及早期胃癌病灶较小，内镜下形态不典型，可能表现为胃炎样癌、小胃癌、微小或片状糜烂、息肉癌变等，较难判断其良恶性，易出现漏诊现象。并且，一点癌常合并不典型消化道症状，如上腹不适、胃灼热、反酸等，常规予以抑酸、保护胃黏膜等药物治疗可能造成恶性溃疡的缩小甚至假性愈合，极易延误诊治时机。因此，对于内镜下活检阴性的可疑病灶者，有必要进行原组织蜡块的多切、深切，或重新取材或短期内再次活检，而谨慎选择直接使用质子泵抑制剂。

另一方面，病理分期是胃癌患者评估预后、指导术后治疗策略最为关键的信息。因此，对于一点癌的诊断，从胃镜检查、活检取材、活检的病理诊断以及手术切除标本的大量系列切片病理检查均应做到精确缜密，尤其是在手术标本中切取胃镜所见病变对应部位的黏膜标本时，有文献指出应不少于30块，以保证诊断的准确性。

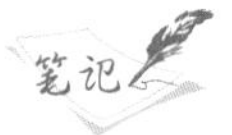

目前对于一点癌的治疗缺乏统一标准。由于一点癌的诊断属于

"事后诊断"，因此对于多块活检钳除或微波治疗等非手术方式虽然可以在一定时间内使病变退缩，甚至"消失"，但复发风险较大。因此根治性手术切除仍然是首选的治疗方式。近年来随着内镜下胃黏膜下层剥离术治疗早期胃癌的推广和应用，我国早期胃癌内镜治疗比例已占24.3%。对于一点癌的治疗也应严格把握内镜下治疗适应证。但是对于分化差的癌，如低分化或印戒细胞癌等病理类型，以及术前CT评估显示腹腔可疑淋巴结增大患者，应积极采取根治性胃大部切除手术，以保证根治性切除效果。本例患者术前病理显示为低分化，部分为印戒细胞成分，且CT提示胃左区及胃窦周围可见小淋巴结，不符合内镜切除标准，遂行远端胃癌根治术(D2)。

专家点评

随着胃镜筛查的普及，早期胃癌逐渐增加。作为早期胃癌的一种特殊类型，胃"一点癌"的病灶只在活检处一点，极易漏诊、误诊。因此在临床实践中，内镜医生应动态观察所有可疑的活检阴性病灶，而非使用抑酸、胃黏膜保护药物缓解症状，贻误治疗时机。同样也应该慎重诊断术后"一点癌"，应在病理充分取材，仔细查找的情况下得出相应诊断。

病例提供者：王童博　郭春光

点评专家：白晓枫

参考文献

1. 张佩范，张萌昌，王梅先，等. 早期胃癌中的特殊类型. 中华肿瘤杂志，1990，12(1)：52－55.

2. 陈宏颖，林国伟，李剑英，等. 胃"一点癌"3例报道及国内文献复习. 中国内镜

笔记

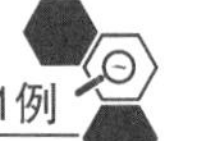

杂志，2005，11(7)：772－774.

3. 袁文臻，马如超，朱晓芸，等. 胃一点癌2例及文献复习. 兰州大学学报(医学版)，2015，41(5)：68－70.

4. LLANOS O，GUZMáN S，DUARTE I. Accuracy of the first endoscopic procedure in the differential diagnosis of gastric lesions. Ann Surg，1982，195(2)：224－226.

5. 周宏华，徐晓玲，孙超，等. 以胃体后壁单发小溃疡为表现的胃低分化腺癌一点癌1例. 胃肠病学，2015，(5)：317－318.

6. 苗儒林，李子禹，季加孚. 从中国胃肠肿瘤外科联盟相关数据分析我国早期胃癌诊治现状和发展趋势. 中国实用外科杂志，2019，39(5)：419－423.

笔记

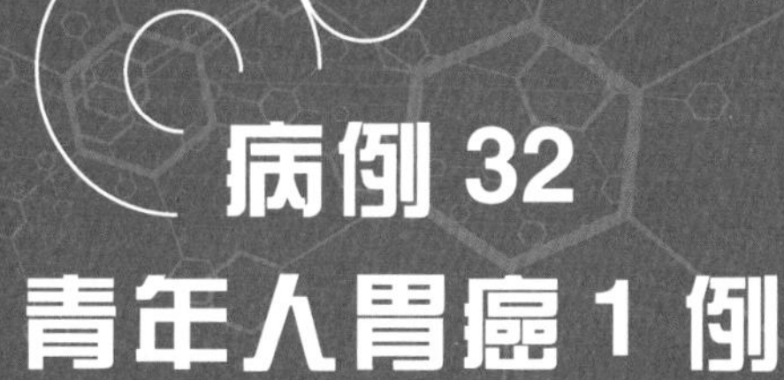

病例 32 青年人胃癌 1 例

病历摘要

患者女性，23 岁。主因“上腹部疼痛 1 月余，加重 20 天”入院。患者于入院前 1 个月出现上腹部间断性疼痛，空腹及着凉后明显，伴恶心、反酸，无呕吐，就诊于当地医院，中药治疗后缓解。患者于 20 天前自感症状加重，夜间痛醒，伴反酸、呕吐，呕吐物为消化液。当地医院胃镜提示胃角深溃疡，病理示低分化腺癌。我院肿瘤标志物：CA199、CEA 正常。胃镜：胃癌，病变主要位于胃体窦交界至胃窦（图 32 –1）。增强 CT：胃癌，胃角区近幽门处胃后壁可见一溃疡型肿物，强化较显著，病变范围约 3.2 cm × 3.0 cm，病变处浆膜面毛糙，可见多发条索及结节（图 32 –2A）；肠系膜、腹膜后多发散在小淋巴结，大者短径 0.5 cm（图 32 –2B）。

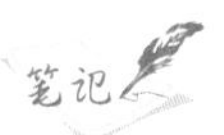

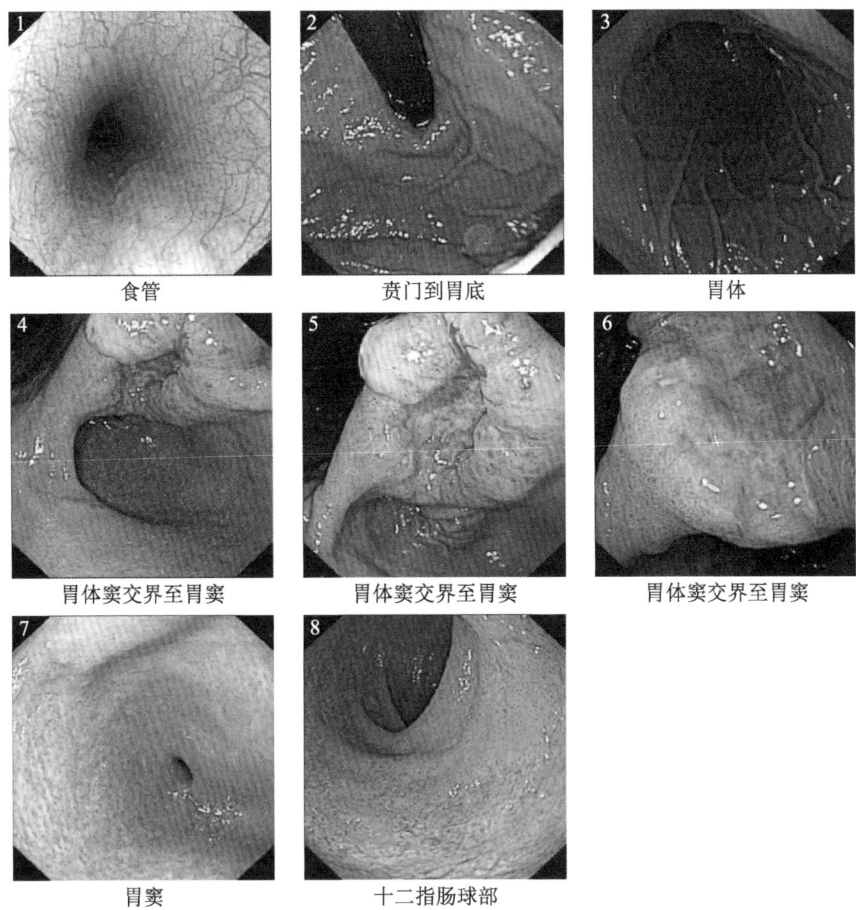

图 32－1　胃镜见病变主要位于胃体窦交界至胃窦

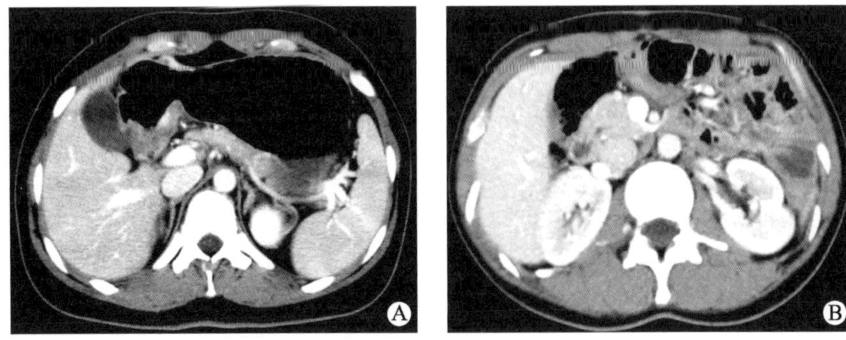

A：胃角区近幽门处胃后壁可见一溃疡型肿物；
B：肠系膜、腹膜后多发散在小淋巴结。
图 32－2　腹部增强 CT

笔记

诊断：胃癌（cT4aN0M0，Ⅱb 期）。

治疗经过

入院完善相关检查，未见手术禁忌证。围手术期采用快速康复外科法，术前 1 日不禁食水，不备皮，不做肠道准备。术前不放置胃管。择期行腹腔镜辅助根治性远端胃大部分切除术。

病理：胃局限溃疡型低分化癌。Lauren 分型：弥漫型，部分为印戒细胞癌，可见神经侵犯及脉管侵犯，肿瘤浸透肌层，局灶达浆膜层，未累及幽门、十二指肠及大网膜，上下切缘未见癌，淋巴结见转移癌（2/30）。TNM 分期：pT4aN1M0，Ⅲa 期。

术后 1 个月行辅助治疗：奥沙利铂 + 替吉奥方案，化疗第 3 天因胃肠道反应改为奥沙利铂 + 5-FU 方案行化疗 3 个周期。后因血小板减少更改方案为 5-FU + CF 化疗 2 个周期。后调整为奥沙利铂 + 5-FU + CF 化疗 4 个周期。术后 3 年随访，未见肿瘤复发。

病例分析

1. 青年人胃癌发病趋势及特点

胃癌常见于 55 ~ 70 岁，发病具有明显的年龄差异。研究表明，90% 以上的胃癌发生在 40 岁以后。近年胃癌发病率呈下降趋势，但年轻人胃癌发病率呈现稳定甚至略有增加。

青年人胃癌的定义目前仍存争议。有研究将青年人胃癌定义为 40 岁之前的胃癌人群，而在另一些研究中，仅指小于 45 岁的确诊病例，或者低于 35 岁的胃癌患者。总体而言，多数研究采用青年人胃癌小于 40 岁的定义。

胃癌男女性别比例约为2∶1，而在青年人胃癌中，男女比例约为1∶1。其原因可能与青年女性特定的饮食、生活习惯有关。此外，女性的性激素水平可能与胃癌发生存在一定相关性。基于回顾性研究结果的 Meta 分析发现，青年人胃癌恶性程度高，表现为 Bormann Ⅳ比例高、淋巴结转移率高、分化差、印戒细胞癌比例高。同时，研究发现青年人Ⅳ期胃癌比例多于老年人胃癌，表明青年人胃癌的诊断往往较迟。原因可能是多方面的：胃癌临床表征隐匿，常不能获得青年人重视；早期胃癌表现不特异，常见症状如反酸、嗳气、上腹部疼痛、呕吐、腹胀等，与胃溃疡、慢性胃炎、胃痉挛等疾病相似，易延误诊断。

2. 青年人胃癌危险因素

（1）Hp 感染：Pisanu 等报道，青年胃癌与幽门螺杆菌感染密切相关。经配对分析后，30 岁以下胃癌患者 Hp 感染的发生率高于对照组。在分化差的黏膜内癌中，年轻组 Hp 感染的发生率也高于老年组。

（2）遗传因素：约 10% 胃癌病例存在家族聚集现象，流行病学研究表明，胃癌患者一级亲属的胃癌风险较普通人增加 2 ~ 3 倍。上述现象在青年人胃癌中更为明显。多项研究显示，癌症家族聚集更多见于青年胃癌患者。

（3）雌激素影响：普通人群中胃癌与雌激素受体（estrogen receptor，ER）的关系尚不清楚。但是，青年人胃癌中女性更为常见，表明性激素（尤其是雌激素）可能在青年人胃癌的发展中发挥重要作用。研究显示，青年人胃癌与 ERβ 高表达相关。此外，频繁使用不含孕激素的口服避孕药、初次分娩年龄较大、缺乏泌乳史和不孕现象与胃癌风险增加显著相关，提示雌激素在青年人胃癌发病中可能发挥某种作用。

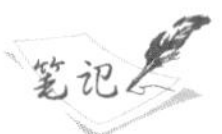

3. 青年人胃癌预后

青年人胃癌生长活跃、病理分期晚、不可治愈率高，上述因素影响着年轻人胃癌的预后。尽管如此，多数研究中却显示青年人胃癌的总体预后优于老年患者，上述研究间的差异可能与研究发表年份、地理差异有关。

值得注意的是，有研究表明，在相同病理分期情况下，Ⅲ期和Ⅳ期胃癌患者中青年人预后更差。这可能与青年代谢率高、肿瘤细胞生长迅速等原因有关。

4. 青年人胃癌的治疗

手术切除是胃癌的首选治疗方案，也是目前唯一的可治愈方法。青年人胃癌和中老年人胃癌的治疗方案基本一致，应选择手术为主、放化疗为辅的综合治疗方案，必要时可联合靶向、免疫药物。在有关胃癌治疗的里程碑式试验中，年龄小于40 岁的患者所占比例很小，所以目前尚不能从这些结果中推断出对治疗反应的差异。这需在未来更多的研究中加以验证。

专家点评

在世界范围而言，胃癌发病率呈下降趋势，然而青年人胃癌却稳中有升。既往胃癌通常被认为是一个老年性疾病，与生活方式、饮食习惯、Hp 感染等慢性因素相关。然而，青年人胃癌却提示我们，仍有约 10% 的胃癌难以用上述因素解释，更可能与遗传性因素相关，其不同于老年人胃癌的临床病理特征也说明了这点。得益于基础研究的进步，希冀在这类早发型胃癌中更容易发现肿瘤驱动因子的想法，也吸引了更多研究者的关注，以期获得病因学上的突破。另一方面，现实中，青年人胃癌预后差是不争的事实，也是目

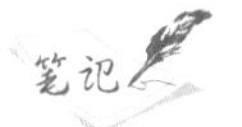

前治疗的困境。流行病学分析提示，胃癌症状不特异，青年人防癌意识不足可能是青年人胃癌确诊晚、预后差的潜在原因。这也提醒我们应重视社会范围内癌症科普宣传对象的多样化，同时加强对有症状青年患者的主动性检查，诊疗中提高警惕性，进而改变青年人胃癌的治疗现状。

病例提供者：赵璐璐　陈应泰

点评专家：赵东兵

参考文献

1. DE B, RHOME R, JAIRAM V, et al. Gastric adenocarcinoma in young adult patients: patterns of care and survival in the United States. Gastric Cancer, 2018, 21(6): 889 – 899.
2. MERCHANT S J, KIM J, CHOI A H, et al. A rising trend in the incidence of advanced gastric cancer in young Hispanic men. Gastric Cancer, 2017, 20(2): 226 – 234.
3. KEEGAN T H, RIES L A, BARR R D, et al. Comparison of cancer survival trends in the United States of adolescents and young adults with those in children and older adults. Cancer, 2016, 122(7): 1009 – 1016.
4. PARSONS H M, HARLAN L C, LYNCH C F, et al. Impact of cancer on work and education among adolescent and young adult cancer survivors. J Clin Oncol, 2012, 30(19): 2393 – 2400.
5. LI J. Gastric cancer in young adults: a different clinical entity from carcinogenesis to prognosis. Gastroenterol Res Pract, 2020, 2020: 9512707.
6. NIU P H, ZHAO L L, LING R, et al. Clinicopathological characteristics and survival outcomes of younger patients with gastric cancer: a systematic review and meta-analysis. Transl Cancer Res. 2020, 9(10): 6026 – 6038.
7. KULIG J, POPIELA T, KOLODZIEJCZYK P, et al. Clinicopathological profile and long-term outcome in young adults with gastric cancer: multicenter evaluation of 214

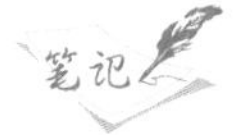

patients. Langenbecks Arch Surg, 2008, 393(1): 37-43.

8. PISANU A, PODDA M, COIS A, et al. Gastric cancer in the young: is it a different clinical entity? A retrospective cohort study. Gastroenterol Res Pract, 2014, 2014: 125038.

9. KOSHIDA Y, KOIZUMI W, SASABE M, et al. Association of Helicobacter pylori-dependent gastritis with gastric carcinomas in young Japanese patients: histopathological comparison of diffuse and intestinal type cancer cases. Histopathology, 2000, 37(2): 124-130.

10. HIRAHASHI M, YAO T, MATSUMOTO T, et al. Intramucosal gastric adenocarcinoma of poorly differentiated type in the young is characterized by Helicobacter pylori infection and antral lymphoid hyperplasia. Mod Pathol, 2007, 20(1): 29-34.

11. YAGHOOBI M, RAKHSHANI N, SADR F, et al. Hereditary risk factors for the development of gastric cancer in younger patients. BMC Gastroenterol, 2004, 4: 28.

12. CHUNG H W, NOH S H, LIM J B. Analysis of demographic characteristics in 3242 young age gastric cancer patients in Korea. World J Gastroenterol, 2010, 16(2): 256-263.

13. MEDINA-FRANCO H, HESLIN M J, CORTES-GONZALEZ R. Clinicopathological characteristics of gastric carcinoma in young and elderly patients: a comparative study. Ann Surg Oncol, 2000, 7(7): 515-519.

14. ZHOU F, SHI J, FANG C, et al. Gastric carcinomas in young(younger than 40 years) chinese patients: clinicopathology, family history, and postresection survival. Medicine(Baltimore), 2016, 95(9): e2873.

15. WESOŁOWSKA M, PAWLIK P, JAGODZIŃSKI P P. The clinicopathologic significance of estrogen receptors in human gastric carcinoma. Biomed Pharmacother, 2016, 83: 314-322.

16. ZHOU F, XU Y Y, SHI J, et al. Expression profile of E-cadherin, estrogen

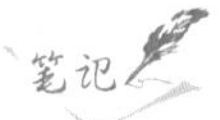

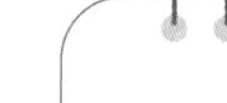

receptors, and P53 in early-onset gastric cancers. Cancer Med, 2016, 5(12): 3403-3411.

17. MATSUYAMA S, OHKURA Y, EGUCHI H, et al. Estrogen receptor beta is expressed in human stomach adenocarcinoma. J Cancer Res Clin Oncol, 2002, 128(6): 319-324.

18. TEKESIN K, EMIN GUNES M, TURAL D, et al. Clinicopathological characteristics, prognosis and survival outcome of gastric cancer in young patients: a large cohort retrospective study. J BUON, 2019, 24(2): 672-678.

19. ISOBE T, HASHIMOTO K, KIZAKI J, et al. Characteristics and prognosis of gastric cancer in young patients. Oncol Rep, 2013, 30(1): 43-49.

20. CORMEDI M C V, KATAYAMA M L H, GUINDALINI R S C, et al. Survival and prognosis of young adults with gastric cancer. Clinics (Sao Paulo, Brazil), 2018, 73(suppl 1): e651s.

21. TAVARES A, GANDRA A, VIVEIROS F, et al. Analysis of clinicopathologic characteristics and prognosis of gastric cancer in young and older patients. Pathol oncol res, 2013, 19(1): 111-117.

笔记

病例 33 胃神经内分泌癌 1 例

病历摘要

患者男性，57 岁。主因“上腹疼痛不适 2 月余”入院。患者于 2 个月前无明显诱因出现上腹不适，间断性，伴恶心、反酸，进食后腹痛。于当地医院就诊，以“胃溃疡”行不规律药物治疗。近期症状加重，药物治疗不缓解，遂来我院就诊。腹部查体无阳性体征。肿瘤标志物：CEA、AFP、CA724、CA199、CA242 皆在正常范围。胃镜（图 33－1）：贲门癌（距门齿 41～43 cm），累及交界线。病理：腺癌。CT（图 33－2）：①贲门及胃体小弯侧不均匀增厚，考虑胃癌。②贲门区淋巴结，需警惕转移。

诊断：胃癌（cT3N1M0，Ⅱb 期）。

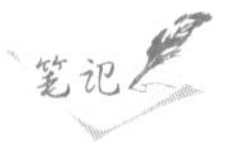

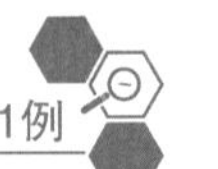

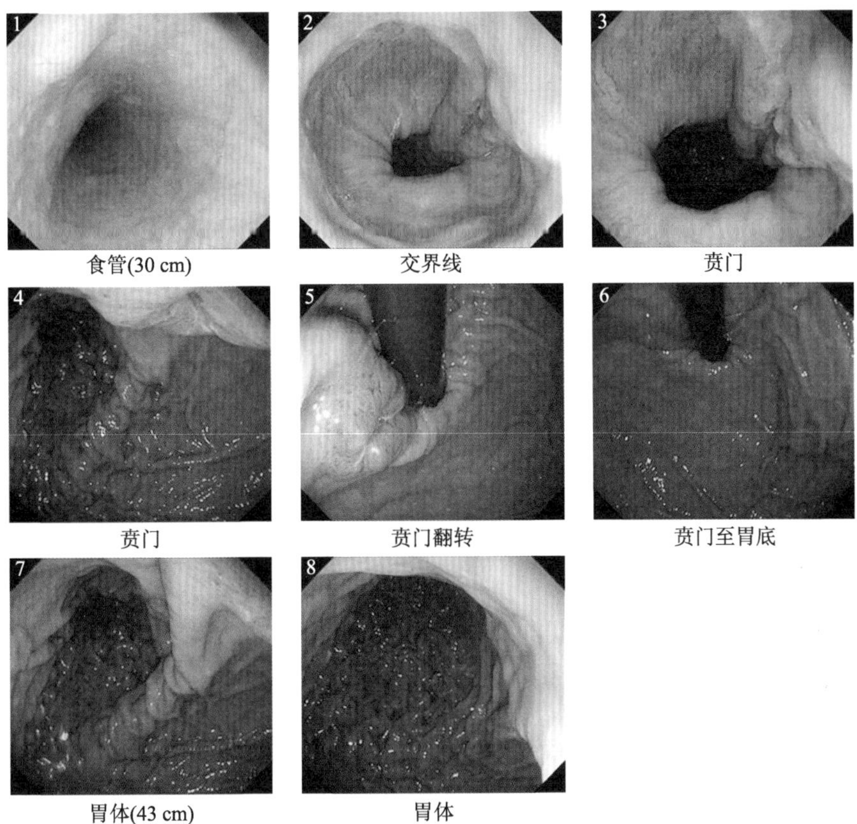

食管胃交界线距门齿 41 cm，贲门可见一溃疡型肿物，肿物溃疡底深且表面覆以污物及白苔，溃疡堤呈不规则隆起。

图 33－1　胃镜：贲门癌

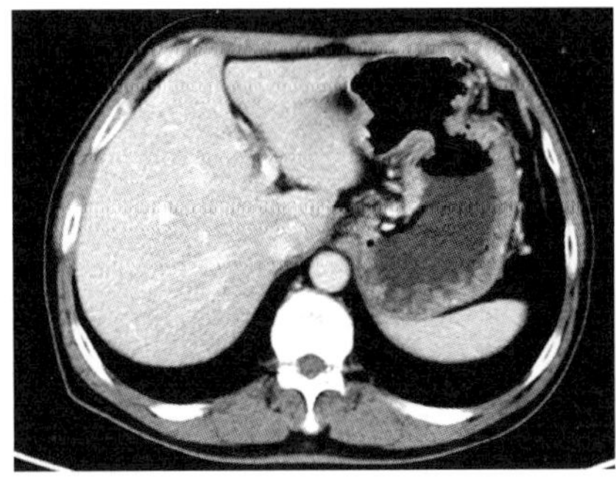

胃腔皱缩，贲门及胃体小弯侧不均匀增厚，最厚约 1.1 cm，增强扫描明显强化。贲门区可见淋巴结，呈融合状，大者短径约 0.8 cm。

图 33－2　CT：考虑胃癌

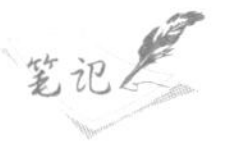

治疗经过

完善相关检查，择期行腹腔镜辅助近端胃大部切除术。围手术期采用快速康复外科法，术前 1 日不禁食水，不备皮，不做肠道准备。术前不放置胃管。术后第 3 天患者排气，拔除胃管，饮水，鼓励患者下床活动。第 4 天清流，第 6 天进流食。第 8 天拔除腹腔引流管，第 9 天出院。

病理：（大体标本）近端胃大部切除标本，胃大弯长 18 cm，胃小弯长 17 cm，另见游离食管，面积 3.5 cm×0.5 cm。距上切缘 2 cm，食管—胃交界处可见一隆起型肿物，大小 3.0 cm×1.0 cm×0.6 cm，切面灰白、实性、质硬、界不清，侵达深肌层。（镜下诊断）胃隆起型高级别神经内分泌癌，呈混合性小细胞及大细胞神经内分泌癌形态。肿瘤侵达中肌层，累及食管下段，可见脉管瘤栓及神经侵犯。大网膜上、下切缘均未见癌。淋巴结转移性癌（5/21），部分侵达淋巴结被膜外。pTNM 分期：pT2N2M0，Ⅱb 期。免疫组化结果：AE1/AE3(2+)，Syno(3+)，CD56(3+)，ChrA(2+)，Ki-67(60%~70%+)，P53(80%+，呈错义突变型表达方式)，C-MET(小灶弱+)。

病例分析

神经内分泌肿瘤（neuroendocrine neoplasms，NENs）是一种起源于肽能神经元和神经内分泌细胞，能够分泌生物活性胺和（或）多肽激素的相对罕见的肿瘤，可发生于人体多个器官和部位，以胃

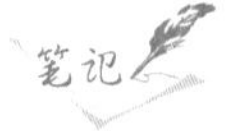

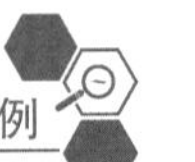

肠胰神经内分泌肿瘤（GEP-NENs）最为常见，占全部的65%～75%，其中胃神经内分泌肿瘤（G-NENs）约占5.85%。根据肿瘤的形态学特征和增殖活性可以将GEP-NEN分为高分化的神经内分泌瘤（NET G1、G2和G3）、低分化的神经内分泌癌（NEC G3）和特殊的混合性腺神经内分泌癌（MiNEN）。其中高分化NET G3与低分化NEC G3的核分裂象及Ki-67指数均>20%，但这两个类别之间存在明显的预后差异。因此世界卫生组织（WHO）2019年分类将G3的GEP-NEN分为高分化的NET G3和低分化的NEC G3（表33－1）。

表33－1　2019年WHO胃肠胰神经内分泌分类

类型	分级	核分裂数（/2 mm²）	Ki-67指数（%）
高分化NET	G1	<2	<3
高分化NET	G2	2～20	3～20
高分化NET	G3	>20	>20
低分化NEC	G3	>20	>20
• 小细胞型			
• 大细胞型			
MiNEN	不确定	不确定	不确定

根据G-NENs的临床特点和病因，国内将G-NENs分为4型：1型最为常见，多由萎缩性胃底炎继发胃酸缺乏引起，多分化良好，预后较好；2型多与高胃泌素血症（卓艾综合征）相关，常伴有多发性内分泌肿瘤综合征1型，多分化良好，小部分诊断时存在转移；3型多为散发，无胃泌素升高；4型较少见，恶性度最高，多为NEC和MiNEN，预后最差（表33－2）。

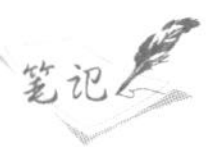

表 33－2　G-NENs 分型的临床特征

临床特征	1 型	2 型	3 型	4 型
占 G-NENS 比例（%）	70～80	5～6	14～25	少见
肿瘤特征	1～2 cm，多发，息肉样	1～2 cm，多发，息肉样	>2 cm，单发，有息肉、溃疡	巨大溃疡或球形息肉
相关疾病	慢性萎缩性胃炎	胃泌素瘤 ZES/MEN-1	无	无
分化程度	高	高	高	高
病理分级	多为 G1	G1、G2	G1、G2、G3	NEC、MiNEN
血清胃泌素水平	升高	升高	正常	多数正常
胃内 pH 值	明显升高	明显降低	正常	多数正常
转移比例（%）	2～5	10～30	50～100	80～100
肿瘤相关死亡（%）	0	<10	25～30	>50

G-NENs 的诊断：G-NENs 在内镜下表现形式多样，内镜下可表现为隆起型病变，表面光滑，其上黏膜多无异常，质硬，类似息肉，呈黄色或灰白色，头端可伴糜烂或凹陷等，单凭内镜特点诊断误诊率极高。因此必须通过活检或穿刺取得肿瘤的病理组织，进行免疫组化及细胞增殖活性检测，根据组织学形态特点、肿瘤的分化程度及细胞增殖活性进行肿瘤的分类分级诊断。根据肿物的病理结果再进行综合治疗，以免将 NENs 当作息肉误切除，导致肿瘤基底残留发生复发和转移。

其中 G-NEC 是一种罕见的肿瘤，在胃癌所占比例不足 1%。NEC 具有深层侵袭性和转移性，神经内分泌细胞的生长方式倾向于在黏膜中向下延伸，与晚期相比，早期的 NEC 通常处于表面侵蚀或不侵蚀的状态。由于缺乏有效的早期诊断方法，很多 NEC 在确

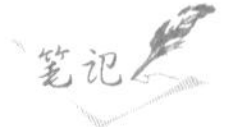

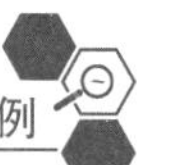

诊时已经存在肝转移等远处转移。研究报道G-NEC在胃镜活检中的诊断率非常低（11%～27%），常常因此而延误治疗。由于大多数NEC肿瘤都含有腺癌成分，在活检诊断中，也常被误诊为腺癌。在本病例中，患者首次胃镜活检也考虑为腺癌，手术后经过组织形态学和免疫组化结果，最终诊断为高级别神经内分泌癌。

超声内镜是一种可以用于诊断胃浸润性肿瘤的重要检测手段，具有较高的诊断准确度，可有助于早期G-NEC的诊断。超声内镜可以更清晰地分辨胃黏膜层、黏膜下层、肌肉、固有肌层等层次的完整情况，明确病变的主要层次来源，更加有效地选择最佳活检部位，以进行准确的活检。EUS引导的活检可以获取足够的样本，因此使用EUS引导的穿刺/活检技术对黏膜下组织进行深度活检，明确常规活检结果阴性的胃浸润性肿瘤是一种安全有效的诊断方法。

病理结果是诊断G-NEC的金标准。NEC与NET主要是组织病理学形态的差异，判断组织学分化程度是NEN诊断的重要步骤。典型的低分化NEC主要包括小细胞NEC和大细胞NEC，形态与相应肺肿瘤相同。本例患者主要呈混合性小细胞及大细胞神经内分泌癌形态。此外肿瘤的增殖活性指标报告核分裂象和（或）Ki-67指数，对于鉴别NEC和NET也具有重要的指导意义。NET核分裂象和（或）Ki-67指数常<20%，而NEC均>20%，但需强调在高增殖活性NET G3中，核分裂象和（或）Ki-67指数>20%，需与NEC进行鉴别。大部分NET G3在病理形态上与NEC有明确不同，较易鉴别。此外免疫组化有助于NET G3和NEC的鉴别诊断。研究报道消化系统NEC可有76%的患者存在p53突变型表达，1/5～3/5的患者存在RB蛋白表达缺失，而NET患者不存在TP53和RB蛋白的异常表达。此外ATRX、DAXX、SSTR2A和CXCR4等因子均有助于NET与NEC的鉴别诊断。本例神经内分泌癌患者Ki-67

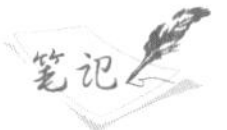

(60%～70% +)、Syn(+++)和 ChA(++)，也存在 P53 的突变，与文献报道结果相一致。

根据 G-NENs 类型、大小、病理分级和 TNM 分期制定个体化的治疗策略。总体来说，对于 G1、大小 <2 cm、T1 且没有局部淋巴结肿大和血管侵犯的 1 型 NET，建议内镜下切除。对于 2 型的治疗，主要是找出引起高胃泌素血症原发灶并进行手术切除。对于 3 型和 4 型 G-NENs 主要治疗方案，参照胃腺癌，以根治性手术为主综合治疗。鉴于 NEC 及 NET G3 根治性手术后高复发率，ENETS 指南推荐使用顺铂或卡铂联合依托泊苷作为辅助治疗或晚期疾病的一线治疗方案，以伊立替康或奥沙利铂为基础的治疗方案可被视为二线治疗。对于存在晚期转移灶的 NEC 和 NET G3，ENETS 指南不建议采用减瘤手术、切除转移灶或肝转移瘤射频消融等治疗手段。此外，目前没有明确的数据支持生长抑素类似物或 PRRT 可用于表达生长抑素受体的 GEP NEC 患者的治疗。

专家点评

胃神经内分泌癌是一种少见的胃部恶性肿瘤，归属于胃肠胰神经内分泌肿瘤。胃神经内分泌癌恶性度较高，近年发病率有所升高，早期不易诊断，需进行胃镜检查取活检，进行病理诊断。诊断上主要通过组织形态学和免疫组化结果与胃腺癌及高分化的神经内分泌瘤进行鉴别。采取以手术为主的综合治疗模式，手术方案与胃癌一致。大部分患者需要辅助治疗，整体预后较差。

病例提供者：任虎　白晓枫

点评专家：白晓枫

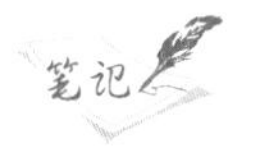

参考文献

1. MODLIN I M, LYE K D, KIDD M. A 5-decade analysis of 13, 715 carcinoid tumors. Cancer, 2003, 97(4): 934 – 959.

2. NAGTEGAAL I D, ODZE R D, KLIMSTRA D, et al. The 2019 WHO classification of tumours of the digestive system. Histopathology, 2020, 76(2): 182 – 188.

3. PAVEL M, ÖBERG K, FALCONI M, et al. Gastroenteropancreatic neuroendocrine neoplasms: ESMO Clinical Practice Guidelines for diagnosis, treatment and follow-up. Ann Oncol, 2020, 31(7): 844 – 860.

4. 中国临床肿瘤学会神经内分泌肿瘤专家委员会. 中国胃肠胰神经内分泌肿瘤专家共识(2016 年版). 临床肿瘤学杂志, 2016, 21(10): 927 – 946.

5. 郭花, 王昕, 王晓伟, 等. 胃肠道神经内分泌肿瘤的内镜下表现及治疗. 中华消化内镜杂志, 2015, (9): 608 – 612.

6. KULKE M H, ANTHONY L B, BUSHNELL D L, et al. NANETS treatment guidelines: well-differentiated neuroendocrine tumors of the stomach and pancreas. Pancreas, 2010, 39(6): 735 – 752.

7. TANEMURA H, OHSHITA H, KANNO A, et al. A patient with small-cell carcinoma of the stomach with long survival after percutaneous microwave coagulating therapy(PMCT) for liver metastasis. Int J Clini Oncol, 2002, 7(2): 128 – 132.

8. OKITA N T, KATO K, TAKAHARI D, et al. Neuroendocrine tumors of the stomach: chemotherapy with cisplatin plus irinotecan is effective for gastric poorly differentiated neuroendocrine carcinoma. Gastric Cancer, 2011, 14(2): 161 – 165.

9. TANG L H, UNTCH B R, REIDY D L, et al. Well-differentiated neuroendocrine tumors with a morphologically apparent high-grade component: a pathway distinct from poorly differentiated neuroendocrine carcinomas. Clin Cancer Res, 2016, 22(4): 1011 – 1017.

10. TANG L H, BASTURK O, SUE J J, et al. A Practical approach to the classification of WHO grade 3(G3) well-differentiated neuroendocrine tumor(WD-NET) and poorly differentiated neuroendocrine carcinoma (PD-NEC) of the pancreas. Am J Surg

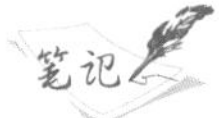

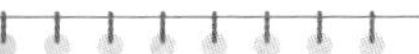
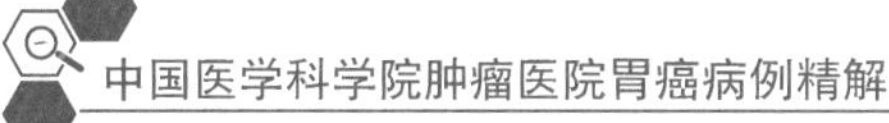

Pathol, 2016, 40(9): 1192 - 1202.

11. 中华医学会病理学分会消化疾病学组, 2020 年中国胃肠胰神经内分泌肿瘤病理诊断共识专家组. 中国胃肠胰神经内分泌肿瘤病理诊断共识(2020 版). 中华病理学杂志, 2021, 50(1): 14 - 20.

12. DELLE FAVE G, O'TOOLE D, SUNDIN A, et al. ENETs consensus guidelines update for gastroduodenal neuroendocrine neoplasms. Neuroendocrinology, 2016, 103(2): 119 - 124.

13. GARCIA-CARBONERO R, SORBYE H, BAUDIN E, et al. ENETS consensus guidelines for high-grade gastroenteropancreatic neuroendocrine tumors and neuroendocrine carcinomas. Neuroendocrinology, 2016, 103(2): 186 - 194.

笔记

病例 34 胃混合性腺神经内分泌癌 1 例

病历摘要

患者男性，57 岁。主因“上腹胀 6 个月，加重 1 个月”入院。患者 6 个月前无明显诱因出现上腹胀，伴有嗳气、反酸，进食后加重，食欲明显下降，未予以重视。近 1 个月来症状加重，外院胃镜提示胃窦体交界处低分化腺癌，直径约 2.0 cm。病理示慢性萎缩性胃炎伴肠上皮化生。发病以来体重下降 5 kg。既往有糖尿病病史 12 年，高血压病史 5 年，青光眼病史 1 个月。入院查体及实验室检查未见异常。腹部 CT：胃窦近胃角处胃壁略有增厚，病变长径约 1.5 cm，浆膜面光滑。腹盆腔、腹膜后未见明确肿大淋巴结（图 34 -1）。

诊断：胃癌（cT1N0M0），糖尿病，高血压病，青光眼。

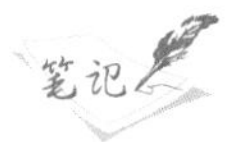

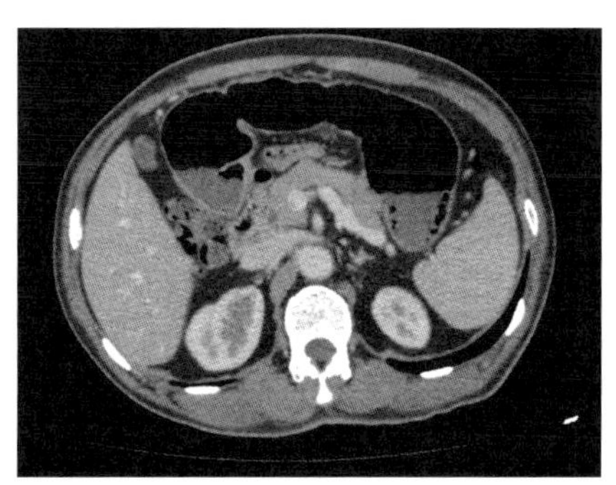

图 34－1　腹部 CT：胃窦近胃角处胃壁略有增厚，浆膜面光滑

治疗经过

完善相关检查，行根治性远端胃大部切除术（Billroth Ⅰ式）。术中见肿瘤位于胃窦体交界处胃后壁，未侵犯浆膜，大小约 2.0 cm × 1.8 cm，胃周未见肿大淋巴结。手术过程顺利。术后患者恢复顺利，术后第 4 天排气，第 5 天拔除胃管，术后第 8 天拔除引流管，第 11 天出院。

病理：胃早期浅表凹陷型混合性腺神经内分泌癌，其中腺癌成分占 60%，呈低分化（Lauren 分型：弥漫型）。神经内分泌癌占 40%，呈 G3（Ki-67 指数 60%）。肿瘤侵达黏膜下层，未累及肌层，可见神经侵犯。肿瘤未累及幽门。淋巴结未见转移性癌（0/39）。免疫组化（图 34－2）：AE1/AE3（＋＋＋），CK18（＋＋＋），CD56（神经内分泌癌＋），CgA（神经内分泌癌＋＋），Syn（神经内分泌癌＋），EGFR（＋＋），HER2（＋），MLH1（＋），MSH2（＋），MSH6（＋），PMS2（＋），C-MET（＋），Ki-67（神经内分泌癌 60%＋）。pTNM 分期：pT1bN0。术后行辅助化疗 2 个周期。此后规律复查，术后 5 年未见肿瘤复发转移。

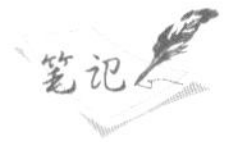

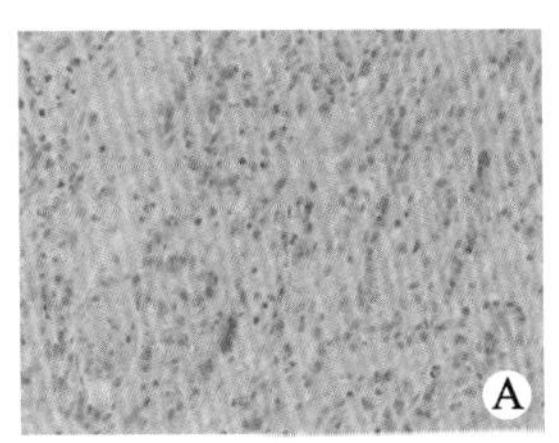
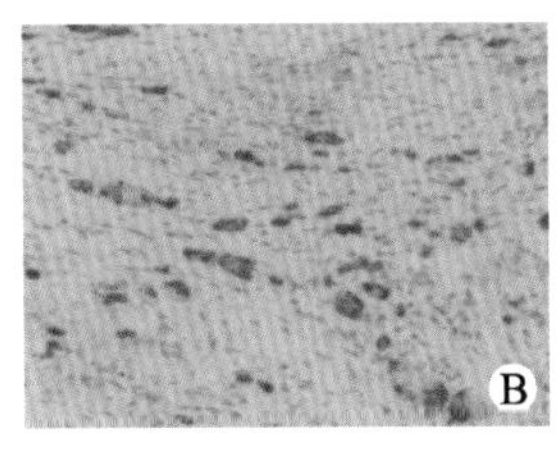
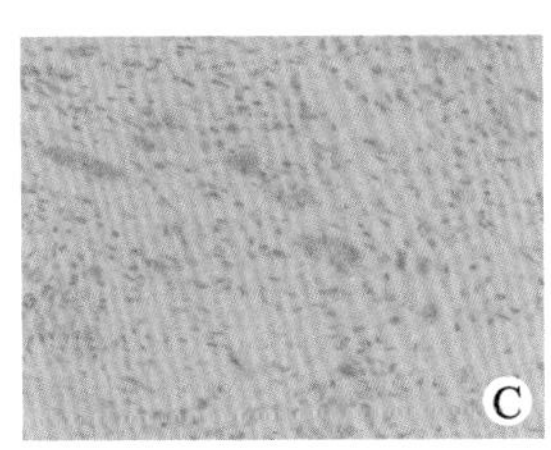

A：显示癌细胞呈条索状，低分化形态，未见明确腺管，局部可见印戒样细胞（HE 染色 ×200）；B：CgA 免疫组化染色显示癌细胞胞浆阳性；C：Syn 免疫组化染色显示癌细胞胞浆阳性。

图 34 －2　混合性腺神经内分泌癌病理图片

病例分析

混合性腺神经内分泌肿瘤（mixed neuroendocrine neoplasm，MiNEN）是一种罕见的消化系统病理类型，根据 WHO 分类，MiNEN 主要包含腺癌和神经内分泌癌两种成分，且两种成分占比均超过 30% 。根据组织构成分为复合性腺神经内分泌癌（两种组织类型错综混合）、碰撞癌（两种组织类型独立，边界清晰）、双性癌（两种组织类型特性在同一细胞中体现）。MiNEN 在活检诊断中易被误诊为腺癌，准确诊断往往需要术后病理及免疫组化染色。由于肿瘤特殊性，神经内分泌癌部分采用 CgA、Syn、CD56 作为标志物，其中两项阳性即可诊断神经内分泌癌，腺癌部分则采用 CEA、CKs 来作为诊断参考。

MiNEN 主要位于胃肠道和某些特殊解剖部位，如胰腺、胆囊、膀胱和子宫，其中以结直肠多见。2000—2016 年 SEER 数据库显示，胃肠 MiNEN 发病率呈上升趋势，从 2000 年 0.23 例/100 万增长至 2016 年 1.16 例/100 万，年变化率（APC）为 8% 。MiNEN 在各年龄段均可发病，多见于 50 ~ 70 岁的中老年人。MiNEN 属于无

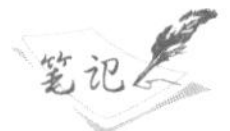

功能性神经内分泌肿瘤，发病隐匿，临床症状出现较晚，表现为非特异性的消化道症状或肿瘤局部占位症状，一般无颜面潮红、支气管哮喘、心脏瓣膜病等类癌综合征表现。MiNEN 的起源仍不清楚，目前假设认为，MiNEN 的两种组织成分都来自多能干细胞，或者是腺癌细胞分化为神经内分泌癌细胞所致。

MiNEN 发病率低，临床病理特征及治疗预后研究结果有限。文献报道中，MiNEN 预后差异较大，这可能与病例数较少有关。预后研究基本以结直肠为主，胃 MiNEN 缺少足够数据。Watanabe 等比较了源于结直肠的 MiNEN 与腺癌的生存结局，发现结直肠 MiNEN 患者预后更差，这主要归因于其中的神经内分泌成分。MiNEN 患者Ⅰ期 5 年无病生存率为 100%，Ⅱ期和Ⅲ期 5 年无病生存率较低，分别为 72.7% 和 47.1%。有研究根据危险度将 MiNEN 划分为高危、中危及低危三个等级，其中高危者 Ki-67 增殖指数高，可能导致肿瘤的高侵袭性和较短的生存时间。胃 MiNEN 表现为高侵袭，易转移的特性，远期生存率低，5 年总生存率为 30%～40%。研究显示，MiNEN 肿瘤的浸润深度和肿块大小不是主要的预后因素，而淋巴结侵犯与远处转移更为重要。肝脏转移、腹腔转移及淋巴结转移是胃 MiNEN 的主要复发形式，其在复发患者中所占比例超过 60%、30% 及 30%。然而，复发转移的机制目前仍不清楚。

根据现有报道，手术和化疗是胃肠道 MiNEN 的主要治疗手段。外科手术是目前认为唯一能取得根治效果的治疗方式。2015 年 NCCN 指南中，对于胃泌素正常的局限性胃神经内分泌肿瘤，手术范围包括胃切除和根治性淋巴结清扫。如出现转移，则应考虑综合抗肿瘤治疗，包括手术、靶向治疗、细胞毒化疗或生物治疗。国内学者认为，局限性胃 MiNEN 的主要治疗手段是外科手术，手术原则与腺癌相同。进展期的标准治疗是以手术为主的多学科治疗方

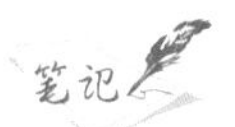

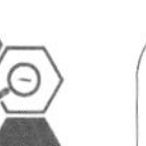

法，可联合化疗、生物治疗等辅助治疗，提高生存率。

专家点评

混合性腺神经内分泌肿瘤是一种少见的病理类型，由于发病率低，目前对这一类型肿瘤尚缺乏充分认识。临床中，手术及化疗仍然是其主要治疗手段。未来其预后的改善还有赖于基础研究的发展。

病例提供者：张晓杰　陈应泰

点评专家：孙跃民

参考文献

1. RINDI G, PETRONE G, INZANI F. The 2010 WHO classification of digestive neuroendocrine neoplasms: a critical appraisal four years after its introduction. Endoc Pathol, 2014, 25(2): 186 - 192.

2. RINDI G, BORDI C, LA ROSA S, et al. Gastroenteropancreatic (neuro) endocrine neoplasms: the histology report. Dig Liver Dis, 2011, 43 Suppl 4: S356 - S360.

3. NISHIMURA C, NAOE H, HASHIGO S, et al. Pancreatic metastasis from mixed adenoneuroendocrine carcinoma of the uterine cervix: a case report. Case Rep Oncol, 2013, 6(2): 256 - 262.

4. SHINTAKU M, KATAOKA K, KAWABATA K. Mixed adenoneuroendocrine carcinoma of the gallbladder with squamous cell carcinomatous and osteosarcomatous differentiation: report of a case. Pathol Int, 2013, 63(2): 113 - 119.

5. VOLANTE M, BIROCCO N, GATTI G, et al. Extrapulmonary neuroendocrine small and large cell carcinomas: a review of controversial diagnostic and therapeutic issues. Hum Pathol, 2014, 45(4): 665 - 673.

6. WANG J, HE A, FENG Q, et al. Gastrointestinal mixed adenoneuroendocrine carcinoma: a population level analysis of epidemiological trends. J Transl Med,

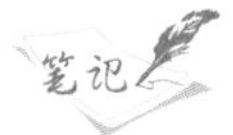

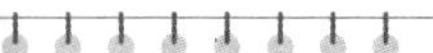
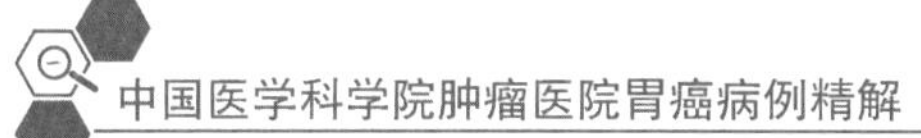

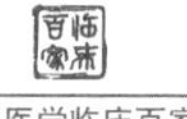

2020, 18(1): 128.

7. DULSKAS A, PILVELIS A. Oncologic outcome of mixed adenoneuroendocrine carcinoma (MANEC): a single center case series. Eur J Surg Oncol, 2020, 46(1): 105 - 107.

8. PANIZ MONDOLFI A E, SLOVA D, FAN W, et al. Mixed adenoneuroendocrine carcinoma (MANEC) of the gallbladder: a possible stem cell tumor?. Pathol Int. 2011, 61(10): 608 - 614.

9. DOMORI K, NISHIKURA K, AJIOKA Y, et al. Mucin phenotype expression of gastric neuroendocrine neoplasms: analysis of histopathology and carcinogenesis. Gastric Cancer, 2014, 17(2): 263 - 272.

10. FURLAN D, CERUTTI R, GENASETTI A, et al. Microallelotyping defines the monoclonal or the polyclonal origin of mixed and collision endocrine-exocrine tumors of the gut. Lab Invest, 2003, 83(7): 963 - 971.

11. WATANABE J, SUWA Y, OTA M, et al. Clinicopathological and prognostic evaluations of mixed adenoneuroendocrine carcinoma of the colon and rectum: a case-matched study. Dis Colon Rectum, 2016, 59(12): 1160 - 1167.

12. LA ROSA S, MARANDO A, SESSA F, et al. Mixed adenoneuroendocrine carcinomas(MANECs) of the gastrointestinal tract: an update. Cancers (Basel), 2012, 4(1): 11 - 30.

13. SCHOLZEN T, GERDES J. The Ki-67 protein: from the known and the unknown. J Cell Physiol, 2000, 182(3): 311 - 322.

14. FURUKAWA K, MIYAHARA R, FUNASAKA K, et al. Gastrointestinal: gastric mixed adenoneuroendocrine carcinoma. J Gastroenterol Hepatol, 2016, 31(7): 1236.

15. NIE L, LI M N, HE X F, et al. Gastric mixed adenoneuroendocrine carcinoma: correlation of histologic characteristics with prognosis. Ann Diagn Pathol, 2016, 25: 48 - 53.

16. FANG C, WANG W, FENG X Y, et al. Nomogram individually predicts the overall survival of patients with gastroenteropancreatic neuroendocrine neoplasms. Br J

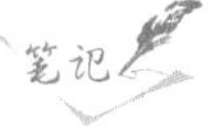

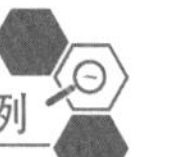

Cancer, 2017, 117(10): 1544 - 1550.

17. XIE J W, LU J, WANG J B, et al. Prognostic factors for survival after curative resection of gastric mixed adenoneuroendocrine carcinoma: a series of 80 patients. BMC Cancer, 2018, 18(1): 1021.

18. GURZU S, FETYKO A, BARA T, et al. Gastrointestinal mixed adenoneuroendocrine carcinoma(MANEC): an immunohistochemistry study of 13 microsatellite stable cases. Pathology Res Pract, 2019, 215(12): 152697.

19. BRATHWAITE S, ROCK J, YEARSLEY M M, et al. Mixed adeno-neuroendocrine carcinoma: an aggressive clinical entity. Ann Surg Oncol, 2016, 23(7): 2281 - 2286.

20. BRATHWAITE S, YEARSLEY M M, BEKAII-SAAB T, et al. Appendiceal mixed adeno-neuroendocrine carcinoma: a population-based study of the surveillance, epidemiology, and end results registry. Front Oncol, 2016, 6: 148.

21. 陈洛海, 陈洁, 周志伟. 胃肠道神经内分泌肿瘤治疗最新指南解读. 中华胃肠外科杂志. 2016, 19(11): 1201 - 1204.

22. 中国临床肿瘤学会神经内分泌肿瘤专家委员会. 中国胃肠胰神经内分泌肿瘤专家共识(2016年版). 临床肿瘤学杂志. 2016, 21(10): 927 - 946.

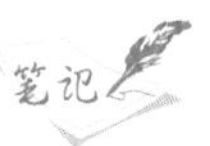

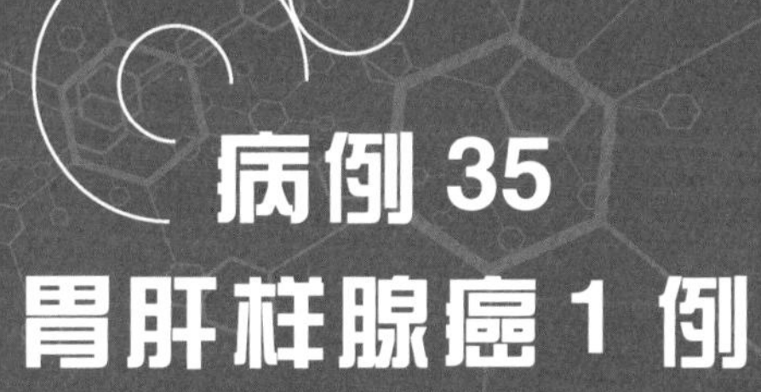

病例 35 胃肝样腺癌 1 例

病历摘要

患者男性，51 岁。主因“上腹不适伴胃灼热 2 月余，加重 1 周”入院。患者 2 个月前出现上腹不适，间断性，伴恶心、反酸，与进食无明显关系。10 天前黑便一次。胃镜示胃巨大占位（图 35 - 1）。PET-CT 检查：胃体大弯侧局部黏膜增厚，胃周肿大淋巴结考虑转移性淋巴结。左肺多发小结节灶。2014 年行痔疮手术，既往有吸烟史 20 年，纸烟 10 根/天。

诊断：胃癌（cT4N + M0），消化道出血，贫血。

治疗经过

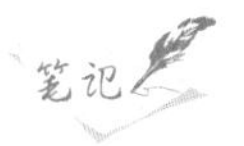

完善相关准备，手术探查。术中见肿瘤位于胃体大弯侧，大小

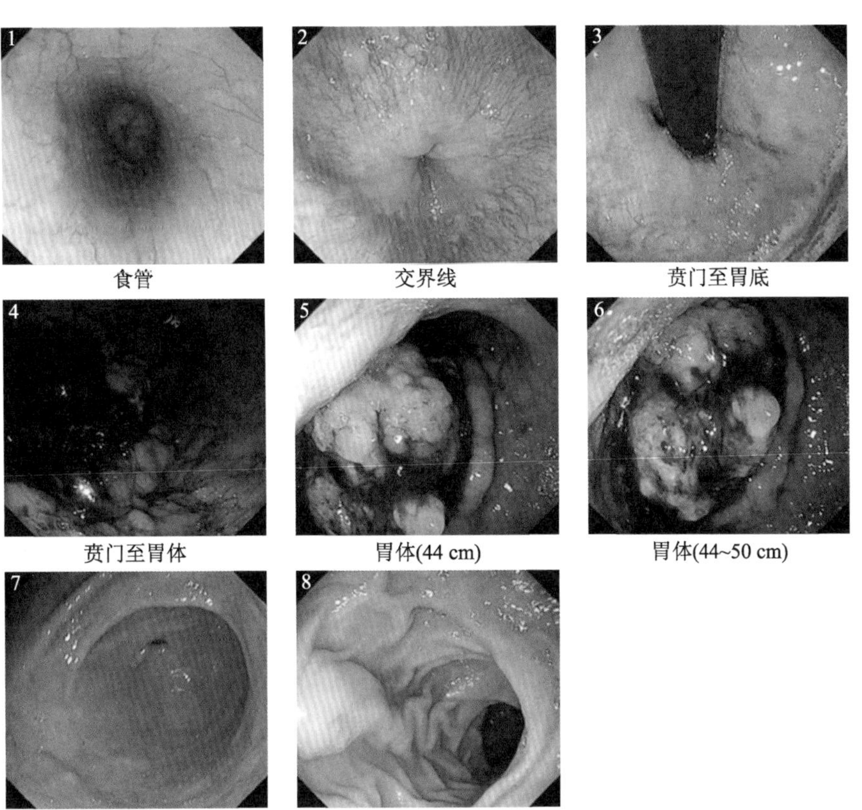

食管 交界线 贲门至胃底

贲门至胃体 胃体(44 cm) 胃体(44~50 cm)

胃窦 十二指肠降部

胃体大弯侧见溃疡型肿物，肿物溃疡底覆以污物及白苔，溃疡堤不规则隆起、质脆、触之易出血，病变处胃壁变形，僵硬，胃内可见暗红色血凝块，病变处可见活动性出血。

图 35－1 胃镜

约 12 cm × 8 cm，Borrmann Ⅲ型，侵犯浆膜，周围见多枚肿大淋巴结（图 35－2）。行完全腹腔镜全胃切除术（D2，Roux en Y，π 型吻合，R0），手术过程顺利。术后第 6 天拔除胃管及右侧腹腔引流管，术后第 7 天拔除左侧引流管。术后第 9 天出院。

病理：胃浸润溃疡型低分化腺癌（Lauren 分型：混合型），伴坏死及较多炎细胞浸润，肿瘤以实性结构为主，结合免疫组化检查，考虑为原始肠上皮表型的胃腺癌，倾向肝样腺癌。肿瘤侵透浆膜，淋巴结可见转移性癌（5/70），大者累及被膜。pTNM 分期：pT4aN2。

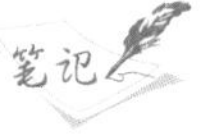

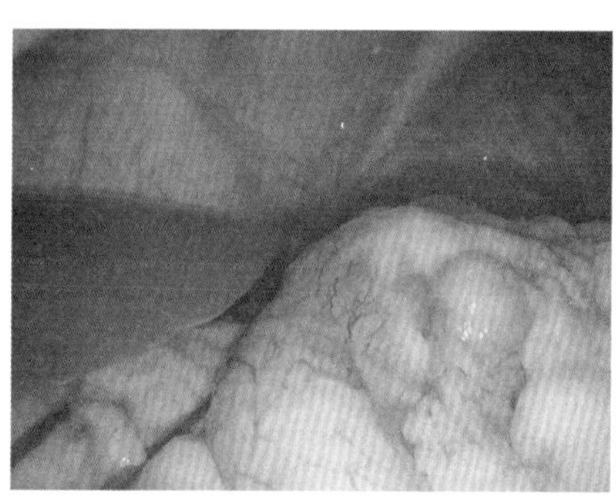

未见远处转移；肿瘤位于胃体、胃底，侵出浆膜，
大小约 12 cm×8 cm，活动度可。

图 35－2　腹腔探查

免疫组化结果：AFP（＋），C-MET（＋），EGFR（＋），GPC3（＋），HER2（－），MLH1（＋），MSH2（＋），MSH6（＋），PMS2（＋），SALL4（＋＋），AE1/AE3（＋＋），CD56（－），ChrA（散在＋），Ki-67（60%＋），P53（50%＋），Syno（＋），EBER（－）（图 35－3）。

术后行奥沙利铂＋替吉奥辅助化疗 4 个周期。术后第 8 个月复查 CT，见脾脏前方新出现软组织增多影，最大截面约 4.6 cm×4.0 cm（图 35－4A）。术后第 10 个月患者出现急性肠梗阻伴有消化道出血，CT 显示脾脏前方肿物影，较前增大，最大截面约 8.0 cm×5.7 cm，增强扫描呈不均匀强化，其内破溃，多发积气，局部可疑与肠管相通，考虑为转移瘤（图 35－4B）。急诊行剖腹探查＋腹腔肿瘤切除术＋部分横结肠切除术，术后病理提示腹腔转移瘤。二次术后 2 个月，复查 CT 显示左上腹腔肿物，最大截面约 5.0 cm×4.4 cm，考虑为转移瘤。患者行白蛋白紫杉醇＋卡培他滨辅助化疗 2 个周期。二次术后 4 个月，患者复查 CT 显示左上腹腔肿物增大，最大截面 9.9 cm×7.4 cm。考虑化疗耐药，遂停止化疗。停药 1 个月后患者出现急性肠梗阻，再次手术探查，发现转移瘤致肠梗阻，无法切除，行空肠—空肠短路术，术后行白蛋白紫杉醇＋阿帕替

笔记

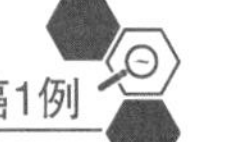

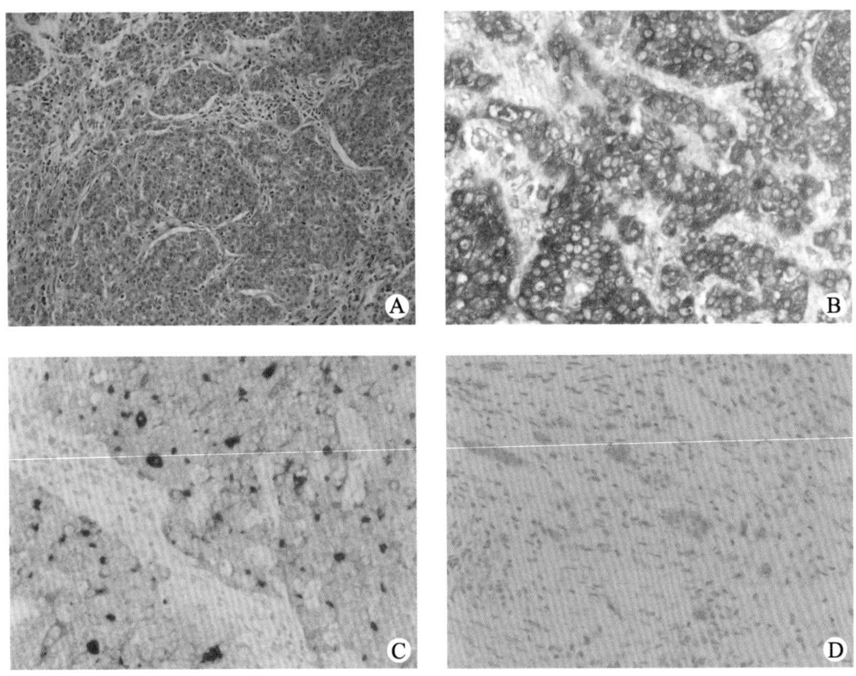

A：癌细胞呈低分化形态，实性或巢片状排列，胞浆丰富嗜酸，核异型明显，可见核仁，与肝细胞癌形态较相似（HE 染色 ×200）；B：AFP 免疫组化染色显示癌细胞胞浆阳性；C：GPC 免疫组化染色显示癌细胞胞浆阳性；D：SALL4 免疫组化染色显示癌细胞胞核阳性。

图 35－3 肝样腺癌病理图片

尼＋卡瑞利珠单抗方案治疗 2 个周期。末次随访患者去世，总生存期为 23 个月。

病例分析

肝样腺癌（hepatoid adenocarcinoma，HAC）是一种罕见的肿瘤类型，预后较差。组织学上，HAC 类似肝细胞癌，大多数高表达甲胎蛋白（alpha fetal protein，AFP）。往往需要多种免疫组化标志物明确诊断。自从 1970 年首次报道胃 HAC 以来，陆续发表了多篇 HAC 病例报道。目前，HAC 在胃中最常见，在肺、胰腺、胆囊、

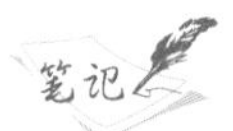

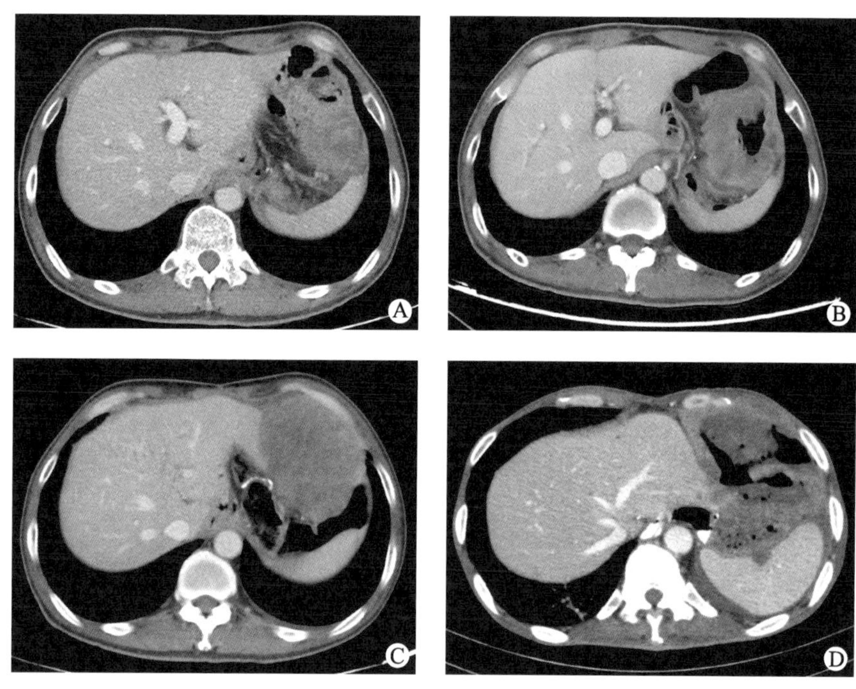

A：术后 8 个月腹部 CT 示脾脏前方肿物影；B：术后 10 个月，肿物增大，可疑与肠管相通，考虑为转移瘤；C：二次手术后 5 个月 CT 示左上腹腹腔肿物；D：三次手术后 4 个月 CT 示腹腔肿物。

图 35 -4　术后随访 CT

膀胱、卵巢、子宫和其他器官中也有报道。胃 HAC 发病率仅占所有胃癌的 0.3%～1%。

胃肝样腺癌（gastric hepatoid adenocarcinoma，GHA）的发病机制尚不清楚。从组织起源上，研究者认为胃和肝均由前肠发育而来，具有同源性，在肿瘤细胞中，胃腺癌可向肝癌进行分化，在这个过程中形成 GHA。因此，有研究者提出 GHA 可能起源于肠型胃癌。从分子生物学水平上进行研究，发现在 GHA 中染色体 20q11.21～13.12 区域基因拷贝数增加频繁发生，因此推测位于 20q11.21～13.12 的潜在驱动基因拷贝数增加可能对 GHA 的发生和发展起重要作用。

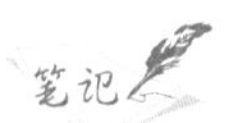

HAC 预后不良，常见淋巴结转移和远处转移，主要原因可能是

肿瘤分化较差。胃 HAC 三年生存率为 17.2%~22.6%。SEER 数据库显示，HAC 一年总生存率及肿瘤特异性生存率不到 40%，3 年总生存率及肿瘤特异性生存率不到 20%。由于 HAC 发病率较低，因而其预后影响因素尚未达成统一共识。一项胃 HAC 的荟萃分析显示，预后与转移有关，与性别、肿瘤部位和分化无关。王闫飞等认为，肿瘤标志物 CA199 升高、淋巴结分期、是否行根治性手术及 AFP 染色强度是预后不良的独立危险因素。Wang 等认为术前血清 AFP 水平≥500 ng/mL 与总生存率差显著相关。另外，淋巴结分期与生存期显著相关，在 R0 切除后，淋巴结 N0 或 N1 期的患者比 N2 及以上患者预后更好。

外科手术是可切除 HAC 的最佳治疗手段，手术患者预后明显优于不手术者，术后 5 年总生存率 34%。肝转移是 HAC 的主要死亡原因。对于无法根治性切除的 HAC 患者，建议化疗。研究显示，接受相同化疗方案的情况下，新辅助化疗组无病生存率及疾病特异生存率均高于术后化疗组。目前尚无标准化疗方案，且 HAC 对常规化疗方案反应往往较差，容易产生耐药性。值得注意的是，在表皮生长因子受体野生型Ⅳ期肺 HAC 中，索拉非尼与铂类双药化疗联合治疗后肿瘤达到部分反应（PR），在无法切除的Ⅳ期中获得了最长的生存期。类似的结果在胰腺 HAC 中也有报道，患者在接受索拉非尼治疗后获得了 8 个月的无进展生存期。提示抗肿瘤血管生成靶向药物可能在 HAC 中发挥重要作用。

专家点评

HAC 是一种罕见胃恶性肿瘤，容易出现淋巴结转移和肝转移，预后差，病死率较高。临床医生对其认识不足，往往误诊及漏诊。

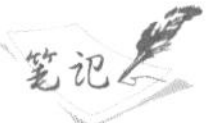

而早期根治性手术仍然是最为有效的治疗方法。

病例提供者：张晓杰　郭春光

点评专家：白晓枫

参考文献

1. ZHAO M, SUN L, LAI J Z, et al. Expression of RNA-binding protein LIN28 in classic gastric hepatoid carcinomas, gastric fetal type gastrointestinal adenocarcinomas, and hepatocellular carcinomas: an immunohistochemical study with comparison to SALL4, alpha-fetoprotein, glypican-3, and Hep Par1. Pathol Res Pract, 2018, 214(10): 1707-1712.
2. USHIKU T, SHINOZAKI A, SHIBAHARA J, et al. SALL4 represents fetal gut differentiation of gastric cancer, and is diagnostically useful in distinguishing hepatoid gastric carcinoma from hepatocellular carcinoma. Am J Surg Path, 2010, 34(4): 533-540.
3. BOURREILLE J, METAYER P, SAUGER F, et al. [Existence of alpha feto protein during gastric-origin secondary cancer of the liver]. Presse Med, 1970, 78(28): 1277-1278.
4. SU J S, CHEN Y T, WANG R C, et al. Clinicopathological characteristics in the differential diagnosis of hepatoid adenocarcinoma: a literature review. World J Gastroenterol, 2013, 19(3): 321-327.
5. ZHOU R U, CAI Y T, YANG Y I, et al. Hepatoid adenocarcinoma of the stomach: a case report and review of the literature. Oncol Lett, 2015, 9(5): 2126-2128.
6. ISHIKURA H, FUKASAWA Y, OGASAWARA K, et al. An AFP-producing gastric carcinoma with features of hepatic differentiation. A case report. Cancer, 1985, 56(4): 840-848.
7. KUMASHIRO Y, YAO T, AISHIMA S, et al. Hepatoid adenocarcinoma of the stomach: histogenesis and progression in association with intestinal phenotype. Hum Pathol, 2007, 38(6): 857-863.

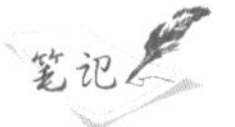

8. WANG Y K, SUN L, LI Z W, et al. Hepatoid adenocarcinoma of the stomach: a unique subgroup with distinct clinicopathological and molecular features. Gastric Cancer, 2019, 22(6): 1183-1192.

9. YANG J L, WANG R, ZHANG W Y, et al. Clinicopathological and prognostic characteristics of hepatoid adenocarcinoma of the stomach. Gastroenterol Res Pract, 2014, 2014: 140587.

10. INOUE M, SANO T, KUCHIBA A, et al. Long-term results of gastrectomy for alpha-fetoprotein-producing gastric cancer. Br J Surg, 2010, 97(7): 1056-1061.

11. QU B G, BI W M, QU B T, et al. PRISMA-compliant article: clinical characteristics and factors influencing prognosis of patients with hepatoid adenocarcinoma of the stomach in China. Medicine (Baltimore), 2016, 95(15): e3399.

12. 王闫飞，赖玉梅，寇芙蓉，等. 30例胃肝样腺癌患者临床病理特点及预后分析. 中国肿瘤临床，2018，45(7)：355-361.

13. XIE Y, ZHAO Z, LI P, et al. Hepatoid adenocarcinoma of the stomach is a special and easily misdiagnosed or missed diagnosed subtype of gastric cancer with poor prognosis but curative for patients of pN0/1: the experience of a single center. Int J Clin Exp Med, 2015, 8(5): 6762-6772.

14. ZENG X Y, YIN Y P, XIAO H, et al. clinicopathological characteristics and prognosis of hepatoid adenocarcinoma of the stomach: evaluation of a pooled case series. Curr Med Sci, 2018, 38(6): 1054-1061.

15. GAVRANCIC T, PARK Y H. A novel approach using sorafenib in alpha fetoprotein-producing hepatoid adenocarcinoma of the lung. J Natl Compr Canc Netw, 2015, 13(4): 387-391.

16. PETRELLI F, GHILARDI M, COLOMBO S, et al. A rare case of metastatic pancreatic hepatoid carcinoma treated with sorafenib. J Gastrointest Cancer, 2012, 43(1): 97-102.

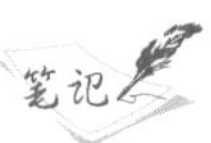

病例 36 EB 病毒相关性胃癌 1 例

病历摘要

患者男性，51 岁。主因“黑便 3 月余，半月前呕血”入院。患者 3 个月前出现黑便，无腹痛、腹胀，未予治疗。半月前饭后出现 3 次呕血，鲜红色，伴头晕恶心。胃镜：胃体小弯侧可见一大小 3 cm×3 cm 深大溃疡，病理示腺癌。予以止血等对症处理，症状缓解。腹部查体无阳性体征。肿瘤标志物：CA199、CA724、AFP、cyfra211、NSE、SCC、CEA 均在正常范围内。腹部增强 CT：胃体小弯侧肿物伴溃疡改变，大小约 3.5 cm×2.3 cm，增强扫描明显强化（图 36－1）。

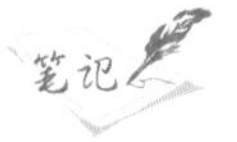

诊断：胃癌（cT4aN0M0）。

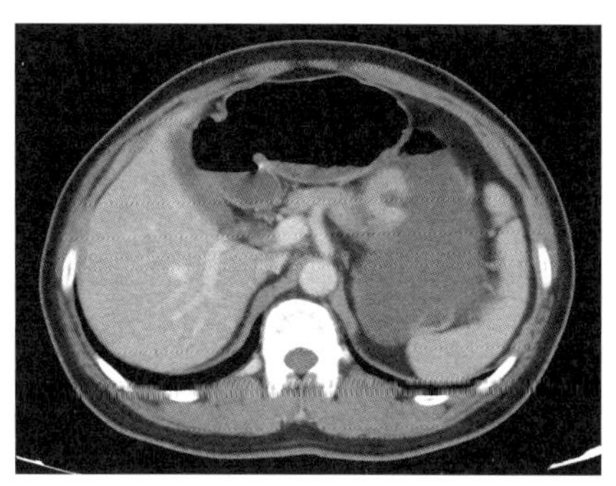

图 36－1 腹部增强 CT 示胃体小弯侧肿物伴溃疡改变

治疗经过

入院完善相关检查，行腹腔镜辅助全胃切除术（Roux-en-Y）。术后恢复顺利，第 5 天排气，第 6 天拔除胃管，第 9 天出院。

病理：（大体标本）全胃切除标本，小弯长 14 cm，大弯长 27 cm。食管长 0.5 cm，宽 1.5 cm，附疑似十二指肠长 0.6 cm，宽 3 cm，距食管切缘 3 cm 见一浸润溃疡型肿物，大小 3.5 cm × 3.0 cm × 1.3 cm，累及浆膜。（镜下标本）胃浸润溃疡型低分化腺癌（Lauren 分型：肠型），结合形态及原位杂交染色结果，符合 EBV 相关胃腺癌，伴溃疡形成，溃疡深达肌层。肿瘤侵及浆膜，未累及食管胃交界，未累及幽门、十二指肠、大网膜。可见神经侵犯，未见明确脉管瘤栓。上下切缘未见癌。周围胃黏膜呈慢性非萎缩性胃炎。淋巴结见转移癌（1/39）。免疫组化结果：AFP（－），C-MET（＋），EGFR（＋＋），GPC3（－），HER2（＋），MLH1（＋），MSH2（＋），MSH6（＋），PMS2（＋），SALL4（－）。原位杂交结果：EBER（＋）（图 36－2）。TNM 分期：pT4aN1M0，Ⅲa 期。

术后给予奥沙利铂＋替吉奥化疗 3 个周期，术后 4 个月予信迪利单抗＋白蛋白紫杉醇化疗 1 个周期。

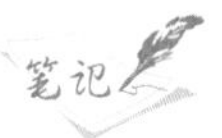

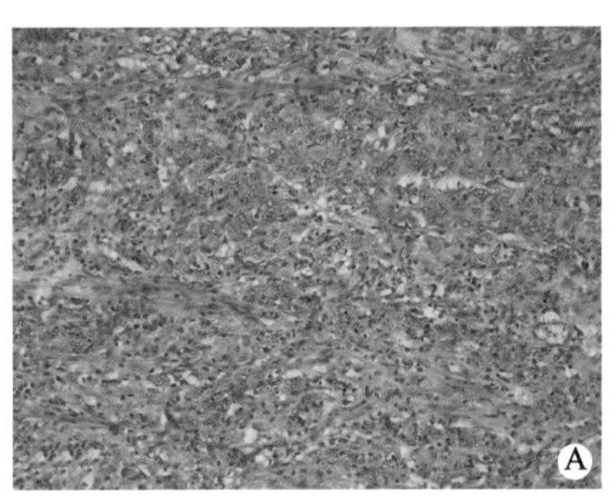
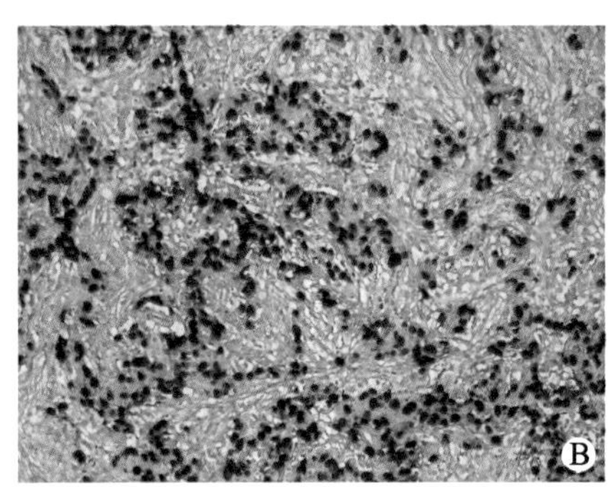

A：EBV 阳性胃癌（HE 染色 ×200），癌细胞呈低分化形态，合体样细胞，胞浆丰富，泡状核；B：EBER 原位杂交显示癌细胞胞核阳性。

图 36－2　EBV 阳性胃癌病理图片

病例分析

EB 病毒，亦称人类疱疹病毒 4 型，是一种广泛传播的疱疹病毒，全球 95% 以上的人群皆有感染。尽管大多数人没有症状，但仍可导致鼻咽癌、伯基特淋巴瘤、霍奇金淋巴瘤及胃癌等疾病。1992 年 Akiba 等首次在胃腺癌细胞中检测到 EB 病毒。EB 病毒难以通过消化道直接感染胃黏膜细胞，其主要感染 B 细胞，通过 B 细胞与胃黏膜上皮细胞的相互作用，从而进入胃黏膜上皮细胞。2014 年 TCGA 首次从分子水平将胃癌分为四型：EB 病毒感染型、基因组稳定型、染色体不稳定型及微卫星不稳定型。

EB 病毒相关性胃癌（EBV associated gastric carcinoma，EBVaGC）在所有胃癌中占 2%～18%，其发生率在不同国家和地区间存在一定差异，在亚洲人群中 EBVaGC 占全部胃癌的 7.5%。我国临床研究显示，鼻咽癌高发地区广州 EBVaGC 发病率并未显著高于其他地区，目前尚缺乏大规模流行病学数据证实 EBVaGC 是否像鼻咽癌一样存在明显的地域性。EBVaGC 在男性中发病率更高，胃底和胃体是其常见发病部位，发病人群较其他分子类型胃癌患者更年轻，平

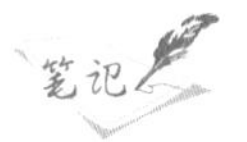

均发病年龄为60岁，Lauren分型通常为肠型。

EB病毒在EBVaGC中的潜伏类型为Ⅰ型或Ⅱ型，Ⅰ型表达EB病毒编码小RNAs（EBER）、EB病毒核抗原-1（EBNA-1）、BART和BART miRNA。Ⅱ型在Ⅰ型的基础上还表达潜伏膜蛋白2A（latent membrane protein，LMP2A）。

EBVaGC分子特征包括*PIK3CA*突变（80%）、*ARID1A*突变（55%）、DNA启动子CpG岛甲基化、*PD-L1/2*过表达、*JAK2*扩增、*TP53*低突变、*HER2*扩增、*CDKN2A*低表达等。*PIK3CA*参与调节PI3K/AKT通路。Abe等研究指出早在EB病毒感染前，可能已经存在*PIK3CA*突变，机体感染EB病毒后通过LMP2A进一步激活PI3K/AKT通路，促进胃癌进展。*PIK3CA*突变与EB病毒蛋白产物相互作用，激活PI3K/ATK通路可能是EBVaGC发生的机制之一。AT丰富结合域1A（AT-rich interactive domain 1A，ARID1A）编码核蛋白BAF250a，其是染色质重塑复合物SWI/SNF的重要组成部分，通过调节染色质结构和基因表达来发挥肿瘤抑制作用。EBVaGC中ARID1A突变率为55%，ARID1A突变可能也早于EBV感染，突变导致其表达缺失，进而引起的染色质结构改变可能是造成EB病毒进入细胞核以及后续胃癌发生的原因。

EB病毒可以通过分泌miRNA和自身病毒蛋白与胃黏膜上皮细胞及免疫微环境中的其他细胞相互作用，导致胃癌发生或促进胃癌进展。EB病毒产生的miRNA可促进胃癌发生，例如其可与抑癌基因转录的mRNA结合，使其降解。miR-BART10-3p和miR-BART22还能通过激活经典Wnt信号通路促进EBVaGC的转移。病毒蛋白例如LMP2A可以通过使STAT3磷酸化，激活DNA甲基转移酶1、3b（DNMT1、DNMT3b），促使启动子甲基化引发抑癌基因表达下调。EB病毒还可沉默病毒自身基因，隐藏自身抗原以逃避宿主免疫监

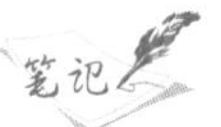

管。综上所述，EBVaGC 可能的发生机制：*PIK3CA* 突变激活 PI3K/AKT 信号通路促进肿瘤细胞增殖；ARID1A 突变导致细胞染色质结构改变以帮助 EB 病毒进入细胞核；DNA 超甲基化致使众多抑癌基因沉默；PD-L1 过表达帮助肿瘤细胞免疫逃逸等。

目前，在活检样品上进行 EBER 原位杂交仍然是确诊 EBVaGC 的金标准。近年来，已提出通过对血液样本和肿瘤组织进行 DNA 定量扩增定量分析 EB 病毒载量，有望应用于 EBVaGC 早期诊断，以及评估病毒潜伏期、再激活状态，预测化疗效果和复发可能。

现阶段还没有针对 EBVaGC 的特殊治疗手段，目前治疗方式仍是以手术为基础的综合治疗。EBVaGC 具有 PD-L1/2 过表达的分子特性，PD-L1 过表达可帮助肿瘤细胞实行免疫逃逸，因而有望成为免疫治疗的适宜群体。多项研究中，免疫疗法治疗 EBVaGC 的确显示出较好的效果，但多是个案报道，缺乏高级别临床证据。Schneider 等发现脱甲基药物可以提高 EBVaGC 亚型胃癌的化疗药物作用。EBVaGC 发病率较低，相关临床研究不多。目前普遍认为该种分型患者预后较好，原因可能是其在免疫微环境中招募了更多的淋巴细胞。这种特殊的肿瘤免疫微环境使其对化疗的反应也更好。

专家点评

胃癌治疗已进入分子分型时代。作为一种分子亚型，EB 病毒相关性胃癌有其独特的免疫微环境和分子特征，但目前缺乏特异性治疗，其流行病学特点、易感人群、特效药物也都在探索之中。未来，胃癌的精准治疗可能会有效改善这类患者的预后。

病例提供者：孙跃民　李泽锋

点评专家：赵东兵

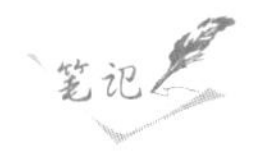

参考文献

1. KLISZCZEWSKA E, JARZYŃSKI A, BOGUSZEWSKA A, et al. Epstein-Barr Virus-pathogenesis, latency and cancers. J Pre-Clin Clin Res, 2017, 11(2): 142－146.

2. CHEW M M, GAN S Y, KHOO A S, et al. Interleukins, laminin and Epstein-Barr virus latent membrane protein 1 (EBV LMP1) promote metastatic phenotype in nasopharyngeal carcinoma. BMC Cancer, 2010, 10: 574.

3. SHIBATA D, WEISS L M. Epstein-Barr virus-associated gastric adenocarcinoma. Am J Pathol. 1992, 140(4): 769－774.

4. IMAI S, NISHIKAWA J, TAKADA K. Cell-to-cell contact as an efficient mode of Epstein-Barr virus infection of diverse human epithelial cells. J Virol, 1998, 72(5): 4371－4378.

5. Cancer Genome Atlas Research N. Comprehensive molecular characterization of gastric adenocarcinoma. Nature, 2014, 513(7517): 202－209.

6. AKIBA S, KORIYAMA C, HERRERA-GOEPFERT R, et al. Epstein-Barr virus associated gastric carcinoma: epidemiological and clinicopathological features. Cancer Sci, 2008, 99(2): 195－201.

7. CAMARGO M C, KIM W H, CHIARAVALLI A M, et al. Improved survival of gastric cancer with tumour Epstein-Barr virus positivity: an international pooled analysis. Gut, 2014, 63(2): 236－243.

8. 韩静, 何丹, 冯智英, 等. 广州地区 EB 病毒相关胃癌的临床病理特征及相关分子表达. 中华病理学杂志, 2010, 39(12): 798－803.

9. 李淑英, 胡金华, 周天戟. 唐山地区 EB 病毒感染与胃癌相关性分析. 中国老年学杂志, 2007, 27(23): 2323－2325.

10. YANAGI A, NISHIKAWA J, SHIMOKURI K, et al. Clinicopathologic characteristics of Epstein-Barr virus-associated gastric cancer over the past decade in Japan. Microorganisms, 2019, 7(9): 305.

11. SUGIURA M, IMAI S, TOKUNAGA M, et al. Transcriptional analysis of Epstein-

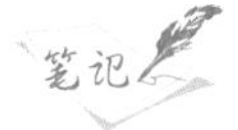

Barr virus gene expression in EBV-positive gastric carcinoma: unique viral latency in the tumour cells. Br J Cancer, 1996, 74(4): 625 - 631.

12. ABE H, KANEDA A, FUKAYAMA M. Epstcin-Barr virus-associated gastric carcinoma: use of host cell machineries and somatic gene mutations. Pathobiology, 2015, 82(5): 212 - 223.

13. 张朦琦. EBV 相关性胃癌分子特征及可能的治疗策略. 中国肿瘤临床, 2018, 45(10): 525 - 528.

14. KANG D, SKALSKY R L, CULLEN B R. EBV BART microRNAs target multiple pro-apoptotic cellular genes to promote epithelial cell survival. PLoS Pathog. 2015, 11(6): e1004979.

15. DONG M, GONG L P, CHEN J N, et al. EBV-miR-BART10-3p and EBV-miR-BART22 promote metastasis of EBV-associated gastric carcinoma by activating the canonical Wnt signaling pathway. Cell Oncol(Dordr), 2020, 43(5): 901 - 913.

16. HINO R, UOZAKI H, MURAKAMI N, et al. Activation of DNA methyltransferase 1 by EBV latent membrane protein 2A leads to promoter hypermethylation of PTEN gene in gastric carcinoma. Cancer Res, 2009, 69(7): 2766 - 2774.

17. SHINOZAKI-USHIKU A, KUNITA A, FUKAYAMA M. Update on Epstein-Barr virus and gastric cancer(review). Int J Oncol, 2015, 46(4): 1421 - 1434.

18. LI W M, HE C, WU J Y, et al. Epstein barr virus encodes miRNAs to assist host immune escape. J Cancer, 2020, 11(8): 2091 - 2100.

19. YOON S J, KIM J Y, LONG N P, et al. Comprehensive multi-omics analysis reveals aberrant metabolism of epstein-barr-virus-associated gastric carcinoma. Cells, 2019, 8(10): 1220.

20. QIU M Z, HE C Y, LU S X, et al. Prospective observation: clinical utility of plasma Epstein-Barr virus DNA load in EBV-associated gastric carcinoma patients. Int J Cancer, 2020, 146(1): 272 - 280.

21. XIE T, LIU Y Q, ZHANG Z N, et al. Positive Status of Epstein-Barr Virus as a Biomarker for Gastric Cancer Immunotherapy: a prospective observational study. J

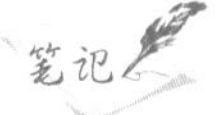

Immunother, 2020, 43(4): 139 - 144.

22. KIM S T, CRISTESCU R, BASS A J, et al. Comprehensive molecular characterization of clinical responses to PD-1 inhibition in metastatic gastric cancer. Nat Med, 2018, 24(9): 1449 - 1458.

23. PANDA A, MEHNERT J M, HIRSHFIELD K M, et al. Immune activation and benefit from avelumab in EBV-positive gastric cancer. J Natl Cancer Inst, 2018, 110(3): 316 - 320.

24. SCHNEIDER B J, SHAH M A, KLUTE K, et al. Phase Ⅰ study of epigenetic priming with azacitidine prior to standard neoadjuvant chemotherapy for patients with resectable gastric and esophageal adenocarcinoma: evidence of tumor hypomethylation as an indicator of major histopathologic response. Clin Cancer Res, 2017, 23(11): 2673 - 2680.

25. CRISTESCU R, LEE J Y, NEBOZHYN M, et al. Molecular analysis of gastric cancer identifies subtypes associated with distinct clinical outcomes. Nat Med, 2015, 21(5): 449 - 456.

26. SOHN B H, HWANG J E, JANG H J, et al. Clinical significance of four molecular subtypes of gastric cancer identified by the cancer genome atlas project. Clin Cancer Res, 2017, 23(15): 4441 - 4449.

27. JIA X X, GUO T, LI Z M, et al. Clinicopathological and immunomicroenvironment characteristics of epstein-barr virus-associated gastric cancer in a Chinese population. Front Oncol, 2020, 10: 586752.

28. KOHLRUSS M, GROSSER B, KRENAUER M, et al. Prognostic implication of molecular subtypes and response to neoadjuvant chemotherapy in 760 gastric carcinomas: role of Epstein-Barr virus infection and high-and low-microsatellite instability. J Pathol Clin Res, 2019, 5(4): 227 - 239.

29. CORALLO S, FUCA G, MORANO F, et al. Clinical behavior and treatment response of epstein-barr virus-positive metastatic gastric cancer: implications for the development of future trials. Oncologist, 2020, 25(9): 780 - 786.

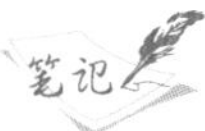

病例 37 MSI-H 型胃癌免疫治疗 1 例

病历摘要

患者女性，35 岁。主因“上腹部间断隐痛 2 年余”入院。患者 2 年前无明显诱因出现上腹部间断隐痛，无恶心、呕吐等，未予诊疗。患者 4 个月前就诊于当地医院，胃镜示胃体上部后壁胃癌，病理活检示低分化腺癌。我院腹部 CT 见胃壁充盈可，未见明确胃壁增厚；腹盆腔、腹膜后、腹股沟未见肿大淋巴结（图 37 - 1）。胃镜：胃癌，距门齿 41 ~ 46 cm，病变主要位于胃体中上部（图 37 - 2）。患者后就诊于外院，基因检测提示 MSI-H 型，TMB 42.03 mut/Mb，行免疫治疗（特瑞普利单抗 240 mg d1 q21d；伊匹木单抗 50 mg d1 q42d）2 个周期。免疫治疗结束后来我院接受手术治疗。于我院查 CEA、AFP、CA724、CA199、CA242 皆在正常范

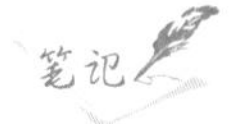

围。复查胃镜：胃癌免疫治疗后，胃体后壁近小弯侧瘢痕样改变，距门齿 41 ~46 cm，考虑免疫治疗后改变（图 37 -3）。

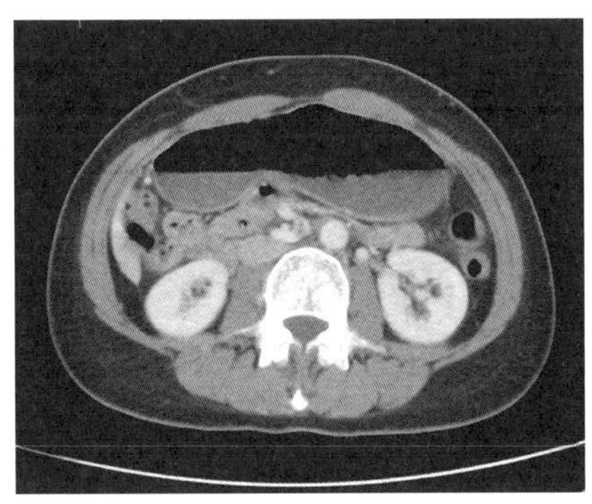

图 37 -1　腹部 CT：胃壁充盈可，未见明确胃壁增厚

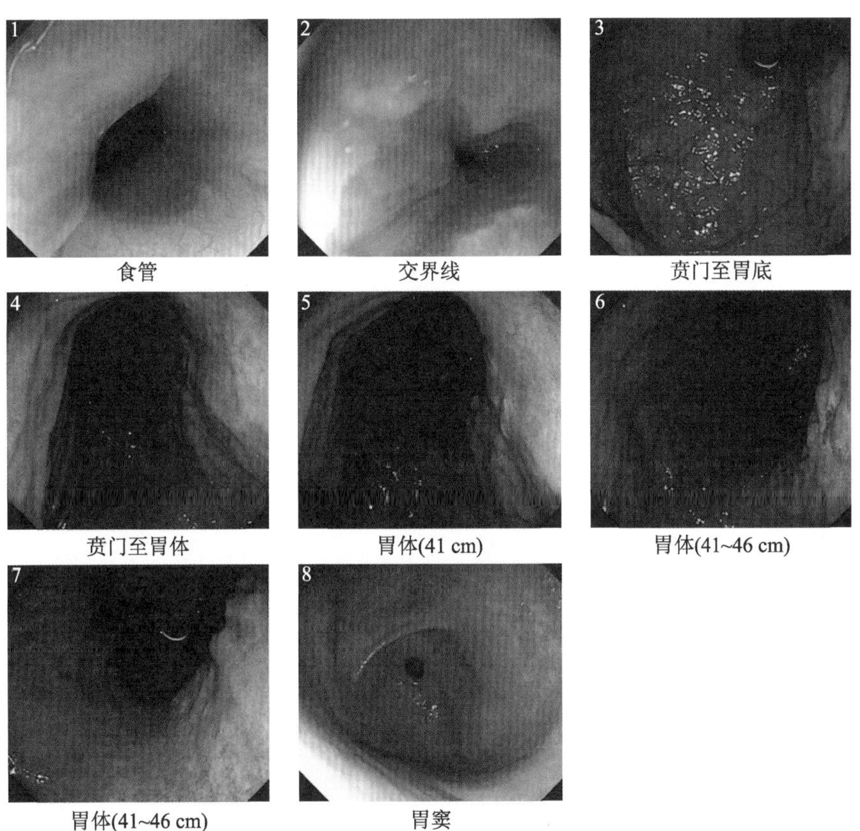

图 37 -2　胃镜：胃癌，距门齿 41 ~46 cm，
病变主要位于胃体中上部

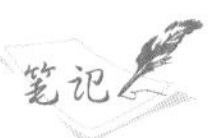
笔记

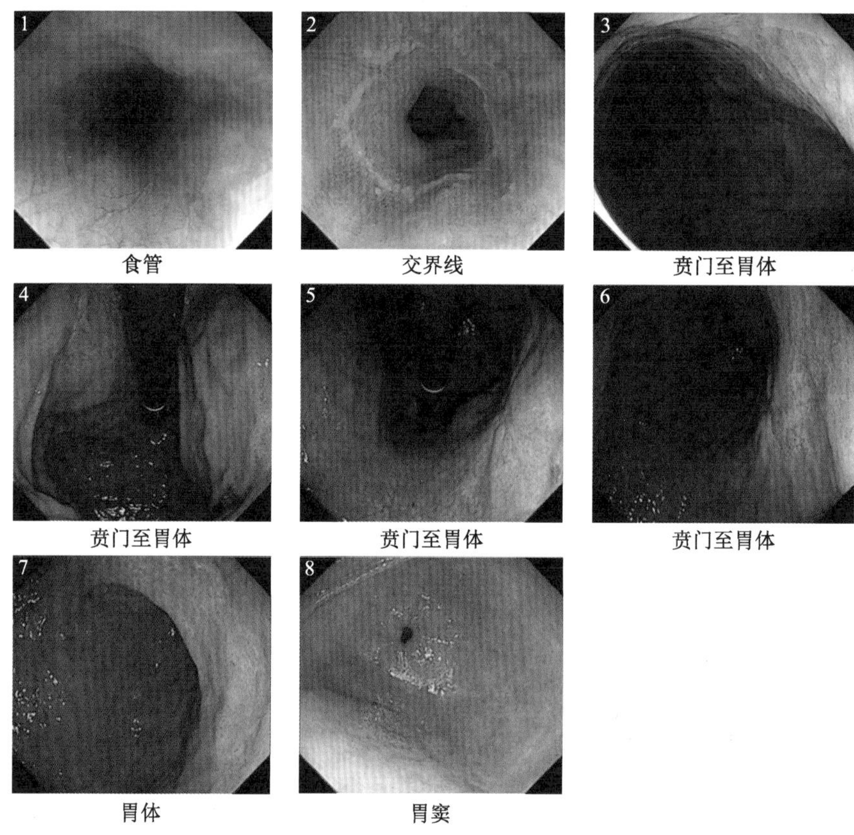

图 37－3　免疫治疗后复查胃镜结果

诊断：胃癌（ycT2N1M0）。

治疗经过

择期全麻下行根治性全胃切除术（D2，Roux-en-Y，Overlap，R0）。

病理："外院免疫治疗后"（全胃）胃体黏膜可见少量中低分化腺癌残留（Lauren 分型：混合型），病变局限于黏膜固有层，肿瘤细胞明显退变，周围黏膜伴大量炎细胞及淋巴滤泡形成，符合中度治疗后改变（Mandard TRG 3 级）（图 37－4）。未累及胃食管交界处及幽门十二指肠。上下切缘未见癌。淋巴结未见转移癌（0/47）。ypTNM 分期：ypT1aN0M0，Ⅰa 期。

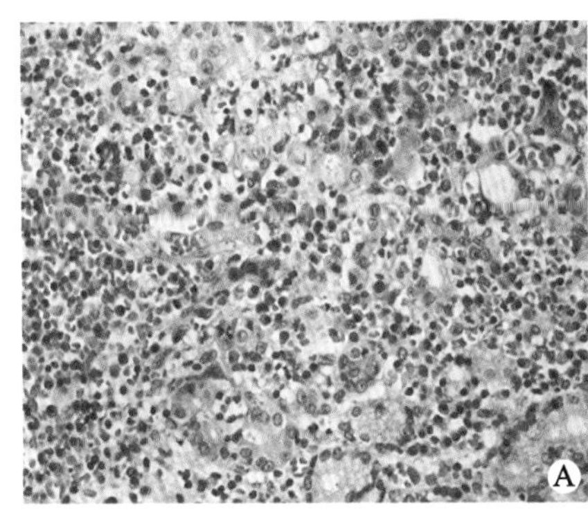

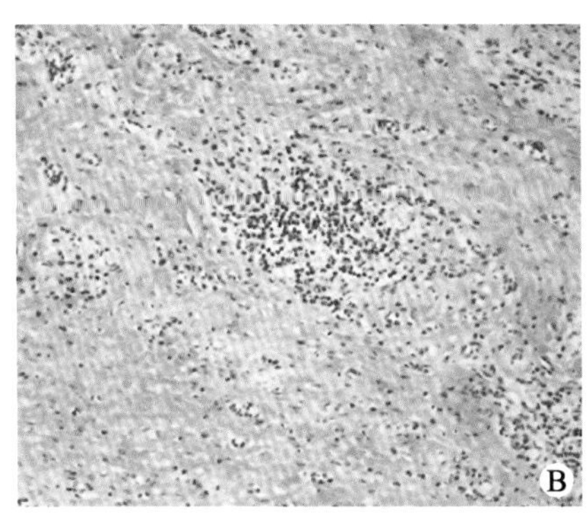

A：MSI-H 腺癌（HE 染色 ×200），少许癌细胞主要位于黏膜固有层内，单个散在或条索状，周围见嗜酸性粒细胞及淋巴细胞等炎细胞浸润；B：MSI-H 腺癌（HE 染色 ×100）显示黏膜下层显著间质纤维化，伴较多淋巴细胞浸润，符合治疗反应。

图 37－4　MSI-H 型胃癌病理图片

病例分析

1. MSI-H 胃癌：胃癌中的特殊人群

胃癌是一种异质性较强的肿瘤，基于精准分型指导下的个体化治疗是目前的研究热点之一。微卫星不稳定性（microsatellite instability，MSI）是由于 DNA 错配修复系统缺陷（mismatch repair deficient，dMMR）导致微卫星片段出现的碱基对插入或丢失的现象，是肿瘤的发生机制之一。

在 TCGA 公布的胃癌分析分型研究中，MSI-H 型胃癌比例约占 22%。此类患者临床病理特征包括年长、女性、远端胃癌、肠型（Lauren 分型）、少淋巴结转移和较早的病理分期（TNM Ⅱ期和Ⅲ期）。

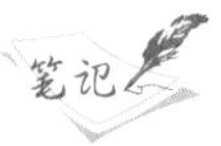

多数研究表明 MSI-H 分型患者预后较好。2017 年 MAGIC 试验事后分析表明：对于只接受手术治疗的胃癌患者而言，MSI-H 组总生存略优于非 MSI-H 组，但无统计学差异。若 MSI-H 患者接受围术期化疗，其生存劣于非 MSI-H 组（$P = 0.03$）。2019 年 CLASSIC 试验和 2020 年 ITACA-S 试验的事后分析结果均表明：MSI-H 胃癌患者围术期无论是否接受放化疗，都具有生存优势。MSI-H 肿瘤的良好预后可能与其临床病理特征相关。多项研究表明超过 70% 的 MSI-H 胃癌病理表现为肠型，而该分型与良好预后相关。此外，与 MSS 胃癌相比，MSI-H 肿瘤具有高突变负荷、细胞毒性 T 淋巴细胞浸润多见等特点。高突变负荷的肿瘤有可能编码非自我免疫原性新表位，继而激活肿瘤内淋巴细胞募集，从而诱导强烈的免疫反应。肿瘤内细胞毒性 T 淋巴细胞的过度激活可能导致肿瘤细胞凋亡，减少术后残留的微转移及复发，这可能解释了 MSI-H 胃癌良好预后的原因。

2. 化疗效果争议多：MSI-H 胃癌化疗不敏感

针对 MSI-H 胃癌与化疗相关性的研究较少，且结论存在一定异质性的问题。An 等早在 2012 年回顾性纳入了韩国 1722 例 R0 术后胃癌患者，结果表明非 MSI-H 胃癌患者在接受 5-FU 为基础的辅助化疗后明显获益，而Ⅱ和Ⅲ期 MSI-H 胃癌患者在术后化疗组与单纯手术组无病生存率相似。随后，2017 年 MAGIC 试验和 2019 年 CLASSIC 试验事后分析都得到了相似结论：MSI-H 胃癌患者在围术期/术后辅助化疗中不获益。同时，MAGIC 试验事后分析数据显示，单纯手术组预后好于围术期化疗组。不同的是，MAGIC 试验的围术期化疗方案为 ECF 方案（表柔比星 + 顺铂 + 氟尿嘧啶），CLASSIC 试验的化疗方案为卡培他滨联合奥沙利铂，但上述试验均含化疗药物 5-FU。因此，MSI-H 胃癌患者对 5-FU 的治疗敏感性需

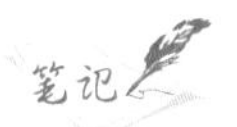

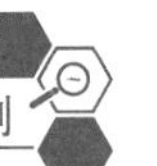

要进一步探讨。此外，Miceli 等展示了 ARTIST 试验事后分析结果：对于胃癌术后接受化疗或放化疗的患者而言，MSI-H 与非 MSI-H 人群 OS 及 DFS（disease-free survival，DFS）无差异。由此可以得出，化疗可能削弱了 MSI-H 胃癌预后好的益处，使得 MSI-H 胃癌患者与非 MSI-H 胃癌患者的生存差异消失了。

3. 免疫治疗时代：MSI-H 胃癌治疗新前景

近几年来，免疫治疗在 MSI-H 实体瘤中的应用取得了令人兴奋的进展。2017 年，Le 等纳入 12 种共 86 例先前化疗失败的 dMMR 实体瘤并给予派姆单抗，结果显示这部分患者客观缓解率（objective response rate，ORR）达 53%，完全缓解率（complete remission，CR）达 21%。基于上述数据，FDA 批准了派姆单抗用于高度微卫星不稳定性（MSI-H）或错配修复缺陷（dMMR）的不可切除或转移性实体瘤的儿童和成年患者。

此后，MSI-H 胃癌免疫治疗的研究不断开展，且关注于晚期胃癌。遗憾的是，目前这部分研究关于 MSI-H 胃癌的数据仅为亚组分析，样本量较少，治疗效果并不如结肠癌理想，但这些研究结果为 MSI-H 胃癌免疫治疗的探索提供了重要的证据支持。未来仍需大样本试验进行证实。

专家点评

MSI-H 胃癌是一类特殊的胃癌亚群，其展现出特定的临床特征、良好的预后、独特的肿瘤微环境及对化疗和免疫治疗的特殊反应。基于 MSI-H 胃癌的分子生物学特征，免疫治疗为其精准治疗提供了新的前景，在胃癌治疗的各个阶段都体现出独特的优势。综上，目前研究证据有限，我们推荐胃癌患者在接受治疗前接受分子

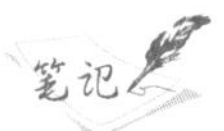

分型检测，而MSI-H胃癌在选择最佳治疗方案时应添加免疫治疗药物。相信随着大型临床试验的开展，MSI-H胃癌的治疗将取得新突破。

病例提供者：赵璐璐　陈应泰

点评专家：赵东兵

参考文献

1. ACCORDINO G, LETTIERI S, BORTOLOTTO C, et al. From interconnection between genes and microenvironment to novel immunotherapeutic approaches in upper gastro-intestinal cancers-a multidisciplinary perspective. Cancers (Basel), 2020, 12(8): 2105.
2. Cancer Genome Atlas Research Network. Comprehensive molecular characterization of gastric adenocarcinoma. Nature, 2014, 513(7517): 202-209.
3. PIETRANTONIO F, MICELI R, RAIMONDI A, et al. Individual patient data meta-analysis of the value of microsatellite instability as a biomarker in gastric cancer. J Clin Oncol, 2019, 37(35): 3392-3400.
4. POLOM K, MARANO L, MARRELLI D, et al. Meta-analysis of microsatellite instability in relation to clinicopathological characteristics and overall survival in gastric cancer. Br J Surg, 2018, 105(3): 159-167.
5. SMYTH E C, WOTHERSPOON A, PECKITT C, et al. Mismatch repair deficiency, microsatellite instability, and survival: an exploratory analysis of the medical research council adjuvant gastric infusional chemotherapy(MAGIC)trial. JAMA Oncol, 2017, 3(9): 1197-1203.
6. ROH C K, CHOI Y Y, CHOI S, et al. Single patient classifier assay, microsatellite instability, and epstein-barr virus status predict clinical outcomes in stage Ⅱ/Ⅲ gastric cancer: results from CLASSIC trial. Yonsei Med J, 2019, 60(2): 132-139.
7. DI BARTOLOMEO M, MORANO F, RAIMONDI A, et al. Prognostic and predictive value of microsatellite instability, inflammatory reaction and PD-L1 in gastric cancer

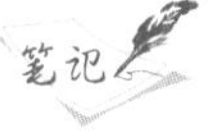

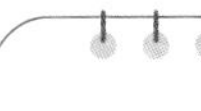

patients treated with either adjuvant 5-FU/LV or sequential FOLFIRI followed by cisplatin and docctaxel: a translational analysis from the ITACA-S trial. Oncologist, 2020, 25(3): e460 - e468.

8. AN J Y, KIM H, CHEONG J H, et al. Microsatellite instability in sporadic gastric cancer: its prognostic role and guidance for 5-FU based chemotherapy after R0 resection. Int J Cancer, 2012, 131(2): 505 - 511.
9. FANG W L, CHANG S C, LAN Y T, et al. Microsatellite instability is associated with a better prognosis for gastric cancer patients after curative surgery. World J Surg, 2012, 36(9): 2131 - 2138.
10. CHOI J, NAM S K, PARK D J, et al. Correlation between microsatellite instability-high phenotype and occult lymph node metastasis in gastric carcinoma. APMIS, 2015, 123(3): 215 - 222.
11. MARRELLI D, POLOM K, PASCALE V, et al. Strong prognostic value of microsatellite instability in intestinal type non-cardia gastric cancer. Ann Surg Oncol, 2016, 23(3): 943 - 950.
12. MANDAL R, SAMSTEIN R M, LEE K W, et al. Genetic diversity of tumors with mismatch repair deficiency influences anti-PD-1 immunotherapy response. Science, 2019, 364(6439): 485 - 491.
13. CHOI Y Y, KIM H, SHIN S J, et al. Microsatellite instability and programmed cell death-ligand 1 expression in stage Ⅱ/Ⅲ gastric cancer: post hoc analysis of the CLASSIC randomized controlled study. Ann Surg, 2019, 270(2): 309 - 316.
14. MICELI R, AN J, DI BARTOLOMEO M, et al. Prognostic impact of microsatellite instability in Asian gastric cancer patients enrolled in the ARTIST trial. Oncol, 2019, 97(1): 38 - 43.
15. LE D T, DURHAM J N, SMITH K N, et al. Mismatch repair deficiency predicts response of solid tumors to PD-1 blockade. Science, 2017, 357(6349): 409 - 413.
16. PIETRANTONIO F, RANDON G, DI BARTOLOMEO M, et al. Predictive role of microsatellite instability for PD-1 blockade in patients with advanced gastric cancer:

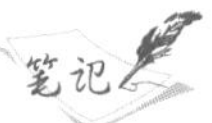

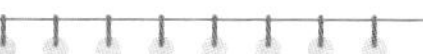
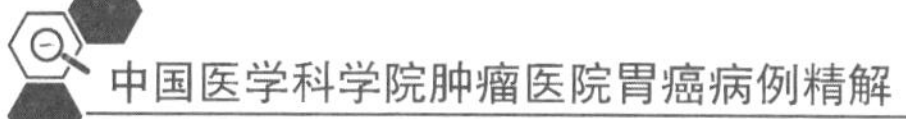

a meta-analysis of randomized clinical trials. ESMO Open, 2021, 6(1): 100036.

17. JANJIGIAN Y Y, BENDELL J, CALVO E, et al. CheckMate-032 study: efficacy and safety of nivolumab and nivolumab plus ipilimumab in patients with metastatic esophagogastric cancer. J Clin Oncol, 2018, 36(28): 2836 – 2844.
18. FUCHS C S, DOI T, JANG R W, et al. Safety and efficacy of pembrolizumab monotherapy in patients with previously treated advanced gastric and gastroesophageal junction cancer: Phase 2 clinical KEYNOTE- 059 trial. JAMA Oncol, 2018, 4(5): e180013.
19. MARABELLE A, LE D T, ASCIERTO P A, et al. Efficacy of pembrolizumab in patients with noncolorectal high microsatellite instability/mismatch repair-deficient cancer: results from the phase Ⅱ KEYNOTE- 158 study. J Clin Oncol, 2020, 38(1): 1 – 10.
20. SHITARA K, ÖZGÜROĞLU M, BANG Y J, et al. Pembrolizumab versus paclitaxel for previously treated, advanced gastric or gastro-oesophageal junction cancer (KEYNOTE-061): a randomised, open-label, controlled, phase 3 trial. Lancet, 2018, 392(10142): 123 – 133.
21. SHITARA K, VAN CUTSEM E, BANG Y J, et al. Efficacy and safety of pembrolizumab or pembrolizumab plus chemotherapy vs chemotherapy alone for patients with first-line, advanced gastric cancer: the KEYNOTE- 062 phase 3 randomized clinical trial. JAMA Oncol, 2020, 6(10): 1571 – 1580.

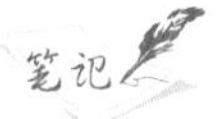